ERKE JIZHENG YU
CHANGJIANBING
LINCHUANG JIUZHI

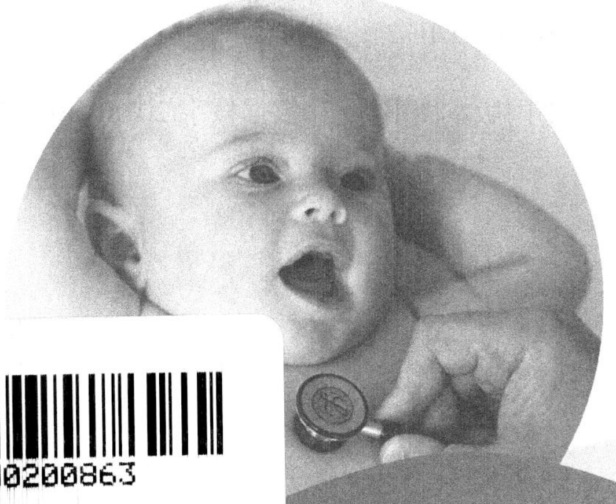

儿科急症与常见病临床救治

主 编 周 鑫 冉志玲 张春霞 武 伟 张明开

科学技术文献出版社
SCIENTIFIC AND TECHNICAL DOCUMENTATION PRESS
·北 京·

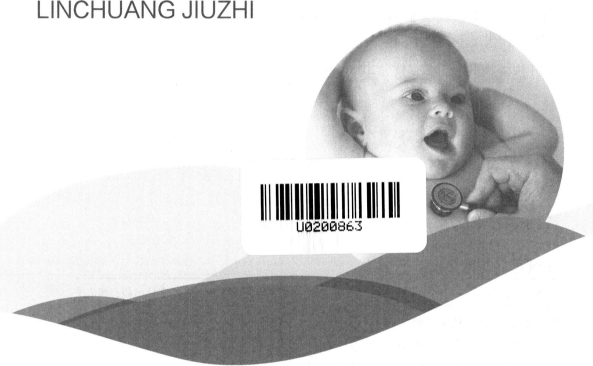

图书在版编目（CIP）数据

儿科急症与常见病临床救治 / 周鑫等主编. — 北京: 科学技术文献出版社, 2018.5
ISBN 978-7-5189-4436-1

Ⅰ. ①儿… Ⅱ. ①周… Ⅲ. ①小儿疾病—急性病—诊疗②小儿疾病—常见病—诊疗 Ⅳ. ①R72

中国版本图书馆CIP数据核字(2018)第099478号

儿科急症与常见病临床救治

策划编辑：曹沧晔　　责任编辑：曹沧晔　　责任校对：赵　瑗　　责任出版：张志平

出 版 者　科学技术文献出版社
地　　址　北京市复兴路15号　邮编 100038
编 务 部　(010) 58882938，58882087（传真）
发 行 部　(010) 58882868，58882874（传真）
邮 购 部　(010) 58882873
官方网址　www.stdp.com.cn
发 行 者　科学技术文献出版社发行　全国各地新华书店经销
印 刷 者　济南大地图文快印有限公司
版　　次　2018年5月第1版　2018年5月第1次印刷
开　　本　880×1230　1/16
字　　数　402千
印　　张　13
书　　号　ISBN 978-7-5189-4436-1
定　　价　148.00元

前　言

随着科学技术的高速发展推动了医学技术不断更新和完善，儿科学在新世纪也取得了跨越式的进步，越来越科学化、细致化、专业化。作为一名合格的儿科医师既要掌握理论知识，熟悉常见病、多发病的诊治，又要不断拓宽视野，将最新的技术成果应用于临床工作中，才能更好地为患儿服务。

本书参考国内外相关最新资料，并结合儿科临床经验，首先详细介绍了儿科学基础概论、常见症状和体征、常用诊疗技术等内容，然后重点介绍了儿科常见疾病的病因、临床表现、辅助检查、治疗原则等。本书编写中坚持科学性、先进性、可读性的原则，力求创新，打造精品，适用于广大医护人员和教研工作者。

由于儿科涉及面广、疾病众多，加之编写经验及认识水平有限，书中难免有不足和疏漏之处，敬请广大读者给予批评指正，以便再版时修正。

编　者

2018 年 4 月

目 录

第一章 儿科概论…… 1

第一节 儿科学的范围和任务…… 1

第二节 儿科学的特点…… 1

第三节 小儿年龄分期…… 3

第四节 儿科学的发展与展望…… 4

第二章 儿科常见症状和体征…… 7

第一节 发热…… 7

第二节 青紫 …… 10

第三节 呕吐 …… 11

第四节 腹痛 …… 13

第五节 便秘 …… 15

第六节 紫癜、紫斑和出血倾向…… 16

第七节 婴儿哭闹 …… 17

第三章 儿科常用诊疗技术 …… 20

第一节 头皮静脉穿刺术 …… 20

第二节 胸腔穿刺抽液与抽气 …… 21

第三节 腹腔穿刺术 …… 22

第四节 骨髓穿刺术 …… 22

第五节 腰椎穿刺术 …… 23

第六节 硬脑膜下与侧脑室穿刺术 …… 23

第七节 肝穿刺术 …… 25

第八节 肾穿刺术 …… 26

第九节 洗胃和胃肠减压法 …… 27

第四章 营养障碍性疾病 …… 29

第一节 蛋白质－能量营养不良 …… 29

第二节 小儿单纯性肥胖症 …… 32

第三节 维生素 A 缺乏症 …… 33

第四节 维生素 B_1 缺乏症…… 35

第五节 维生素 C 缺乏症 …… 37

第六节 维生素 D 缺乏性佝偻病 …… 40

第七节 维生素 D 缺乏性手足搐搦症 …… 42

第八节 微量元素障碍 …… 44

第五章 精神障碍性疾病 …… 49

第一节 精神发育迟缓 …… 49

第二节 儿童孤独症 …… 52

第三节 注意缺陷多动障碍 …… 55
第四节 抽动障碍 …… 57
第六章 呼吸系统疾病 …… 62
第一节 急性上呼吸道感染 …… 62
第二节 急性感染性喉炎 …… 64
第三节 急性支气管炎 …… 66
第四节 支气管哮喘 …… 69
第五节 支气管肺炎 …… 74
第六节 细菌性肺炎 …… 77
第七节 病毒性肺炎 …… 80
第八节 支原体肺炎 …… 83
第九节 衣原体肺炎 …… 84
第十节 吸入性肺炎 …… 84
第七章 循环系统疾病 …… 86
第一节 房间隔缺损 …… 86
第二节 室间隔缺损 …… 88
第三节 动脉导管未闭 …… 91
第四节 肺动脉狭窄 …… 94
第五节 法洛四联征 …… 96
第六节 感染性心内膜炎 …… 99
第七节 病毒性心肌炎 …… 102
第八章 消化系统疾病 …… 109
第一节 口炎 …… 109
第二节 小儿厌食症 …… 110
第三节 胃食管反流 …… 111
第四节 胃炎和消化性溃疡 …… 117
第五节 肝脏和胰腺疾病 …… 123
第六节 急性坏死性肠炎 …… 125
第七节 急性阑尾炎 …… 126
第九章 泌尿系统疾病 …… 129
第一节 急性肾小球肾炎 …… 129
第二节 肾病综合征 …… 131
第三节 IgA 肾病 …… 133
第四节 尿路感染 …… 133
第十章 血液系统疾病 …… 140
第一节 再生障碍性贫血 …… 140
第二节 血小板减少性紫癜 …… 142
第三节 骨髓增生异常综合征 …… 145
第四节 急性白血病 …… 148
第五节 血友病 …… 153
第十一章 内分泌系统疾病 …… 157
第一节 下丘脑－垂体－IGF_1 生长轴功能障碍及生长落后 …… 157
第二节 甲状腺功能减退症 …… 160
第三节 甲状腺功能亢进症 …… 165

第四节　先天性肾上腺皮质增生症……168
第五节　儿童糖尿病……173
第十二章　染色体及遗传代谢性疾病……178
第一节　21－三体综合征……178
第二节　苯丙酮尿症……179
第三节　肝豆状核变性……181
第四节　糖原累积病……183
第五节　黏多糖病……185
第十三章　感染性疾病……188
第一节　猩红热……188
第二节　幼儿急疹……189
第三节　水痘……190
第四节　流行性感冒……191
第五节　流行性腮腺炎……192
第六节　流行性乙型脑炎……193
第七节　脊髓灰质炎……196
第八节　细菌性痢疾……197
第九节　白喉……199
第十节　百日咳……201
参考文献……203

第一章

儿科概论

第一节　儿科学的范围和任务

儿科学是临床医学范畴中的二级学科，其研究对象是自胎儿至青春期的儿童，研究内容可以分为以下四个方面。

研究儿童生长发育的规律及其影响因素，不断提高儿童的体格、智能发育水平和社会适应性能力。

研究儿童时期各种疾病的发生、发展规律以及临床诊断和治疗的理论和技术，不断降低疾病的发生率和死亡率，提高疾病的治愈率。

研究各种疾病的预防措施，包括免疫接种、先天性遗传性疾病的筛查、科学知识普及教育等，这是现代儿科学最具有发展潜力的方面，将会占据越来越重要的地位。

研究儿童中各种疾病的康复可能性以及具体方法，尽可能地帮助这些患儿提高他们的生活质量乃至完全恢复健康。

以上研究内容归结起来就是儿科学的宗旨是“保障儿童健康，提高生命质量”。

随着医学研究的进展，儿科学也不断向更深入专业的三级学科细化发展，同时也不断派生出新的专业。儿科学的三级学科分支类似内科学，主要以系统划分，如呼吸、消化、循环、神经、血液、肾脏、内分泌等，此外，还有传染病和急救医学等特殊专业。小儿外科学则为外科学范畴内的三级学科。上述学科虽然在分类上与内科学相似，但是其研究内容及内在规律与成人差别颇大，应予以注意，不能混淆或替代。

新生儿医学和儿童保健医学是儿科学中最具特色的学科，其研究内容是其他临床学科极少涉及的方面。新生儿期的死亡率仍然非常高，占婴儿死亡率的60%～70%，此期疾病的种类和处理方法与其他时期有诸多不同，是一个非常时期；儿童保健医学是研究儿童各时期正常体格生长、智能和心理发育规律及其影响因素的学科，通过各种措施，促进有利因素，防止不利因素，及时处理各种偏离、异常，保证小儿健康成长。由于某些年龄阶段的儿童具有特殊的临床特点，近年来发展出了围生期医学。围生期医学实际上是介于儿科学和妇产科学之间的边缘学科，一般指胎龄28周至出生后不满1周的小儿，由于此期受环境因素影响颇大，发病率和死亡率最高，而且与妇产科的工作有密切联系，需要两个学科的积极合作来共同研究处理这一时期的问题。随着医学科学和技术的不断发展，儿科学必将向各个分支纵深分化，新的学科、边缘性的学科必将继续应运而生。然而，儿科学的分化发展趋势绝不是儿科学自身的肢解终结，在学习和研究儿科学某一分支学科时，切不可忽略对儿科学基础和学科总体的潜心研究和关注。

（周　鑫）

第二节　儿科学的特点

与其他临床学科相比，儿科学有其不同的特点，这些特点产生的根本原因在于儿科学研究的对象是儿童。儿童时期是机体处于不断生长发育的阶段，因此表现出的基本特点有三方面：①个体差异、性别差异和年龄差异都非常大，无论是对健康状态的评价，还是对疾病的临床诊断都不宜用单一标准衡量。②对疾病造成损伤的恢复能力较强，常常在生长发育的过程中对比较严重的损伤实现自然改善或修复，因此，只要度过危重期，常可满意恢复，适宜的康复治疗常有事半功倍的效果。③自身防护能力较弱，易受各种不良因素的影响而导致疾病的发生和性格行为的偏离，而且一旦造成损伤，往往影响一生，因此应该特别注重预防保健工作。儿科学具有以下主要特点。

一、解剖

随着体格生长发育的进展，身体各部位逐渐长大，头、躯干和四肢的比例发生改变，内脏的位置也随年龄增长而不同，如肝脏右下缘位置在 3 岁前可在右肋缘下 2cm 内，3 岁后逐渐上移，6 ~7 岁后在正常情况下右肋缘下不应触及。在体格检查时必须熟悉各年龄儿童的体格生长发育规律，才能正确判断和处理临床问题。

二、功能

各系统器官的功能也随年龄增长逐渐发育成熟，因此不同年龄儿童的生理、生化正常值各自不同，如心率、呼吸频率、血压、血清和其他体液的生化检验值等。此外，某年龄阶段的功能不成熟常是疾病发生的内在因素，如婴幼儿的代谢旺盛，营养的需求量相对较高，但是此时期胃肠的消化吸收功能尚不完善，易发生消化不良。因此，掌握各年龄儿童的功能变化特点是儿科临床工作的基本要求。

三、病理

对同一致病因素，儿童与成人的病理反应和疾病过程会有相当大的差异，即或是不同年龄的儿童之间也会出现这种差异，如由肺炎球菌所致的肺内感染，婴儿常表现为支气管肺炎，而成人和年长儿则可引起大叶性肺炎病变。

四、免疫

小年龄儿童的非特异性免疫、体液免疫和细胞免疫功能都不成熟，因此抗感染免疫能力比成人和年长儿低下，如婴幼儿时期 sIgA 和 IgG 水平均较低，容易发生呼吸道和消化道感染。因此适当的预防措施对小年龄儿童特别重要。

五、心理和行为

儿童时期是心理、行为形成的基础阶段，可塑性非常强。及时发现小儿的天赋气质特点，并通过训练予以调适；根据不同年龄儿童的心理特点，提供合适的环境和条件，给予耐心的引导和正确的教养，可以培养儿童良好的个性和行为习惯。

六、疾病种类

儿童中疾病发生的种类与成人有非常大的差别，如心血管疾病，在儿童中主要以先天性心脏病为主，而成人则以冠状动脉心脏病为多；儿童白血病中以急性淋巴细胞白血病占多数，而成人则以粒细胞白血病居多。此外，不同年龄儿童的疾病种类也有相当差异，如新生儿疾病常与先天遗传和围生期因素有关，婴幼儿疾病中以感染性疾病占多数等。

七、临床表现

儿科患者在临床表现方面的特殊性主要集中在小年龄儿童，年幼体弱儿对疾病的反应差，往往表现为体温不升、不哭、纳呆、表情淡漠，且无明显定位症状和体征。婴幼儿易患急性感染性疾病，由于免疫功能不完善，感染容易扩散甚至发展成败血症，病情发展快，来势凶险。因此儿科医护人员必须密切观察，随时注意病情的细微变化，不轻易放过任何可疑表现。

八、诊断

儿童对病情的表述常有困难且不准确，但仍应认真听取和分析，同时必须详细倾听家长陈述病史。全面准确的体格检查对于儿科的临床诊断非常重要，有时甚至是关键性的。发病的年龄和季节，以及流行病学史往往非常有助于某些疾病的诊断。不同年龄儿童的检验正常值常不相同，应该特别注意。

九、治疗

儿科的治疗应该强调综合治疗，不仅要重视对主要疾病的治疗，也不可忽视对各类并发症的治疗，有时并发症可能是致死的原因；不仅要进行临床的药物治疗，还要重视护理和支持疗法。小儿的药物剂量必须按体重或体表面积仔细计算，并且要重视适当的液体出入量和液体疗法。

十、预后

儿童疾病往往来势凶猛，但是如能及时处理，度过危重期后，恢复也较快，且较少转成慢性或留下后遗症，常是儿科医师的慰藉。因此，临床的早期诊断和治疗显得特别重要，适时正确的处理不仅有助于患儿的转危为安，也有益于病情的转归预后。

十一、预防

已有不少严重威胁人类健康的急性传染病可以通过预防接种得以避免，此项工作基本上是在儿童时期进行，是儿科工作的重要方面。目前许多成人疾病或老年性疾病的儿童期预防已经受到重视，如动脉粥样硬化引起的冠状动脉心脏病、高血压和糖尿病等都与儿童时期的饮食有关；成人的心理问题也与儿童时期的环境条件和心理卫生有关。

（周　鑫）

第三节　小儿年龄分期

儿童的生长发育是一个连续渐进的动态过程，不应被人为地割裂认识。但是在这个过程中，随着年龄的增长，儿童的解剖、生理和心理等功能确实在不同的阶段表现出与年龄相关的规律性。因此，在实际工作中将小儿年龄分为七期，以便熟悉掌握。

一、胎儿期

从受精卵形成到小儿出生为止，共40周。胎儿的周龄即为胎龄，或称为妊娠龄。母亲妊娠期间如受外界不利因素影响，包括感染、创伤、滥用药物、接触放射性物质、毒品等，以及营养缺乏、严重疾病和心理创伤等，都可能影响胎儿的正常生长发育，导致流产、畸形或宫内发育不良等。

二、新生儿期

自胎儿娩出脐带结扎时开始至28天之前，按年龄划分，此期实际包含在婴儿期内。由于此期在生长发育和疾病方面具有非常明显的特殊性，且发病率高，死亡率也高，因此单独列为婴儿期中的一个特殊时期。在此期间，小儿脱离母体转而独立生存，所处的内外环境发生根本的变化，但其适应能力尚不完善。此外，分娩过程中的损伤、感染延续存在，先天性畸形也常在此期表现。

三、婴儿期

自出生到1周岁之前为婴儿期。此期是生长发育极其旺盛的阶段，因此对营养的需求量相对较高。此时，各系统器官的生长发育虽然也在持续进行，但是不够成熟完善，尤其是消化系统常常难以适应对大量食物的消化吸收，容易发生消化道功能紊乱。同时，婴儿体内来自母体的抗体逐渐减少，自身的免疫功能尚未成熟，抗感染能力较弱，易发生各种感染和传染性疾病。

四、幼儿期

自1岁至满3周岁之前为幼儿期。体格生长发育速度较前稍减慢，而智能发育迅速，同时活动范围渐广，接触社会事物渐多。此阶段消化系统功能仍不完善，营养的需求量仍然相对较高，而断乳和转乳期食物添加须在此时进行，因此适宜的喂养仍然是保持正常生长发育的重要环节。此期小儿对危险的识别和自我保护能力都有限，因此意外伤害发生率非常高，应格外注意防护。

五、学龄前期

自3周岁至6~7岁人小学前为学龄前期。此时体格生长发育速度已经减慢，处于稳步增长状态；而智能发育更加迅速，与同龄儿童和社会事物有了广泛的接触，知识面能够得以扩大，自理能力和初步社交能力能够得到锻炼。

六、学龄期

自入小学始（6~7岁）至青春期前为学龄期。此期儿童的体格生长速度相对缓慢，除生殖系统外，各系统器官外形均已接近成人。智能发育更加成熟，可以接受系统的科学文化教育。

七、青春期

青春期年龄范围一般从10~20岁，女孩的青春期开始年龄和结束年龄都比男孩早2年左右。青春期的进入和结束年龄存在较大的个体差异，约可相差2~4岁。此期儿童的体格生长发育再次加速，出现第二次高峰，同时生殖系统的发育也加速并渐趋成熟。

（周　鑫）

第四节　儿科学的发展与展望

与西方医学比较而言，我国的中医儿科起源要早得多，自扁鹊“为小儿医”以来已有2 400余年，自宋代钱乙建立中医儿科学体系以来也有近900年。此前在唐代已在太医署正规培养5年制少小科专科医师，隋、唐时代已有多部儿科专著问世，如《诸病源候论》和《小儿药证直诀》等，收集论述小儿杂病诸候6卷255候，建立了中医儿科以五脏为中心的临床辨证方法。16世纪中叶发明的接种人痘预防天花的方法比欧洲发明牛痘接种早百余年。进入19世纪后，西方儿科学发展迅速，并随着商品和教会进入我国。

20世纪30年代西医儿科学在我国开始受到重视，至20世纪40年代儿科临床医疗规模初具，当时的工作重点在于诊治各种传染病和防治营养不良。由于儿科人才日趋紧缺，儿科学教育应运而生。1943年，我国现代儿科学的奠基人诸福棠教授主编的《实用儿科学》首版问世，成为我国第一部大型的儿科医学参考书，标志着我国现代儿科学的建立。

自19世纪至20世纪末，西医儿科学的重大贡献主要在于有效地防治传染病和营养不良方面，两者为当时儿童死亡的首要原因。预防多种传染病疫苗的研制成功，使得儿童中常见传染病的发生率明显下降，婴儿死亡率逐年降低。同时，由于抗生素的不断发展和广泛应用，儿童中感染性疾病的发病率和死亡率也大幅度下降。代乳食品和配方乳的研究和提供曾经拯救了大量儿童的生命，近年来大力提倡母乳喂养使得儿童的健康水平更加提高。

中华人民共和国成立以后，在城乡各地建立和完善了儿科的医疗机构，并且按照预防为主的方针在全国大多数地区建立起妇幼保健机构，同时普遍办起了各种形式的托幼机构。这些机构对于保障我国儿童的健康和提高儿童的生命质量起了至关重要的作用。通过这些机构，儿童的生长发育监测、先天性遗传性疾病的筛查、疫苗的预防接种、“四病”的防治得以落实，儿童中常见病、多发病能够得到及时的诊治（图1-1、图1-2）。2011年国务院发布了《中国妇女发展纲要（2011—2020年）》和《中国儿童发展纲要（2011—2020年）》，进一步把妇女和儿童健康纳入国民经济和社会发展规划，作为优先发展的领域之一。

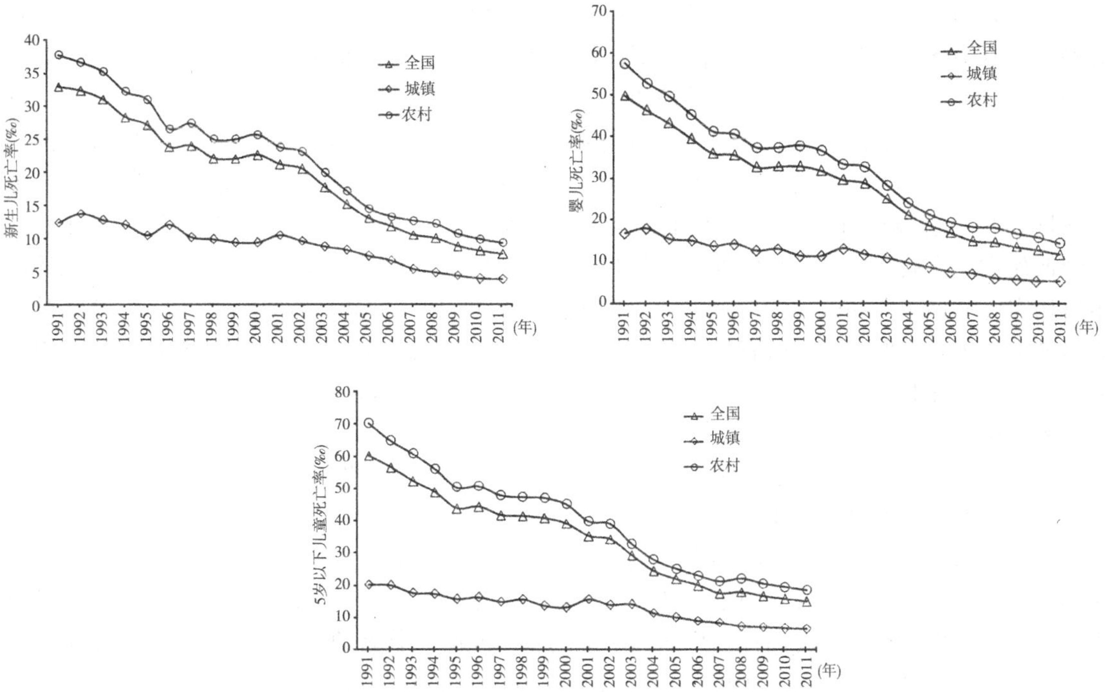

图1-1　1991—2009年我国监测地区的新生儿死亡率、婴儿死亡率和5岁以下儿童死亡率。资料来自卫生部《2010中国卫生统计年鉴》

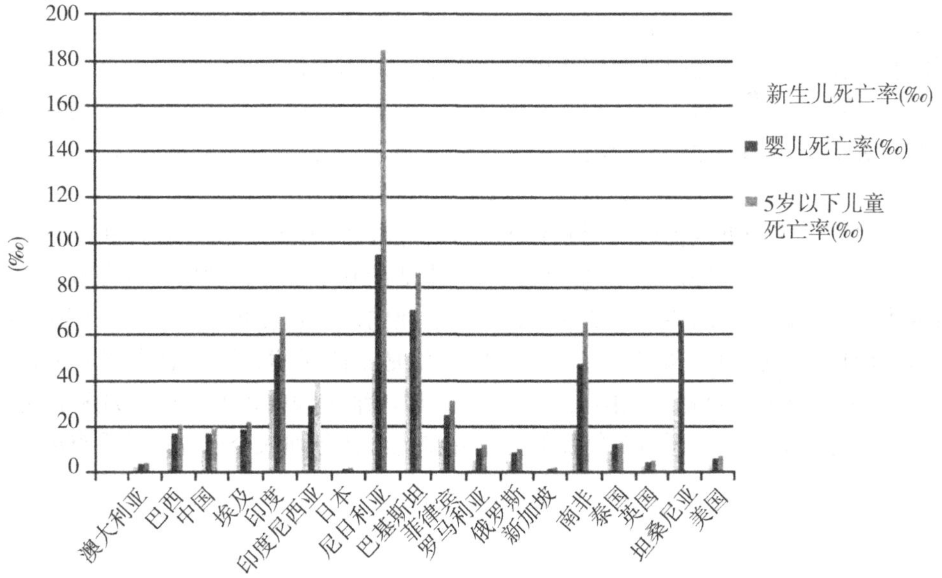

图1-2　我国新生儿死亡率、婴儿死亡率和5岁以下儿童死亡率与其他国家的比较。资料来自卫生部《2010中国卫生统计年鉴》

尽管我国儿童目前的主要健康问题从总体上看还集中在感染性和营养性疾病等常见病、多发病方面，但是与20世纪比较而言，这些疾病的发生率和严重性已经降低；并且在某些发达地区，严重的营养不良和急性传染病已经少见。这些疾病谱的变化昭示我国儿科工作者的注意力应该开始向新的领域发展延伸，儿科学的任务不仅要着重降低发病率和死亡率，更应该着眼于保障儿童健康，提高生命质量的远大目标。因此，研究儿童正常生长发育规律及其影响因素的儿童保健学日益受到重视，儿童保健的临床服务应该由大城市逐渐普及到中小城市和乡村，以保证儿童的体格生长、心理健康、智能发育和社会适应性得到全面均衡的发展。同时，研究儿童罹患各种疾病后得以尽量完善恢复的儿童康复医学应该受到重视，儿童时期疾患的后遗症将可能影响今后一生的健康和幸福，而处于生长发育阶段的儿童具有非常强的修复和再塑能力，在适宜的康复治疗下往往可能获得令人难以想象的效果。此外，某些成人疾病的儿童期预防应该受到重视，疾病预防的范围不应仅局限于感染性疾病，许多疾病在成人后（或在老年期）出现临床表现，实际上发病的过程在儿童期已经开始，如能在儿童期进行早期预防干预，就可能防止或延缓疾病的发生、发展。最近世界卫生组织和联合国儿童基金会通过制订名为“儿童疾病综合管理（IMCI）”的战略来进一步提高和维护儿童的健康水平。儿童疾病综合管理的目标是在5岁以下儿童中降低死亡、疾病和残疾，并促进他们更好地成长和发育。儿童疾病综合管理包括家庭和社区，以及卫生机构实施的预防性和医疗性措施内容。在医疗卫生机构中，IMCI战略促进了在门诊就对儿童期疾病作出准确的确认，保证了对所有重大疾病的综合治疗，加强对家长的咨询，并提高了严重患儿的转诊速度。在社区医疗服务机构和家庭里，该战略促进了寻求适宜保健的行为，提高了营养和预防保健，并保障医嘱的正确执行。

儿科学的研究和发展是依托现代医学的进步展开的。当前，现代医学的革命性突破及其引领的发展趋势应该受到儿科工作者的高度重视。相对其他科学领域而言，现代医学的发展历史并不长。迄今为止，虽然对于外部因素致病为主导的创伤、感染性等人类疾病的研究取得了令人瞩目的进展，但是对内部致病因素的研究，以及内部致病因素与环境因素相互作用导致疾病发生的研究相对滞后，这是目前疾病谱中肿瘤、心脑血管疾病和代谢性疾病居高不下的基本原因。著名的诺贝尔生理学与医学奖获得者杜伯克曾说：“人类的DNA序列是人类的真谛，这个世界上发生的一切事情都与这一序列息息相关，包括癌症在内的人类疾病的发生都与基因直接或间接有关……”2005年人类基因组DNA全序列测定最终完成，对于人类攻克目前威胁生命健康的疑难顽症具有里程碑的意义。基因组学在基因活性和疾病的相关性方面为破解疾病发生、发展的本源提供了有力的根据和方向，后基因组学、蛋白质组学、表观遗传学、生物信息学、模式生物学等学科的发展和交叉组合已经形成了系统生物医学。系统生物医学能够将各种致病因素的相互作用、代谢途径及调控途径综合起来，运用现代生物学的科学和技术，解析人类疾病发生的根本原因，从而寻求干预、治疗和预防的方法。系统生物医学对儿科学的进展将有不可估量的影响，因为这些研究必将涉及人类生命和健康的本质性问题，儿科学正是在解决这些问题路径的源头上。

诚然，儿科学目前发展的重点仍然针对疾病的临床诊治，因为疾病依然是威胁人类生存的首要问题。然而，随着社会和经济的发展，生存将不再是人类生活的基本诉求，健康将逐渐成为人类生活的更高追求。随着人类对于生命质量的要求不断提升，对于健康的定义也在更新。20世纪70年代，联合国世界卫生组织（WHO）对健康做了如下定义：“健康不仅是躯体无病，还要有完整的生理、心理状态和社会适应能力”。对照这样的目标，我国儿科学在探索如何维护和促进儿童的心理和行为发育，培养儿童具备优秀的社会适应能力方面还需要倍加努力，并将此项任务列入今后发展的重点内容之一。

（周　鑫）

第二章

儿科常见症状和体征

第一节 发　热

体温升高是小儿疾病时常见的一种临床表现。正常小儿的肛温在36.9～37.5℃，舌下温度较肛温低0.3～0.5℃，腋下温度为36～37℃。不同个体的正常体温虽稍有差异，但一般认为体温超过其基础体温1℃以上时，则认为是“发热”。

一、病因

引起发热的病因可分为感染性和非感染性两大类，小儿期以前者多见。

1. 感染性发热　由各种病原体，如细菌、病毒、肺炎支原体、立克次体、螺旋体、真菌、原虫、寄生虫所引起的感染，均可导致发热。

2. 非感染性发热　①恶性肿瘤（包括白血病）。②结缔组织病，如风湿热、幼年型类风湿关节炎、川崎病等。③内分泌疾病，如甲状腺功能亢进。④由于应用药物或血清制品引起的发热。⑤大手术后由组织损伤、内出血、大血肿等导致分解产物增加而引起的发热。⑥散热障碍，如广泛性皮炎、鱼鳞病、先天性外胚层发育不良或大面积烫烧伤造成的汗腺缺乏，严重失水、失血等。⑦癫痫大发作，使产热增多。⑧中枢性发热，如大脑发育不全，脑出血等使体温调节中枢受损引起发热，以及暑热症等。

二、诊断要点

1. 详细询问病史　包括年龄、发热规律和热型、发热持续时间、居住条件、居住地区的疾病（如疟疾、血吸虫病、钩端螺旋体病、伤寒等传染病）流行情况；有无提示系统性疾病的症状，如咳嗽、气促、腹泻、腹痛、尿频、尿急、尿痛等；有无结核接触史、动物接触史；详细询问预防接种史。

2. 仔细观察热型的特点　主要见于稽留热、张弛热、间歇热、不规则热等热型。

3. 仔细全面体格检查　对全身各系统都应仔细检查，还要注意有无淋巴结肿大、肝脾大、皮疹和贫血等。

4. 实验室及其他特殊检查　对急性发热的患儿应常规查血、尿常规，必要时胸部X线透视或摄片。对较长期发热的患儿，可选择必要的实验室检查或其他特殊检查（表2－1）。

表2－1　长期发热鉴别诊断时的临床检查项目

常规检查	选择检查
血、尿、粪常规检查	细菌涂片镜检、培养
红细胞沉降率	脑脊液常规检查、培养
CRP、ASO、RF	骨髓穿刺、涂片及培养
血清蛋白电泳	其他穿刺液的常规检查涂片、培养
AST、ALT、LDH	血清抗体检查

续 表

常规检查	选择检查
胸部 X 线摄片	免疫补体系统检查
血压测定	血清 Na^+、K^+、Cl^-、BUN 测定
	心电图
	X 线检查（必要部位）
	B 超检查
	CT 检查

注：CRP：C 反应蛋白；ASO：抗链球菌溶血素 O；RF：类风湿因子（罗氏试验）；LDH：乳酸脱氢酶。

三、鉴别诊断

发热可由病儿年龄、热型、持续天数、所伴有的症状和（或）体征结合临床检查结果予以鉴别诊断（表 2 – 2 ~ 表 2 – 6）。

表 2 – 2　由病儿年龄鉴别发热病因

婴儿期	幼儿期	学龄期
上呼吸道感染综合征	上呼吸道感染综合征	上呼吸道感染综合征
急性呼吸道感染	急性呼吸道感染	急性胃肠炎
肠道感染	急性胃肠炎	沙门菌感染
幼儿急疹	中耳炎	尿路感染
中耳炎	尿路感染	其他急性感染
尿路感染	沙门菌感染	结核
败血症、骨髓炎	其他急性感染（如手足口病）	恶性肿瘤（包括白血病）
化脓性脑膜炎	结核病	结缔组织病
其他急性感染症	肝炎	内分泌疾病（如甲状腺功能亢进症）
川崎病	川崎病	体质性高体温症
结核病	恶性肿瘤（包括白血病）	
脱水热		
中枢性发热		
暑热症		
免疫不全综合征		

表 2 – 3　由热型鉴别发热病因

稽留热	张弛热	间歇热	不规则热
幼儿急疹	中耳炎	结缔组织病	流行性感冒
沙门菌感染	尿路感染	恶性肿瘤（包括白血病）	癌性发热
肺炎	败血症、骨髓炎	疟疾	
化脓性脑膜炎	脓肿	自身免疫性疾病	
脑炎	细菌性心内膜炎		
尿路感染	结核病		
中耳炎	沙门菌感染		
败血症	川崎病		
	结缔组织病		
	恶性肿瘤（包括白血病）		

表 2－4　由发热持续时间鉴别发热病因

3～4 月	5～6 月	7 日以上
上呼吸道感染综合征	上呼吸道感染综合征	下呼吸道感染
幼儿急疹	中耳炎	败血症、骨髓炎
肠道感染症	尿路感染	尿路感染
中耳炎	沙门菌感染	沙门菌感染
尿路感染	化脓性脑膜炎	结核病
化脓性脑膜炎	其他感染症	传染性单核细胞增多症
败血症	川崎病	其他感染症
其他急性感染		川崎病
川崎病		结缔组织病
脱水热		恶性肿瘤（包括白血病）
		中枢神经系统功能障碍
		药物热
		免疫不全综合征
		感染后发热
		体质性发热
		心理性发热
		不明原因发热

表 2－5　由发热所伴随的症状鉴别发热病因

1. 呼吸系统症状	风湿热	腮腺炎
呼吸道感染	自主神经功能异常	传染性单核细胞增多症
中耳炎	脱水热	结核
鼻窦炎	精神性发热	少年型类风湿关节炎
咽后壁脓肿	5. 皮肤症状	川崎病
免疫不全综合征	幼儿急疹	恶性肿瘤（包括白血病）
2. 消化系统症状	猩红热	8. 肝脾大
肠道感染	病毒性感染（如手足口病）	败血症
口腔炎	沙门菌感染	沙门菌感染
脑膜炎	败血症	结核
病毒性肝炎	风湿热	传染性单核细胞增多症
尿路感染	少年型类风湿关节炎	恶性肿瘤（包括白血病）
阑尾炎	全身性红斑狼疮	9. 贫血
急性腹膜炎	川崎病	恶性肿瘤（包括白血病）
急性胰腺炎	免疫不全综合征	溶血性贫血
恶性肿瘤	6. 循环系统症状	10. 肌肉、关节症状
脱水热	细菌性心内膜炎	化脓性关节炎
精神性发热	心肌炎	败血症、骨髓炎
3. 泌尿系统症状	风湿热	肌炎
尿路感染	少年型类风湿关节炎	病毒性感染症
4. 神经系统症状	川崎病	风湿热

续 表

脑膜炎	7. 淋巴结肿大	少年型类风湿关节炎
脑炎	扁桃体炎	恶性肿瘤（包括白血病）
中枢神经功能障碍	风疹	所谓“生长热”

表 2－6 由临床检查鉴别发热病因

检查项目	病因
末梢血白细胞计数增加	细菌感染
末梢血白细胞计数降低	病毒感染症、沙门菌感染、结缔组织病、粒细胞减少症
嗜酸性粒细胞计数增加	寄生虫病、药物过敏、结核、白血病、结缔组织病
淋巴细胞比例增高	病毒性感染、恶性肿瘤（包括白血病）
贫血相关检查提示贫血	恶性肿瘤、慢性感染
红细胞沉降率增加、CRP（＋）	感染、风湿病、恶性肿瘤、川崎病
红细胞沉降率增加、CRP（－）	感染恢复期
ASO↑、CRP（＋）	风湿热
RA（＋）	风湿病、肝脏病、结核病、恶性肿瘤
血清蛋白电泳 γ 球蛋白↑	风湿病、慢性感染、恶性肿瘤、肝脏疾病
ALT、AST、LDH↑	肝脏疾病、肌炎、恶性肿瘤
血培养（＋）	败血症、骨髓炎
尿沉渣白细胞计数↑	尿路感染
脑脊液蛋白、细胞数增加	脑膜炎
胸部 X 线片阳性征象	肺炎、肺结核
骨髓穿刺提示恶性肿瘤骨髓象	恶性肿瘤（包括白血病）
鼓膜充血	中耳炎

（周 鑫）

第二节 青 紫

因血液中还原血红蛋白或异常血红蛋白增高，并达到一定程度时，使皮肤和黏膜呈青紫色，称为青紫（发绀）。青紫一般在口唇、颊黏膜、鼻尖、鼻唇间区、耳郭、甲床、指尖等毛细血管丰富的部位，皮肤、黏膜较薄的部位尤为明显。

一、病因

1. 还原性血红蛋白增多 如下所述。

（1）中心性青紫：系心肺疾病所致，动脉血 SaO_2、PaO_2 降低。

1）肺源性青紫：①各种原因引起的呼吸道梗阻：如分娩时羊水吸入、先天性呼吸道畸形、咽后壁脓肿和各种原因的喉梗阻、急性末梢细支气管炎等。②肺和胸腔疾病：如肺炎、肺水肿、先天性肺囊肿、膈疝、脓胸、呼吸肌麻痹等。③肺血管疾病：如先天性肺静－动脉瘘等。

2）心源性青紫：伴有右向左分流的先天性心脏病，如法洛三联征及大血管易位、艾森门格综合征、法洛四联征、单心房、单心室等。

（2）周围性青紫：可见于全身性或局部性病变，动脉血 SaO_2、PaO_2 均正常。

1）全身性疾病：如心功能不全、慢性缩窄性心包炎、休克等。

2）局部血流障碍：如上腔静脉梗阻、肢端动脉痉挛症（雷诺病）及肢端动脉痉挛现象。

2. 异常血红蛋白增多　如先天性高铁血红蛋白血症、血红蛋白 M 病、后天性高铁血红蛋白血症（药物或食物所致）。

二、诊断

1. 病史　仔细询问病儿有可能引起青紫的常见疾病史，如心血管或呼吸系统疾病，青紫出现的年龄及伴随情况，药物及食物史。

2. 体征　注意病儿面容，面颊颜色，青紫分布特征，坐卧姿态，颈静脉是否充盈，有无胸廓畸形、杵状指（趾），应仔细检查心肺特征性体征。

3. 辅助检查　①动脉血气分析（pH、PaO_2、$PaCO_2$、SaO_2），新生儿应做血糖、血钙测定和血培养检查。②疑有心源性青紫，应作心脏 X 线摄片、心电图、超声心动图检查，必要时作心导管及选择性心血管造影予以确诊。③疑为肺源性青紫，应行胸部 X 线摄片，必要时做支气管镜或支气管造影检查。④疑为血红蛋白异常引起的青紫，可抽静脉血，装于容器内振荡，使之与空气接触。正常者变红色，异常者则不变色，进一步可做血液光谱分析及血红蛋白电泳检查。

三、鉴别诊断

如图 2－1 所示。

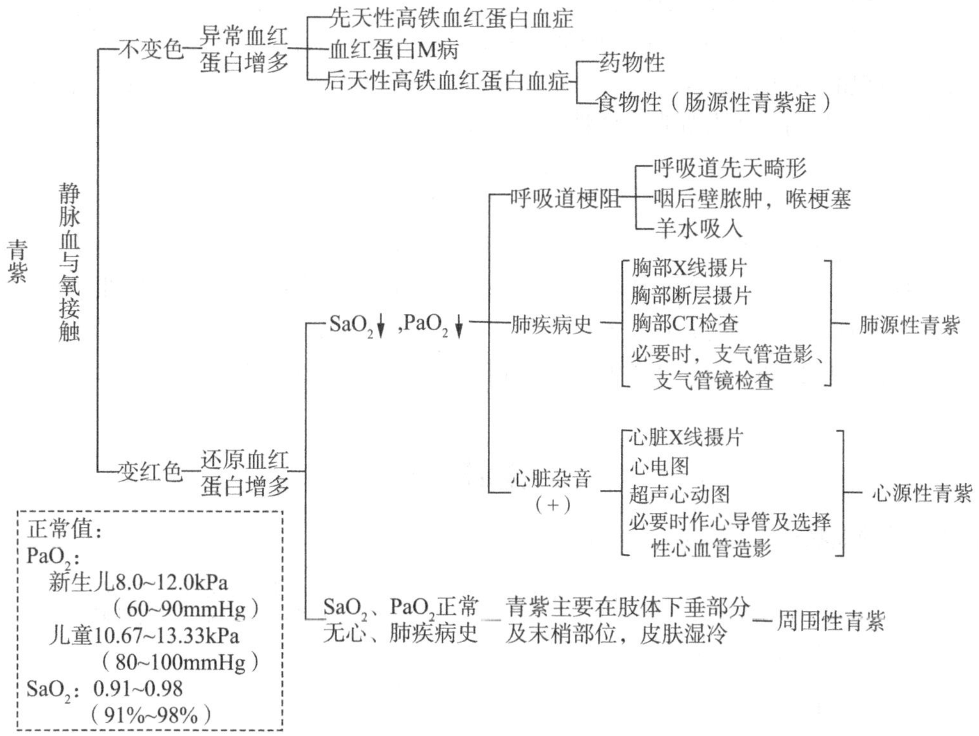

图 2－1　青紫的分类和鉴别

（周　鑫）

第三节　呕　吐

呕吐是小儿常见症状之一，虽可单独发生，但常随原发病而伴有其他症状及体征。引起呕吐的病因很多，故对呕吐病儿应仔细分析病史，尤其需注意呕吐与饮食的关系、起病的急缓、发病年龄，以及伴随的症状与体征。必要时，应进行 X 线等进一步检查，以明确诊断。

一、病因

1. 新生儿期　如下所述。

（1）非器质性疾病：早期贲门发育不成熟、空气咽下症、新生儿假性肠梗阻、溢乳等。

（2）器质性疾病：消化道梗阻（食管闭锁、肠狭窄、肠梗阻、肠旋转不良、胎粪性肠梗阻）、感染（败血症、脑膜炎等）、中枢神经系统疾病（硬膜下血肿、颅内出血、脑水肿）、胆红素脑病、代谢性疾病（苯丙酮尿症、肾上腺－性腺综合征、乳糖不耐受综合征、高氨血症）、肾脏疾病（肾积水、尿路畸形）、贲门食管弛缓症、特发性胃穿孔等。

2. 婴儿期　如下所述。

（1）非器质性疾病：见于溢乳、空气咽下症等。

（2）器质性疾病：见于先天性肥厚性幽门狭窄、肠套叠、感染（尤其是尿路感染及胃肠道感染）、裂孔疝、贲门食管弛缓症、代谢性疾病（高氨血症、肾上腺－性腺综合征）、阑尾炎、腹膜炎、心脏病、肾脏病（急性肾功能不全、溶血尿毒症综合征）、颅内出血、药物中毒、嵌顿疝、脑病合并内脏脂肪变性（Reye 综合征）等。

3. 幼儿－学龄期儿童　如下所述。

（1）非器质性疾病：周期性呕吐，神经精神性呕吐等。

（2）器质性疾病：感染症（扁桃体炎、中耳炎、脑膜炎、脑炎、胃肠道感染、阑尾炎、肠系膜淋巴结炎）、肠梗阻、肠寄生虫症、脑肿瘤、硬脑膜下血肿、糖尿病酮性酸中毒、肾功能不全、自主神经发作性呕吐（腹型癫痫、周期性呕吐）、十二指肠溃疡；药物所致呕吐、毒物误服、嵌顿疝、裂孔疝、代谢异常、屈光不正、脑病合并内脏脂肪变性（Reye 综合征）等。

二、诊断

可从病儿的年龄、呕吐物性状和发病经过（急性或慢性）作初步病因分类。应详细询问呕吐以外的症状，如一般状况；有无发热、意识障碍、惊厥和其他颅内压增高症状；有无腹部饱满、腹部肿块；有无腹痛、腹泻、血便等。必要时，应进行直肠、肛门检查，以及胸部、腹部 X 线检查。腹部 X 线检查应包括正位、侧位、卧位和立位，注意有无消化道穿孔或闭锁。必要时，应行钡餐或空气灌肠胃肠道造影检查。

三、鉴别诊断

1. 由呕吐伴随的症状作病因鉴别　如图 2－2 所示。

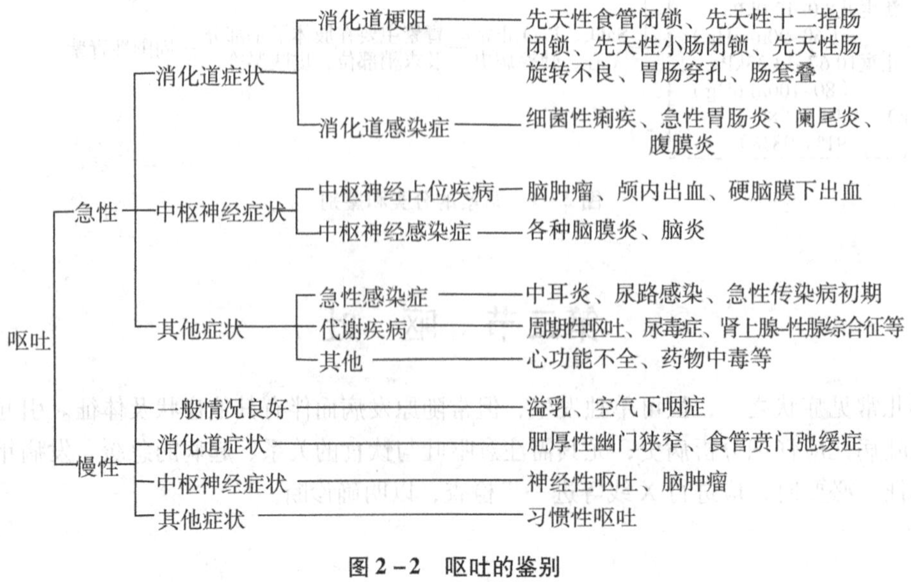

图 2－2　呕吐的鉴别

2. 呕吐的诊断步骤　如图2－3所示。

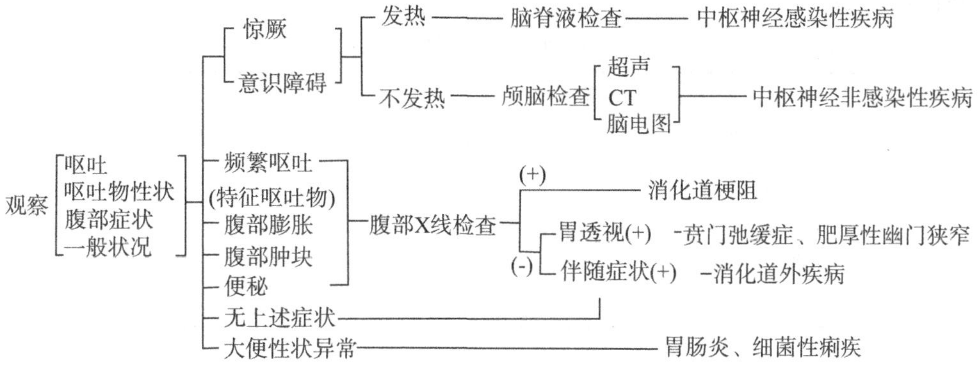

图2－3　呕吐诊断步骤

四、处理

伴呕吐的婴幼儿期疾病，不论急性或慢性，常伴有脱水和电解质紊乱，故应输液和纠正电解质紊乱。消化道梗阻性疾病，应力求及早诊断和外科紧急处理。伴呕吐的消化道感染或其他感染，除应及时纠正水、电解质紊乱外，应及早选用有效抗生素。对中枢神经系统感染，呕吐多因颅内压增高所致，故除应用抗生素外，还需使用脱水剂，以降低颅内压。对食物中毒、药物中毒等中毒性呕吐，应洗胃并输液，以促进毒物排出和减少毒物吸收。

（周　鑫）

第四节　腹　痛

腹痛是小儿常见症状之一，引起腹痛的原因很多，因幼儿多数不能准确地表达疼痛的感觉、性质及部位，常仅能以哭闹来表示，造成诊断上的困难。

一、病因

1. 急性腹痛　如下所述。

（1）婴儿期：①多见的病因：如肠绞痛、急性胃肠炎。②常见的病因：如肠套叠、急性阑尾炎、肠管闭锁或狭窄（多见于小肠）、裂孔疝、睾丸或卵巢扭转、肠扭转、外伤等。③较少见的病因：如牛乳蛋白过敏症、消化性溃疡、中毒（铅、铁）、肿瘤等。

（2）幼儿期及学龄前期：①常见的病因：如急性胃肠炎、肠寄生虫病、肾盂肾炎、外伤、急性阑尾炎、Meckel憩室等。②较常见病因：如肺炎、风湿热、中毒、急性或慢性胰腺炎、胆囊炎、肝炎等。③少见的病因：如肝脓肿、肿瘤、结核病（腹腔或肠道）等。

（3）学龄期（6～14岁）：①常见的病因：如急性胃肠炎、外伤、肾盂肾炎、急性阑尾炎、肠寄生虫病等。②较常见的病因：如肠道炎症性疾病、消化性溃疡、肺炎、风湿热、胆囊炎、中毒等。③少见的病因：如结缔组织病、盆腔内炎症性疾病等。

2. 反复性腹痛　如下所述。

（1）腹部疾病：①消化道疾病：见于胃或十二指肠溃疡、溃疡性结肠炎、慢性便秘、过敏性紫癜、结核病、肠套叠、肿瘤等。②肾、尿路疾病：如肾盂肾炎、肾积水、尿路结石等。

（2）腹外疾病：如癫痫、风湿病、心源性腹痛。

二、诊断

应注意发病年龄，并详细询问腹痛发作情况、性质、部位和伴发症状（如呕吐、便秘、便血、皮疹、尿痛、血尿、咳嗽及大便性状等）。由于引起腹痛的病因不一定在腹部，故应做全面体检。腹部体检时尤应注意触诊（表2－7）。

表2－7 腹痛的腹部触诊要点

腹部柔软度	部位、抵抗、紧张度及反跳痛
肿块	部位、形状、数量、大小、硬度、压痛、表面光滑度、波动感、移动性
腹部胀满	是全腹还是局部，有无波动感及肿块
腹部脏器	肝、脾、肾的位置、大小、硬度，有无膀胱尿潴留
腹股沟部肿块	精索水肿、疝
压痛	最后检查，注意部位、最痛点及其他处压痛点，压痛与肿块的关系，由于体位改变所致压痛的变化

三、鉴别诊断

如表2－8所述。

表2－8 小儿急性腹痛的鉴别

病名	症状	腹部表现	其他检查
急性阑尾炎	上腹痛转移至右下腹痛，呕吐，有时发热	麦氏点压痛、反跳痛、局部肌紧张	白细胞增多
胃、十二指肠溃疡	有时上腹痛，有时吐血、便血	上腹部压痛点，穿孔时上腹部胀满	大便隐血试验阳性，缺铁性贫血，消化道钡餐造影及消化内镜检查阳性，穿孔时膈下游离气体
细菌性胃肠炎	发热、呕吐、腹痛、腹泻	沿结肠压痛	大便中查见脓血，大便培养阳性
蛔虫性肠梗阻	腹痛、呕吐、便秘，持续腹痛、阵发加剧	腹部多柔软，可触及条索状团块，多位于脐周，一般无压痛	X线腹部检查可见部分性肠梗阻
急性肠系膜淋巴结炎	常有呼吸道感染，腹痛在右下腹、脐周，偶有呕吐、腹泻	无腹肌紧张，压痛部位不固定，反跳痛不明显	常有末梢血白细胞增多
胆道蛔虫症	有肠道蛔虫病史，右上腹痛，甚至可吐出蛔虫及胆汁	右上腹有局限性压痛，上腹部轻度肌紧张	大便蛔虫卵阳性
急性胆囊炎	较少见，起病急，伴恶心、呕吐	右上腹压痛、肌紧张	末梢血白细胞增多
胆石症	发热、腹胀，腹痛以右上腹为主		
急性肝炎	发热、食欲不振、恶心、呕吐，部分可有黄疸	肝大	ALT、LDH升高，甲型肝炎TTT、IgM升高，乙型肝炎HBsAg阳性
尿路感染	伴发热、呕吐等症状，2岁以下男孩多，年长儿女性多，并有膀胱刺激征尿频、尿急	腹部无定位体征	尿检白细胞增多，尿培养阳性，菌落$>1\times10^5$/ml
尿路结石	输尿管结石有绞痛，肾盂结石为钝痛或无痛，膀胱结石有膀胱刺激征，尿道结石除排尿困难外常有血尿	肾区肌紧张及压痛	尿检查有血尿，部分病例X线摄片可见结石阴影，静脉肾盂造影可确诊
过敏性紫癜	腹部剧痛、血便，皮肤尤其四肢末端及臀部对称性紫癜	腹部无定位压痛	血便，出凝血时间及血小板正常
急性胰腺炎	上、中腹部剧痛，恶心、呕吐、发热	上腹、周压痛及肌紧张	血、尿中淀粉酶上升

（周　鑫）

第五节　便　秘

在儿科临床实践中，以便秘为主诉来诊者较常见，多数虽不是病态，但应妥善处理。母乳喂养儿，在新生儿期排便每日 2～4 次。出生 2 个月后，逐渐减少为每日 1～2 次。但以牛乳或其他代乳品喂养者，大便次数较少，每日 1 次或 2～3 日 1 次。母乳不足可使婴儿大便次数减少而被误认为便秘，对此应添加母乳，而不是灌肠通便。

对便秘儿童，应首先区分是否应立即给予处理。若进食、全身状态以及体重的增加等均无异常，则一般不予处理，继续观察。但若大便干燥、量少又难排出，虽一日排便 2～3 次，但其总量比平时 1 次的量还少，则仍应视为便秘。特别是同时伴有食欲减退、腹部胀满，尤其伴腹痛、呕吐、血便者，则应立即寻找原因，妥善处理。

一、病因

可分为食物性便秘、习惯性便秘、肠管功能紊乱性便秘，以及由肠管、肛门器质性病变所引起的便秘四类。

1. 食物性便秘原因有　①食物摄入不足。②摄入食物纤维素及水分不足。③偏食。

2. 习惯性便秘　①不规则排便习惯。②滥用泻剂或灌肠。

3. 肠管功能紊乱　①先天性巨结肠。②由各种慢性疾病引起的生活能力低下。③肌肉神经疾病。④脊髓病变（脊柱裂或隐性脊柱裂、脊髓髓膜瘤、脊髓肿瘤、脊髓炎）。

4. 肠管、肛门器质性病变　①肛门、直肠畸形（闭锁或狭窄）。②肛裂。③结肠过长。④肠梗阻、肠套叠。

二、诊断

绝大多数新生儿在生后 24～36 小时内就应有胎粪排出。若无排便，就应检查有无肠道梗阻，包括肛门闭锁及狭窄。因为在梗阻以下的肠段仍可排出少量胎粪，所以即使有胎粪，也不能完全排除肠道梗阻。若便秘而同时体重不增，且常因饥饿而啼哭，则应怀疑食物摄入不足。应详细了解饮食情况、排便习惯和是否伴发其他症状，如腹痛、呕吐、腹胀等。对某些找不出便秘原因或经适当处理后仍不见效者，需用 X 线钡餐或钡灌肠检查，以助诊断。

三、鉴别诊断

如图 2－4 所示。

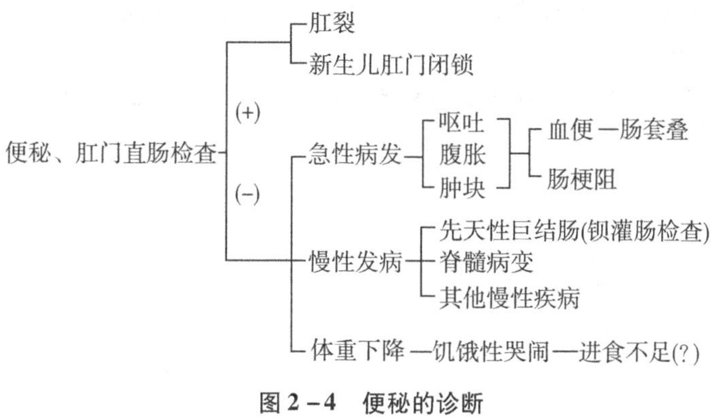

图 2－4　便秘的诊断

（周　鑫）

第六节　紫癜、紫斑和出血倾向

紫癜、紫斑和出血倾向大多因为血管结构或功能异常，出凝血机制障碍所引起，其轻重表现差异可以很大，轻者仅见皮肤有少量紫癜、紫斑；重者则可发生很难控制的黏膜大量渗血，甚至可因内脏出血而危及生命。

一、病因

1. 血管异常症　由血管结构或功能异常所致。

（1）过敏性紫癜：常见于幼儿、学龄儿。伴有腹痛、关节痛，可伴发紫癜性肾炎和其他合并症。

（2）小儿单纯性紫癜：紫癜仅发生于下肢，各项出凝血检查均正常，不伴其他症状。

（3）坏血病：为维生素 C 缺乏症，可伴牙龈、黏膜和肌肉内出血，婴儿并可伴骨膜下出血。

（4）症状性血小板不减少性紫癜：由感染性疾病（如流行性脑脊髓膜炎、亚急性细菌性心内膜炎等）、药物（抗生素或化学性药物）、肾上腺皮质功能亢进症等引起。

（5）遗传性疾病：如皮肤弹性过度症（Ehlers Danlos 综合征）、遗传性毛细血管扩张症（Osler 病）等。

2. 血小板异常性疾病　如下所述。

（1）血小板量的异常：特发性血小板减少性紫癜，多种原因引起的继发性血小板减少症、原发性及继发性血小板增多症等。

（2）血小板功能缺陷性疾病：如血小板无力症、血小板第Ⅲ因子活性异常症、继发性血小板功能异常（如继发于药物、肝脏疾病）等。

（3）其他：如血小板减少症伴巨大海绵状血管瘤（Kasabach Merrit 综合征），湿疹－血小板减少性免疫缺陷病（Wiskott Aldrich 综合征）。

3. 凝血、抗凝血功能异常　如下所述。

（1）先天性：如血友病 A（因子Ⅷ缺乏）、血友病 B（因子Ⅸ缺乏）、血友病 C（因子Ⅺ缺乏）、纤维蛋白原缺乏症等。

（2）后天性：如维生素 K 依赖性凝血因子缺乏症、新生儿出血症、各种病因引起的弥散性血管内凝血（DIC）、抗凝剂的使用、肝脏疾病等。

二、诊断

1. 病史、体征　应仔细询问发病年龄、家族史、紫癜及紫斑的出现部位、特征，有无皮下、肌肉深部出血或关节腔内出血现象，出血程度和通常止血方式，有无患有可能引起出血的原发疾病，发病前有无药物使用史等（表 2－9）。

表 2－9　血管、血小板异常和凝血因子缺乏所致出血倾向的比较

	血管、血小板异常	凝血因子缺乏
家族史	一般无	通常有
性别	女性多	男性多
多发部位和症状	皮肤、黏膜点状出血、紫斑、鼻出血、月经过多、消化道出血	皮下、肌肉内深部出血（血肿）、关节腔内出血
出血始发状况	突发性	迟发性
出血持续状况	短	迁延性（易再出血）
局部处理状况	压迫止血有效	止血困难，多数再发

2. 实验室检查　实验室检查对出血性疾病的诊断有重要意义，一般先做一些简易的检查项目以进行初步鉴别，包括出血时间、凝血时间、血块退缩试验、血小板计数及毛细血管脆性试验。如仅有毛细血管脆性增加，其余4项均正常，提示毛细血管异常；如出血时间延长、毛细血管脆性正常或增加，血块收缩完全或不良，提示血小板异常，其中血小板数减少者可能为血小板减少性紫癜，血小板数正常者则可能为血小板功能异常；如出血时间正常、凝血时间延长或正常，毛细血管脆性试验正常，血小板计数正常，血块退缩完全，则可能为凝血障碍或抗凝物质增多，应进一步检测白陶土部分凝血活酶时间（KPTT）、凝血酶原时间（PT）、凝血时间（TT），以作凝血性疾病的过筛试验，进一步明确诊断（图2－5）。

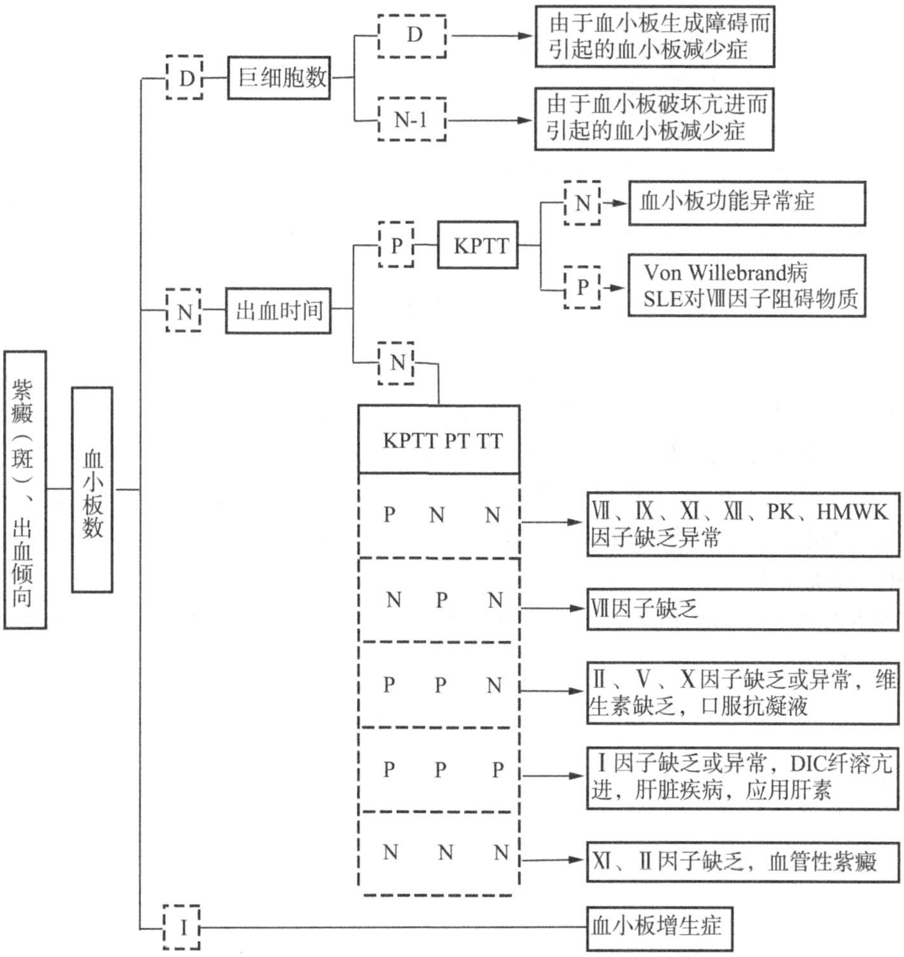

图2－5　出血倾向主要病因的鉴别诊断

D：减少；N：正常；I：增加；P：延长

（周　鑫）

第七节　婴儿哭闹

哭闹是婴儿对体内或体外刺激不适的一种反应，也就是婴儿表达要求和痛苦的一种方式。

一、病因

哭闹可分为非病理性和病理性两类。

1. 非病理性哭闹　哭声有力，除哭闹外无其他异常表现。主要原因为饥饿、口渴、鼻塞、哺乳不当致使咽下气体过多、欲排大小便等；亦可因过冷、过热、尿布潮湿、衣服过紧、被褥过量、光线过强、痛、痒、虫叮咬等所致；也可能是由于婴儿尚未建立正常生活规律，白天睡眠过多，而夜间啼哭不眠的夜啼哭。

2. 病理性哭闹　是指因各种疾病所引起的哭闹，以腹痛、耳痛、头痛、口腔痛最为常见。病理性哭闹在发生前期常有烦躁不安的表现，啼哭常较剧烈，而且持续（表2-10）。

表2-10　病理性哭闹的常见病因

头、面部疾病	颅骨骨折、硬脑膜下血肿、角膜擦伤、中耳炎、外耳道疖肿、口腔炎或口腔溃疡等
神经系统疾病	脑炎、脑膜炎、颅内出血等
心血管疾病	心功能不全、心动过速或心律失常等
胃肠道疾病	胃肠道积气、肠道感染或功能紊乱、肠套叠、嵌顿性疝、肛裂等
泌尿系统疾病	泌尿道感染、睾丸扭转、尿路结石等
骨骼、关节损伤	骨折、关节脱位等
肠寄生虫病	蛔虫病、蛲虫病等
药物中毒	误服药品或药物过量造成的中毒
其他	眼、咽、喉部、鼻腔、外耳道或阴道异物，新生儿甲状腺功能亢进，婴儿脚气病、高钙血症等

二、诊断

1. 注意发病情况　如发病年龄，起病缓急，发生哭闹的时间和环境，哭声的高低、强弱、发作特点（持续或反复发作或持续加阵发），哭闹前、中及停后的表现。

2. 体格检查　要注意面色，神态，体表及口腔、耳、鼻和咽喉部等有无炎症、损伤和异物；囟门有无膨隆；心肺有无异常。更应仔细检查腹部体征，既要耐心又要细心地等待病儿安静时抓紧检查。若因病儿哭闹一时检查不够满意，必需待病儿安静后再次检查。尤其要注意有无腹部包块、嵌顿疝、明显压痛点，必要时做直肠指检。此外，还应认真检查神经系统体征。

3. 实验室及其他检查　包括血、尿、粪常规检查；胸部、腹部X线透视、肠道造影检查等。必要时进行头颅CT检查。

三、鉴别诊断

如图2-6所示。

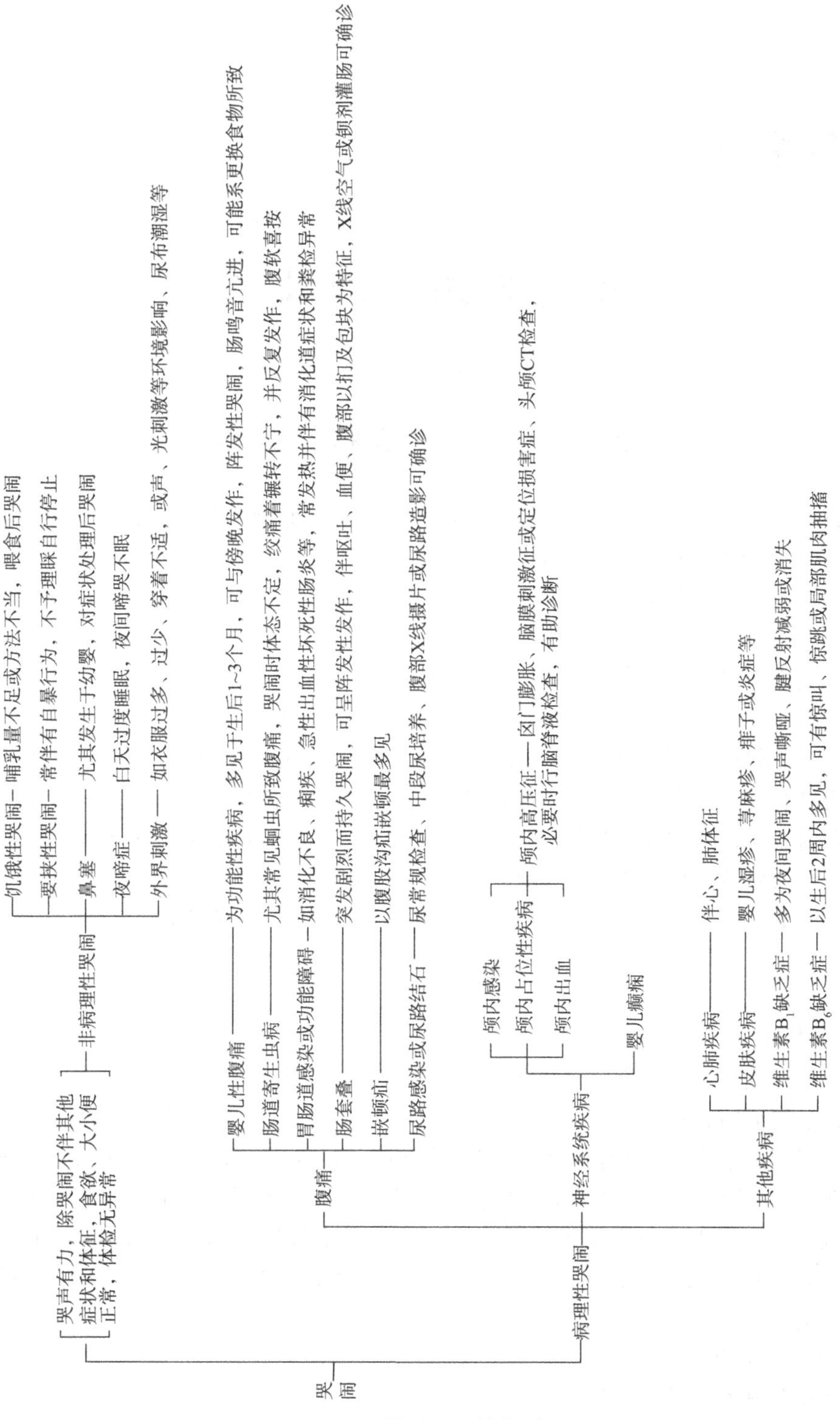

图2-6　婴儿哭闹的鉴别

（周　鑫）

第三章

儿科常用诊疗技术

第一节　头皮静脉穿刺术

小儿头皮静脉浅表易固定，小儿头皮静脉穿刺术不影响其他治疗和护理，便于活动与保暖，因此，新生儿和婴幼儿输液、输血多采用头皮静脉。

1. 物品准备　处置盘内除消毒物品及药液外，另备头皮针，型号4～5½号，头皮静脉抽血可选6～7号，并备剃毛刀，贴膏与肥皂水。

2. 区分头皮静脉和动脉　小儿头皮静脉其分支多与头皮动脉交织在一起，倘若将高渗液及有刺激性药液误注入动脉，可引起该动脉供血区坏死。故必须仔细鉴别。

（1）头皮动脉：触诊有搏动感，呈弯曲状，一般较粗，外观呈紫红色，管壁较厚不易压瘪，易滑动，啼哭时无明显的充血搏动，注入液体时周围组织即变白，血流呈离心方向。

（2）头皮静脉：触诊无搏动，呈树枝状，一般较细，外观呈浅蓝色，易压瘪，不易滑动，啼哭时充血明显，液体滴入顺畅，血流呈向心方向。

3. 头皮静脉选择　头皮静脉起始于头顶部，如网状分布向不同方向走行，因处处有交通支，故穿刺方向可不受限制，以患儿体位舒适，活动方便，操作者顺手为准，可朝各方向均不影响滴数，较易显露的有前额正中静脉，颞浅静脉，耳后静脉，枕后静脉等。

4. 方法　具体如下。

（1）静脉在发际内应剃净毛发，面积6～8cm，便于固定。

（2）头皮静脉穿刺时，针尖应近似平行或5°～10°角刺入头皮，然后沿血管方向慢慢进针，有回血再将针头推进少许，针体外留1/4作为保护。若无回血可用注射器轻轻抽吸，如因血管细小或充盈不全无回血者，可推入少许液体，局部无隆起，周围组织不变白，推入通畅无阻，证实穿刺成功。

（3）穿刺成功后，用4条贴膏固定局部。第一条先固定针柄，第二条贴附一无菌棉球固定针眼，第三条通过针柄下交叉固定以免活动时针体脱出血管（针柄下衬垫，视情况而定），第四条将塑料管回旋半圈固定，防止外力直接牵动针头部分。

5. 注意事项　具体如下。

（1）小儿头皮静脉不明显，穿刺时光线要充足。

（2）针头粗细可根据治疗需要和血管粗细而定，应注意检查针尖有无带钩、过锐、过钝，否则易穿刺失败。

（3）重危患儿穿刺时应注意面色、呼吸等情况（有心力衰竭、烦躁不安应镇静后再行穿刺），避免穿刺过程中出现病情变化。

（冉志玲）

第二节 胸腔穿刺抽液与抽气

一、胸腔穿刺抽液术

1. 适应证 具体如下。

（1）胸腔内疑有积液，需要检查胸腔积液的性质（常规化验、细菌培养）。

（2）胸膜腔内有大量积液，积气伴有压迫症状，需要抽液，抽气减轻压迫症状。

（3）脓胸抽脓、冲洗及注入药物。

2. 操作方法 具体如下。

（1）患儿取坐位，婴幼儿由助手怀抱，双下肢夹于助手双腿间。患侧手臂高举过头使肋间放宽；较大儿童坐靠背椅上，两臂交叉置椅背上，头伏于前臂上。

（2）穿刺点选择叩诊音区最低部位，常选用：①肩胛中线第八肋间。②腋后线第七肋间。③腋中线第六肋间。④腋前线第五肋间。包裹性积液由 X 线或超声波定位。选定穿刺点后可用甲紫在皮肤上作标记。

（3）局部皮肤消毒，穿刺者戴手套，铺洞巾，以 2% 利多卡因或 1% 普鲁卡因局部麻醉，逐层浸润直至回抽有积液为止，其深度可做下次穿刺之参考，以左手拇指、示指固定肋间皮肤，右手持连有橡皮管的穿刺针，先用血管钳夹紧皮管，再由穿刺点沿肋骨上缘垂直刺入 2 ~ 3cm 以防损伤肋间血管，有阻力感消失时，即已进入胸腔。

（4）取注射器与橡皮管连接，由助手用血管钳靠近进针皮肤处固定穿刺针，以防穿刺针移动位置，再放开夹皮管的血管钳，术者抽吸液体，抽满注射器后，助手以血管钳重新夹闭皮管，以免空气漏入，再取下注射器将液体排放备用的器皿内。

（5）取液毕，先于穿刺针周围皮肤用碘酒，乙醇消毒，后以无菌干纱布紧压穿刺孔，拔出穿刺针，以胶布固定纱布。

3. 注意事项 具体如下。

（1）穿刺前应向患儿及家属说明穿刺目的，以消除其顾虑，打开穿刺包后应检查器具是否完备适用。

（2）穿刺过程中应不断观察患儿的反应，如面色苍白、出汗、昏厥，或出现连续性咳嗽、咳泡沫痰，或抽液含新鲜血液应立即停止抽液，进行对症处理。

（3）一次抽液不可过多、过快，以免引起纵隔突然移位：诊断性抽液 1 ~ 2mL/kg 即可，一般为 10 ~ 15mL/（kg · 次），不得超过 20mL/（kg · 次）。疑为化脓性感染时，助手用无菌培养管取标本，然后送细菌培养及药敏试验。检查瘤细胞时，至少需 50mL 液体，并立即送检，以免细胞自溶。

（4）需进行药物治疗时，可在抽液完毕后将药物经穿刺针注入。

（5）穿刺与抽液时应注意无菌操作并防止空气进入胸腔。

（6）应避免在第九肋间隙以下穿刺，以免穿透膈肌损伤腹腔脏器。

二、胸腔穿刺抽气

1. 适应证 各种原因造成的气胸。

2. 操作方法 具体如下。

（1）患儿取半卧位，穿刺点为前第二肋间隙锁骨中线外侧。

（2）其他具体操作方法同抽液术。

3. 注意事项 气体应尽量抽尽。如肺内气体继续进入胸腔，不易抽尽，可行胸腔闭式引流术；如无条件，可将穿刺针用血管钳夹住固定，或使穿刺针穿过瓶塞，固定于胸壁，接胸腔引流瓶，做液面下引流。

（冉志玲）

第三节 腹腔穿刺术

1. 适应证 具体如下。

（1）检查腹腔积液的性质（常规化验、细菌培养、脱落细胞检查）以协助查找病因，明确诊断，或进行腹腔内给药及减压。

（2）当有大量腹腔积液引起呼吸困难时，以及腹部胀痛亦可穿刺放液减轻症状。

2. 操作方法 具体如下。

（1）穿刺前先令患儿排尿，以免刺伤膨胀之膀胱。

（2）患儿取坐位或半卧位，穿刺点常选脐与髂前上嵴连线中 1/3 与外 1/3 交点处，或脐至耻骨联合中点左旁 2 ~ 3cm 处。

（3）局部皮肤消毒，戴手套，铺洞巾，以 2% 利多卡因或 1% 普鲁卡因麻醉至腹壁层。穿刺针稍倾斜刺入腹壁，以免穿刺后腹腔积液外溢，感阻力消失即可用针筒抽取腹腔积液送检。

（4）需放出较多液量时，可用橡皮管连接针头，将腹腔积液引流于器皿中。边引流，边将腹部已备好的多头绷带收紧，以防腹内压骤减，引起休克。

（5）放液后，取出针头，以无菌干纱布盖好，用胶布贴固。放液较多者，并用多头绷带紧绑腹部。嘱患儿平卧。

3. 注意事项 具体如下。

（1）有肝昏迷先兆或确诊为粘连性结核性腹膜炎的患儿禁忌穿刺。肝硬化，有出血倾向及一般情况差的患儿，腹腔穿刺放液应慎重。

（2）放液不可过快过多，一般一次不超过 20 ~ 30mL/kg。放液过多可导致水盐代谢紊乱，大量蛋白丢失。腹腔积液若流出不畅。可将穿刺针稍作移动，或稍变动体位。

（3）在放液过程中，患儿如出现面色苍白、晕厥、休克等，应立即停止放液，并做适当处理。

（4）放液前后均应测量腹围及复查腹部体征，观察病情变化。

（冉志玲）

第四节 骨髓穿刺术

1. 适应证 具体如下。

（1）血液病：营养性贫血、原发或继发性血小板减少性紫癜、再生障碍性贫血、脾功能亢进、真性红细胞增多症，巨球蛋白血症、放射病、溶血性贫血、各类白血病、多发性骨髓瘤、恶性组织细胞病、组织细胞增多症、类脂质沉积症（戈谢病、尼曼 – 匹克病），淋巴瘤。

（2）寄生虫病：疟疾、黑热病。

（3）骨髓转移瘤。

2. 方法 具体如下。

（1）胸骨穿刺术：①患儿仰卧床上，背上部稍垫高。②部位：胸骨正中线，第二肋骨平面为穿刺点。③碘酒和酒精消毒，2% 利多卡因局麻至骨膜下。④术者右手持骨穿针，长度固定在 0.5cm 至 1cm 处，垂直刺入，针达骨髓腔有阻力顿失感。⑤取出针芯，用 5mL 或 20mL 注射器，抽吸约 0.2mL 骨髓液，此刻患儿有痛感。⑥将穿刺针及注射器一齐拔出。敷以消毒纱布，胶布固定。⑦将骨髓液置于玻片上，制作涂片。

（2）髂后上嵴穿刺术：①患儿俯卧位或侧卧屈腿。②第一骶椎旁 2 ~ 4cm 处，该处突出，可用手指触知即为髂后上嵴。③穿刺针与髂嵴垂直穿皮刺入，然后用针尖在髂嵴上轻轻旋转几次，防止滑落，随之用力刺入进针约 1.5cm，步骤同胸骨穿刺法。

（3）髂前上嵴穿刺术：①患儿仰卧于床上，暴露髂前上嵴。②髂前上嵴后上方1cm处为穿刺点，穿刺针长度固定在1.5～2cm处。③左手拇指、示指将髂嵴两旁皮肤拉紧并固定，右手持针与髂嵴垂直旋转刺入，直至有松落感觉，针直立不倒为止，步骤同胸骨穿刺术。

（4）脊柱棘突穿刺术：①患儿侧卧或反坐于背椅上，弯腰弓背。②11胸椎至第四腰椎棘突均可作为穿刺点，进针以1～1.5cm为宜。③操作步骤同胸骨穿刺法。

（5）胫骨穿刺术：①患儿仰卧于床上。②胫骨粗隆水平下1cm之前内侧垂直刺入1～1.5cm。③操作步骤同胸骨穿刺法。

3. 注意事项　具体如下。

（1）凝血因子缺乏性疾病禁忌骨髓穿刺。

（2）局麻时要逐层麻醉直至骨膜，使穿刺无痛感。

（3）骨穿时动作要稳、准确、快速、吸髓要少于0.2mL，可避免混血。

近年也有先用头皮针做胸骨、脊柱棘突穿刺术的。

（冉志玲）

第五节　腰椎穿刺术

1. 适应证　具体如下。

（1）中枢神经系统疾病需检查脑脊液，明确诊断，观察疗效。

（2）需要在鞘内注射药物，进行治疗。

2. 方法　具体如下。

（1）患儿侧卧，背部近床缘，背平面与床面垂直，头向胸部贴近，下肢向腹部屈曲，双手抱膝，以使椎间隙增宽，婴幼儿可由助手固定于此位置。

（2）两则髂嵴最高点的连线上的腰椎突起为第四腰椎棘突，取此线上、下两椎间隙为穿刺点。

（3）局部皮肤碘酒、酒精消毒，铺洞巾，2%利多卡因局麻至皮内，皮下和棘间韧带。

（4）左手拇指固定穿刺部位皮肤，右手持穿刺针身，针尖沿左拇指指尖垂直刺入皮下，保持针身水平位，略指向患儿头端方向继续进针，穿过韧带时可有阻力减低感觉，再徐徐进针至有穿破纸感觉时，表示已达蛛网膜下腔，然后将针芯拔出，使脑脊液自动流出，测定其滴速或压力，并接留脑脊液送化验，拔针后盖以消毒纱布后胶布固定。

（5）术后应去枕平卧3小时。

3. 注意事项　具体如下。

（1）颅内压明显增高时禁忌腰穿，以防脑疝发生。若病情需要可静脉推注20%的甘露醇后2小时再行腰穿。

（2）腰穿放液时若压力高应用针芯堵在针孔处，让脑脊液慢慢滴出，以防脑疝。

（3）蛛网膜下腔出血者，病情需要时可做腰穿，但放脑脊液宜慢，量不可多。以防加重出血。

（4）术后搬动患儿时应保持头低臀高位姿势，切忌抬高头部，以防脑疝。

（5）一旦术中混血，可移至上一椎间再行穿刺。

（冉志玲）

第六节　硬脑膜下与侧脑室穿刺术

一、硬脑膜下穿刺术

1. 适应证　适用于前囟未闭的小儿之硬膜下积液、血肿，脓肿的诊断与治疗。根据神经体征及或颅骨透照或头CT或磁共振成像（MRI）结果决定穿刺侧。

2. 方法　具体如下。

（1）患儿仰卧，剃去头顶头发，清洁前囟区。

（2）助手双手扶持患儿头部，固定其肩关节，必要时约束四肢。

（3）常规碘酒、乙醇消毒局部皮肤，铺无菌孔巾。

（4）术者用止血钳固定腰穿针，针体前部（针尖部）留 0.5cm，经前囟侧角最外点将腰穿针垂直于头部刺入，有明显过膜感后，另一助手握住止血钳柄固定针体，既防刺入过深又防针体晃动损伤上矢状窦。术者将针芯缓慢退出，观察有无液体流出（正常情况下流出数滴澄清液体，不超过 1mL），如任其自然放液，最多不得超过 15mL，如无液体流出可在助手帮助下向针柄方向移动止血钳少许，如从原有的 0.5cm 移至 0.7cm 加深穿刺深度，最深不超过 1cm。放液后术者将针芯放回针管，拔针前在穿刺点涂碘酒、酒精少许，而后将腰穿针拔出，局部覆盖无菌纱布，在其外用无菌青霉素胶盖平面侧，隔纱布压紧穿刺点，以防穿刺孔漏液，其上再覆纱布，贴胶布固定。如两侧积液最好隔日交替放液。

二、侧脑室穿刺术

1. 适应证　具体如下。

（1）疑有脑室管膜炎应抽取腔室液检查或注药治疗。

（2）脑室内出血，穿刺引流以减轻脑室反应及防止脑室系统阻塞。

（3）因脑积水引起严重的颅内压增高，病情危重甚至发生脑疝或昏迷时，先采用脑室穿刺和引流，作为紧急减压抢救措施，为进一步检查治疗创造条件。

2. 穿刺部位　具体如下。

（1）婴儿：①于前囟中点矢状线旁开 0.5～0.7cm（避开矢状窦）与矢状面平行用腰穿针与头皮垂直进针，依年龄大小掌握进针深度，一般 3～4.5cm。②自前囟中点矢状线旁1.0～1.5cm 处进针，向同侧眼外眦方向推进。③在前囟侧角的最外端，穿刺方向与矢状面平行，对准两外耳道假想连线。

（2）儿童：①在两耳尖连线中点旁开 0.7～1cm 或正中线与双耳尖连线交点旁 1.0～1.5cm 处颅骨钻孔后进针，穿刺方向同上，进针深度小于 5.5cm。②经眶穿刺，在眶上缘中点下后 0.5cm 处向上 45°、向内 15°进针，深度为 4～4.5cm，可进入前角底部，适用于无颅锥，但需紧急穿刺放出脑脊液降压者（如枕大孔疝时）。

3. 方法　具体如下。

（1）剃去患儿顶部头发，清洁前囟区。

（2）术前用镇静剂，保持患儿术中安静。

（3）患儿仰卧，助手用前臂固定其双肩关节，必要时约束四肢，双手扶持患儿头部。

（4）严格遵守无菌操作，以碘酒、酒精消毒术野后铺消毒孔巾。

（5）术者选择前述部位穿刺，根据需要选择腰穿针或脑室穿刺针，或带芯引流管，按预定方向穿刺。根据年龄大小穿刺深度不同，进入预定深度后，针穿过脑室壁时可感到阻力突然减小，拔出针芯可见脑脊液流出，留标本送检。如已到达预定深度，破壁感不清楚时也需左手固定针柄右手拔针芯观察，如无液体流出，则继续进针，每进针 0.5mL 深度需拔出一次针芯观察，进针深度不超过 5.5cm，以免损伤内囊，如仍无液体流出则缓慢退针，每退 0.5cm 拔针芯观察一次。如拟改变穿刺方向需将穿刺针退至硬膜下再重新进针，严禁在脑组织中向不同方向试探。

（6）以消毒棉球、纱布及胶布固定穿刺针或引流管。

（7）如需注药治疗由穿刺针注入。

（8）保持穿刺针周围皮肤及敷料干燥，清洁，有污染应及时更换。

（9）拔针或拔管时先用碘酒、酒精消毒皮肤，加压敷盖无菌纱布，防穿刺孔漏液。

（冉志玲）

第七节　肝穿刺术

1. 适应证　具体如下。

（1）确定诊断与鉴别诊断。

（2）明确肝炎等疾病类型。

（3）肝脓肿需肝穿抽脓治疗。

（4）判定疗效及预后。

2. 禁忌证　具体如下。

（1）有出血倾向、出凝血时或凝血酶原时间延长、血小板 $<10\times10^9/L$ 的出血性疾病者。

（2）重度黄疸及有大量腹腔积液者。

（3）经肝脏 B 超检查，肝内有胆管扩张者。

（4）肝脏缩小，浊音界过小或消失者。

（5）严重心、肾疾病，重度贫血。

（6）肺部感染，肺气肿，咳嗽剧烈，呼吸困难者。

（7）局部有化脓灶，如右侧脓胸，穿刺处皮肤感染。

（8）疑有血管瘤、包虫病。

3. 穿刺用具　具体如下。

（1）肝穿针。

（2）5mL 注射器 2～3 支，20mL 注射器 2 支。

（3）小刀 1 把，组织钳 1 把，持针器 1 把。

（4）2% 利多卡因。

（5）75% 乙醇、2% 碘酒。

（6）10% 福尔马林 2ml，2% 戊二醛 2mL。

（7）无菌手套，洞巾及纱布。

（8）0. 5kg 沙袋 1 只。

（9）多头腹袋。

4. 术前准备　具体如下。

（1）测出凝血时、血小板、凝血酶原时间。

（2）测血型、必要时备血。

（3）先胸透了解肺、胸腔及膈肌运动情况。

（4）做好家长及患儿思想工作，争得家长的支持和患儿的配合，教会患儿屏气。

（5）术前 3 天，每日肌内注射维生素 K_1 10mg。

（6）术前 B 超定穿刺部位，进针方向及进针深度。

（7）术前酌情用镇静剂。

5. 穿刺步骤　具体如下。

（1）患儿姿势和穿刺部位：患儿仰卧，腰部稍垫高，使稍倾向右侧，双臂后屈置头后，或有护士按住双前臂置头上，以增宽间隙，通常取腋前线第 8～9 肋间隙或腋中线第 9～10 肋间隙为穿刺点。

（2）穿刺部位以碘酒、酒精消毒。

（3）2% 利多卡因局麻，由皮肤向下逐层麻醉，直达肝包膜。

（4）用小尖刀刺破皮肤，将穿刺针接好注射器并吸生理盐水 1mL 冲洗，然后术者将穿刺针经皮肤小切口刺入深达腹膜表面，助手将注射器造成负压，令患儿吸气后屏气，术者迅速将针刺入肝内并迅速拔针，进拔针时间共需 1 秒。

（5）将标本放福尔马林固定液中，送病理光镜检查，放戊二醛内送病理电镜检查。

（6）术者拔出穿刺针，敷无菌纱布按压后用胶布条固定，再用多头腹带包扎肝区，外加小沙袋，嘱患儿平卧休息。

6. 穿刺后护理　具体如下。

（1）术后每小时测血压、脉搏、呼吸，观察有无不良反应，及时记录，病情稳定数小时后延长观察间隔时间，持续观察 24 小时。

（2）穿刺部位疼痛较重者可给镇静止痛药，一般 24 小时内好转。

（3）术后肌注维生素 K_1 10mg，每日 1 次，连注 2 天。

7. 肝穿刺的并发症　具体如下。

（1）出血：是较重并发症，甚至引起休克，多发生于穿刺后 14 小时内，其原因：①原有出血倾向。②肝脏撕裂出血。③损伤较大血管。④肝脏血管瘤破裂。

（2）胆汁性腹膜炎：穿破胆囊或扩张的胆管发生胆汁外溢。如腹痛伴腹膜炎体征应手术。

（3）损伤邻近脏器：如刺破肺引起气胸，损伤肋间神经等。

（4）感染：在有脓肿和肝胆化脓感染的病例，细菌可经穿刺部位蔓延引起感染。化脓性腹膜炎多见。

8. 肝穿刺注意事项　具体如下。

（1）肝穿活检有一定危险性，应严格掌握适应证及禁忌证。

（2）充分术前准备。

（3）操作要熟练，术者与助手密切配合。

（4）穿刺针进入肝内必须固定针头方向，不可活动针体。

（5）做好局麻，防止因疼痛而影响肝穿进行。

（冉志玲）

第八节　肾穿刺术

肾穿刺取得活体组织进行光镜、电镜、免疫荧光法及酶抗体法检查，对肾脏疾病的诊断，指导治疗及预后的估计，以及对病因、发病机制的研究，均有重要意义。肾穿刺分为用针经皮肤穿刺及开放性手术直接取材两种。

1. 适应证　具体如下。

（1）非典型或重症肾小球肾炎。

（2）肾病综合征对肾上腺皮质激素治疗无效。

（3）持续性血尿和蛋白尿。

（4）家族性肾炎。

（5）不明病因的急性或慢性肾功能不全。

（6）全身疾病引起的肾脏病变，如结缔组织疾病、糖尿病、溶血性尿毒综合征。

（7）了解异体移植肾的情况。

2. 禁忌证　具体如下。

（1）绝对禁忌证：有出血素质正抗凝治疗中的患儿、孤立肾（单侧肾脏）、肾内肿瘤。

（2）相对禁忌证：肾盂积水、肾周围脓肿、急性肾内感染、高血压、肾钙化、重度贫血、显著肥胖及固缩肾等。

3. 肾穿前的检查　具体如下。

（1）尿常规、测血压、脉搏。

（2）血常规，血小板，出凝血时间，凝血酶原时间，血型。

（3）肾功检查。

（4）静脉肾盂造影（IVP）或超声波检查确定肾脏位置及深度。

4. 肾穿刺方法 具体如下。

（1）经皮肤肾活检：右肾下极与大血管、肾盏和其他器官相距较远，故多选用右肾。

1）穿刺点位置定位：超声波、电透、IVP 定位。

2）操作方法：①采取俯卧位，腹部放置沙袋或布卷，以利肾向背侧固定，局部常规消毒、麻醉。②用 22 号腰穿针，由穿刺点刺入，如触及肾囊表面，穿刺针可随患儿呼吸摆动，并测其深度。③用 Tru－Cut 型针在上述穿刺点按测得的深度垂直刺入，针尖直达肾脏表面，固定套管，再将针芯刺入肾组织，使组织嵌入取物槽，然后固定针芯，再将套管针向前推进，直达针芯尖端，随即将穿刺针取出。取出之标本分成三段送检。④穿刺后局部压迫、包扎。卧床休息 24 小时，定时检验尿常规。

（2）开放性肾活检；用手术方法直视下取肾活体组织。

5. 并发症 具体如下。

（1）肉眼血尿，发生率为 5%～7%。

（2）肾周围出血；肾周围脏器如肝、脾、肠管的损伤。

（3）肾内动静脉瘘的形成。

（4）局部的强烈疼痛或沿输尿管剧烈放射性疼痛。部分患儿发热。

（冉志玲）

第九节 洗胃和胃肠减压法

一、洗胃法

1. 目的 具体如下。

（1）解毒：清除胃内毒物或刺激物，避免毒物吸收。

（2）减轻胃黏膜水肿，通过胃灌洗将胃内潴留食物洗出。

（3）为某些手术或检查作准备。

2. 操作方法 具体如下。

（1）口服催吐法：适用于清醒而能合作的患者。①按需要准备洗胃溶液，常用灌洗液有生理盐水、1%～2%碳酸氢钠、0.02%～0.1%高锰酸钾或温开水等，温度为 25～38℃。②嘱患儿自饮大量灌洗液，即可引起呕吐，不易吐出时，可用压舌板压其舌根部引起呕吐。如此反复，直至吐出的灌洗液清晰无味为止。

（2）胃管洗胃法：①患儿取侧卧位或仰卧位头转向一侧。将消毒的胃管由鼻腔（少数可从口腔）插入，以患儿鼻根部至剑突的距离为插入长度。遇阻力患儿出现咳嗽、面色青紫、屏气时应拔出导管，休息片刻再行插管。②证实胃管在胃内后，用注射器吸尽胃内容物，缓缓注入一定容量洗胃液后，再全部抽出或让其自然流出，如抽出困难，可适当变换体位或稍移动胃管，如此反复冲洗，直至洗净为止。③操作结束后，拔出胃管前应将胃管外端紧闭。计算灌洗液总出入量，中毒患儿第一次抽出液应保留送检。

二、胃肠减压法

1. 目的 具体如下。

（1）用于机械性或麻痹性肠梗阻、急性胃扩张、幽门梗阻及腹膜炎等以减轻胃肠压力。

（2）消化道手术后排除胃肠内容物与积气。

（3）使用机械呼吸者，排除胃内空气，增加胸腔容积。

2. 操作方法 具体如下。

（1）患儿体位及导管插入同洗胃法，亦可根据需要将管插至十二指肠或空肠。

（2）将导管留置胃肠内，外端与密闭的胃肠减压装置相连。

（3）减压管如有堵塞，应考虑卧床位置不当，引流管插入过长或在胃里蜷曲成团以及被堵塞等原因。

（4）记录24小时引流量及性质。

（冉志玲）

第四章

营养障碍性疾病

第一节　蛋白质－能量营养不良

蛋白质－能量营养不良（protein－energy malnutrition）简称营养不良，是指由于各种原因引起蛋白质和（或）热能摄入不足或消耗增多引起的营养缺乏病，多见于3岁以下的婴幼儿。根据发病年龄，可分为胎儿期营养不良、新生儿营养不良、婴儿营养不良及3岁以上小儿营养不良。根据临床表现，可分为热能营养不良（营养不良性消瘦或消瘦型营养不良）、蛋白质营养不良（营养不良性水肿或水肿型营养不良）和混合型营养不良（消瘦－水肿型营养不良）。根据病因可分为原发性营养不良与继发性营养不良。我国以热能营养不良多见，混合型营养不良次之，蛋白质营养不良罕见。近年来抽样调查，5岁以下儿童营养不良患病率有下降趋势，重度营养不良已很少见，主要为轻、中度营养不良。

一、病因

根据引起蛋白质和能量缺乏的发病原因分为原发性和继发性两种。

（一）原发性蛋白质－能量营养不良

原发性蛋白质－能量营养不良是因食物中蛋白质和（或）能量的摄入量不能满足身体的生理需要而发生的。其主要原因为饮食不当和摄入不足，如婴儿期母乳不足，而未及时和正确地采用混合喂养；如奶粉配制过于稀释；未按时和适当添加辅食；骤然断奶，婴儿不能适应或拒绝新的食品。较大小儿常见饮食习惯不良，偏食或素食，多食糖果，厌食奶类、肉类、蛋类，长期食用淀粉样食品（如奶糕、粥），饮食中长期食物成分搭配不当，热能不够或蛋白质太少。以上原因均可造成摄入不够致热能－蛋白质不足。

（二）继发性蛋白质－能量营养不良

继发性蛋白质－能量营养不良多与疾病有关。主要由于食欲降低、吸收不良、分解代谢亢进、消耗增加、合成代谢障碍所致。多见于消化道感染（如迁延性腹泻、慢性痢疾、严重寄生虫感染等）、肠吸收不良综合征、消化道先天性畸形（如唇裂、腭裂、先天性肥厚性幽门狭窄等）、慢性消耗性疾病（如结核、肝炎、长期发热、恶性肿瘤等）等。

二、病理生理

由于热能和蛋白质供应不足，机体首先动用贮存的糖原，继而动用脂肪，出现脂肪减少。最后致使蛋白质氧化供能，使机体蛋白质消耗，形成负氮平衡。随着全身脂肪大量消耗和血浆蛋白低下，全身总液体量相对增多，使细胞外液呈低渗性。如有呕吐、腹泻，易出现低渗性脱水和酸中毒，出现低钠、低钾、低镁及低钙血症。重度营养不良对消化系统、心肾功能以及中枢神经系统均有影响。

（一）消化系统

胃肠黏膜变薄甚至萎缩，上皮细胞变形，小肠绒毛失去正常形态。胃酸减低，双糖酶减少。胰腺缩小，胰腺的分泌酶活性降低。肠蠕动减慢，消化吸收功能下降，菌群失调，易引起腹泻。

（二）心脏功能

严重病例引起心排血量减少，心率减慢，循环时间延长，外周血流量减少，心电图常常无特异性改变，X 线示心脏缩小。

（三）肾功能

严重者肾小管细胞浑浊肿胀，脂肪浸润。肾小球滤过率和肾血流量减少，浓缩功能降低，尿比重下降。

（四）中枢神经系统

营养不良对大脑和智力发育有很大影响。营养不良如发生在脑发育的高峰期，将影响脑的体积和化学组成，使脑的重量减轻、磷脂减少。表现为想象力、知觉、语言和动作能力落后于正常儿，智商低下。

三、临床表现

临床上根据体重，皮下脂肪减少的程度和全身症状的轻重将婴幼儿营养不良分为轻度、中度和重度。重度营养不良在临床上又分为消瘦型（marasmus）、水肿型（kwashiorkor）及消瘦－水肿型（marasmus－kwashiorkor）。

Marasmus 是以消瘦为主要特征。儿童体重明显下降，骨瘦如柴，生长发育迟缓，皮下脂肪减少，皮肤干燥松弛，多皱纹，失去弹性和光泽，头发稀松，失去固有光泽，面若猴腮，体弱无力，缓脉，低血压，低体温，易哭闹。

Kwashiorkor 是以周身水肿为主要特征。轻者见于下肢、足背，重者见于腰背部，外生殖器及面部也见水肿。儿童身高可正常，体内脂肪未见减少，肌肉松弛，似满月脸，眼睑水肿，可出现易剥落的漆皮状皮肤病，指甲脆弱有横沟，表情淡漠，易激惹和任性，常发生脂肪肝。

四、诊断

（一）病史要点

1. 现病史　对于母乳喂养的婴儿，要看是否有母乳不足并未及时添加其他乳品，或婴儿仅吃母乳而拒吃其他乳品与辅食，或突然断奶后拒吃其他乳品与辅食。对于人工喂养的婴儿，要看有无长期以淀粉类食品（粥、米粉、奶糕、麦乳精）为主食，或奶粉配制过稀。对于幼儿及年长儿，要看有无长期食欲不振、偏食、挑食、吃零食多或早餐过于简单，或有无精神性厌食、再发性呕吐的表现。

2. 过去史　有无慢性腹泻、反复呕吐、长期发热史，是否曾患麻疹、伤寒、肝炎、结核病、肠道寄生虫病、糖尿病、甲状腺功能亢进、恶性肿瘤等。对于婴儿，要看是否有患宫内感染。

3. 个人史　对于婴儿，是否是双胎或多胎之一，或早产儿。

4. 家族史　有无肝炎、结核病、血吸虫病等慢性传染病病史。

（二）查体要点

（1）准确测量体重与腹壁皮褶厚度，测量身高。注意有无脉搏细弱、体温低、心音低钝、肌张力低下、皮肤干燥、弹性差及毛发干枯。注意有无水肿，精神反应如何。5 岁以上小儿测量血压，可测定基础代谢率，可见基础代谢率降低。

（2）注意有无唇裂、腭裂，有无肝炎、结核病、血吸虫病、甲状腺功能亢进、恶性肿瘤等病的体征。

（三）辅助检查

1. 常规检查　可有血红蛋白、红细胞减少。人血白蛋白、前白蛋白、转铁蛋白、必需氨基酸、淀粉酶、脂肪酶、转氨酶、碱性磷酸酶、三酰甘油、胆固醇、血糖降低。

2. 其他检查 维生素A结合蛋白、甲状腺结合前白蛋白、胰岛素样生长因子、尿羟脯氨酸降低。

（四）鉴别诊断

1. 糖尿病 糖尿病有消瘦的表现，但还有多食、多饮、多尿的表现，血糖升高。

2. 其他慢性消耗性疾病 如肝炎、结核病、肠道寄生虫病、甲状腺功能亢进、恶性肿瘤等均可伴有营养不良，为继发性营养不良，有原发病的表现。

五、治疗

1. 一般治疗

（1）去除病因、治疗原发病：及早纠正先天畸形，控制感染性疾病，根治各种消耗性疾病等。

（2）合理喂养、加强护理：大力提倡母乳喂养，及时添加辅食，保证优质蛋白质的摄入量。合理安排生活制度，保证充足的睡眠时间，培养良好的饮食和卫生习惯。改进喂养方法，增进食欲，防治并发症。

（3）调整饮食、补充营养

1）轻度营养不良：热量从每日502kJ（120kcal）/kg、蛋白质从每日3g/kg开始，逐渐增至每日热量628kJ（150kcal）/kg、蛋白质3.5～4.5g/kg。体重接近正常后，再恢复至热量460～502kJ（100～120kcal）/kg、蛋白质3.5g/kg，同时补充多种维生素。

2）中度和重度营养不良：热量从每日167～251kJ（40～60kcal）/kg、蛋白质从每日2g/kg、脂肪从每日1g/kg开始，逐渐增至热量502～628kJ（120～150kcal）/kg、蛋白质3.5g/kg、脂肪3.5g/kg，体重接近正常后，再恢复到正常生理需要量。同时还要补充各种维生素、微量元素等。热量、蛋白质、脂肪调整速度按具体情况而定，不宜过快，以免引起消化不良。

2. 基本药物治疗

（1）给予各种消化酶（胃蛋白酶、胰酶等）以助消化。

（2）口服各种维生素及微量元素，必要时肌内注射或静脉滴注补充。

（3）血锌降低者口服1%硫酸锌糖浆，从每日0.5mL/kg开始逐渐增至每日2mL/kg，补充锌剂可促进食欲、改善代谢。

（4）必要时可肌内注射蛋白质同化类固醇制剂，如苯丙酸诺龙，每次10～25mg，每周1～2次，连续2～3周，以促进机体对蛋白质的合成、增进食欲。

（5）对进食极少或拒绝进食者，可应用普通胰岛素2～3U/次，肌内注射，每日1次，在肌内注射前须先服20～30g葡萄糖或静脉注射25%葡萄糖溶液40～60mL，以防发生低血糖，每1～2周为一疗程，有促进食欲作用。

3. 其他治疗

（1）针灸、推拿、捏脊等疗法可起一定促进食欲作用。健脾补气等中药可以帮助消化，促进吸收。

（2）病情严重者，可给予要素饮食或进行胃肠道外全营养。酌情选用葡萄糖、氨基酸、脂肪乳剂、白蛋白静脉滴注。

（3）进行对症治疗：脱水、酸中毒、电解质紊乱、休克、肾衰竭和自发性低血糖常为患儿致死原因，如出现应予紧急抢救，并处理随之出现的并发症，如维生素A缺乏所引起的眼部损害和感染等。贫血严重者可少量多次输血，或输注血浆；有低蛋白血症者可静脉输注白蛋白；不能进食者应静脉滴注高价营养液。

六、预防

近年来，反复呼吸道感染所致的慢性消耗、食欲不振已成为婴幼儿营养不良的重要原因。反复呼吸道感染有多种原因，如免疫功能缺陷、锌缺乏、维生素A缺乏、腺样体肥大、先天性心脏病、佝偻病、缺铁性贫血、支气管异物、鼻后滴流综合征、胃食管反流、慢性铅中毒等，应注意寻找原因并积极治疗。

（冉志玲）

第二节　小儿单纯性肥胖症

小儿单纯性肥胖（Obesity）是由于长期能量摄入超过人体的消耗，使体内脂肪过度积聚的一种营养障碍性疾病。

一、病因

1. 多食　肥胖病的主要原因为过食，摄入人热能超过了消耗量，因而剩余的热能转化为脂肪积聚于体内。父母肥胖者子女常有同样趋势。一个家庭的成员往往习惯于取食丰腴食品。小儿自幼年时期养成过食习惯，日久即出现肥胖现象。

2. 休息过多、缺乏运动　缺乏适当的活动和体育锻炼亦为肥胖病的重要因素，过胖的小孩的小孩不喜运动。在我们观察的肥胖儿中，绝大多数属于少动而多食的单纯性肥胖病。在肝炎或其他疾病的恢复期间，往往休息过多，运动太少，以致体重日增，越重越不好动，形成恶性循环。

3. 遗传因素　肥胖儿的父母往往体胖。如果父母都是明显地超过正常体重，子代中约有 2/3 出现肥胖。如果双方中有一人肥胖，子代显示肥胖者约达 40%。

4. 神经精神疾患　脑炎之后偶见发生肥胖病。下丘脑疾患或额叶切除后也可出现肥胖。有情绪创伤（如亲人病死，或学习成绩低下）或心理异常的小儿有时也可能发生肥胖。

二、临床表现

食欲旺盛，喜吃甜食和高脂肪食物，有疲劳感，用力时气短或腿痛，常有心理上的障碍，如自卑、胆怯、孤独等。严重肥胖者由于脂肪的过度堆积限制了胸廓和膈肌运动，使肺通气量不足、呼吸浅快，故肺泡换气量减少，造成低氧血症、气急、发绀、红细胞增多、心脏扩大或出现充血性心力衰竭甚至死亡，称肥胖 - 换氧不良综合征（或 Pickwickian syndrome）。

三、诊断

（一）查体要点

皮下脂肪丰满，腹部膨隆下垂，胸腹、臀部及大腿皮肤出现皮纹，颈部、腋窝黑棘皮症，因体重过重，走路时两下肢负荷过重可致膝外翻和扁平足，男性肥胖儿因大腿内侧和会阴部脂肪堆积，阴茎可隐匿在阴阜脂肪垫中而被误诊为阴茎发育不良。

（二）鉴别诊断

对单纯性肥胖症的诊断，首先要排除由于内分泌、代谢、遗传和中枢神经系统疾病引起的继发性肥胖以及使用药物所诱发的肥胖。

1. 皮质醇增多症（hypercortisolism）　该病主要表现为向心性肥胖，高血压、紫纹、多毛等。可由于肾上腺皮质增生、肾上腺皮质肿瘤、异源 ACTH 综合征、长期大剂量服用糖皮质激素所引起，行实验室检查可有血皮质醇或 ACTH 增高，并通过地塞米松抑制实验有助于鉴别。

2. 甲状腺功能低下　该病有时因肥胖来诊。肥胖以面颈为著，伴便秘、巨舌，常伴有黏液性水肿、生长发育过缓。迟发型的甲状腺功能低下，其黏液性水肿往往会误为肥胖，行血甲状腺功能检查有助于鉴别诊断。

3. Prader - Willi 综合征　呈周围型肥胖体态、身材矮小、智能低下、手脚小、肌张力低、外生殖器发育不良。

4. Laurence - Moon - Biedl 综合征　呈周围型肥胖、智能轻度低下、视网膜色素沉着、多指趾、性功能减低。

5. 肥胖生殖无能症（adiposogenital syndrome）　是由于下丘脑、垂体及其周围的病变（如肿瘤、炎症、血管病变、退行性变或先天性缺陷）引起神经内分泌功能紊乱所致。主要表现为肥胖、性腺发育不全或性功能减退，并可伴有原发病症状。

6. Alstrom 综合征　常染色体隐性遗传性疾病。患儿在婴儿期即出现肥胖，由于视网膜病变视力减退，重者可致失明，常伴神经性耳聋。可有多尿、蛋白尿及氨基酸尿，重者出现氮质血症。部分可伴有糖尿病及男性性腺功能低下。

四、治疗

治疗原则：①减少产热能性食物的摄入。②增加机体对热能的消耗，使体内脂肪减少。

1. 饮食调整　饮食控制必须建立在保证小儿正常生长发育的基础上。按不同的年龄、身高、体重计算热量，定出低热量食谱，以低热量、高蛋白、低碳水化合物食谱效果较好，蛋白质可按 2～3g/(kg·d)，每日摄入热量 5 岁以下儿童为 2 512.08～3 349.44J，5 岁以上为 3 349.44～5 024.16J，青春期为6 280.2～8 374.6J。低脂饮食可迫使机体消耗自身的脂肪储备，但也会使蛋白质分解，故需同时供应优质蛋白质。碳水化合物分解成葡萄糖后会强烈刺激胰岛素分泌，从而促进脂肪合成，故必须适量限制。多吃体积大而热能低的蔬菜类食品，其纤维可减少糖类的吸收和胰岛素的分泌，并能阻止胆盐的肠肝循环，促进胆固醇排泄。培养良好的饮食习惯，避免晚餐过饱，不吃夜宵，不吃零食，少吃多餐等。

2. 运动疗法　适当的运动能促使脂肪分解，减少胰岛素分泌，使脂肪合成减少，蛋白质合成增加，促进肌肉发育。选择患儿喜欢和有效易于坚持的运动，如晨间跑步、散步、做操等，每天坚持至少运动 30 分钟，活动量以运动后轻松愉快、不感到疲劳为原则。运动要循序渐进。如果运动后疲惫不堪，心慌气促以及食欲大增均提示活动过度。

3. 行为纠正　通过与肥胖者、家长、教师座谈，找出主要危险因素，根据肥胖者行为模式中的主要危险因素确定行为纠正方案。

治疗方案选择：应以运动为基础，调整饮食习惯，严禁饥饿疗法短期快速减重，药物或外科手术治疗均不宜用于儿童。

五、预后

轻度肥胖者经治疗大部分可以恢复，中度肥胖者大部分不能完全恢复，重度肥胖大部分持续至成年。严重肥胖者可出现肥胖-换氧不良综合征，由于脂肪的过度堆积限制了胸廓和膈肌运动，造成低氧血症，最终因缺氧死亡。儿童期肥胖未得到及时纠正者可发生高血压、糖尿病以及成年期冠心病等。肥胖小儿性发育常较早，故最终身高常略低于正常小儿。

（冉志玲）

第三节　维生素 A 缺乏症

维生素 A 缺乏症（vitamin A deficiency）是由于摄入不足或吸收不良等原因导致维生素 A 缺乏所引起的营养障碍性疾病。本病多见于婴幼儿。我国严重的维生素 A 缺乏症已少见，但亚临床状态维生素 A 缺乏症仍非常普遍，发病率 11.7%。

一、发病机制及病因

（一）摄入不足

初生时维生素 A 在肝脏中的贮存量很少。出生后维生素 A 的主要来源是食物。母乳中的维生素 A 含量丰富，一般母乳喂养的小儿不会发生维生素 A 缺乏症。故婴儿时期，应提倡母乳喂养，人工喂养时，须给含脂肪的牛乳，婴儿如果单靠炼乳、脱脂牛乳、豆浆、米粉等食品喂养，容易发生维生素 A 缺乏。早产儿肝脏内维生素 A 的贮存量更少，且脂肪吸收能力也有限，生长发育的速度又较快，故更容易发生维生素 A 缺乏症。如在疾病状态下，长期静脉补液未补充维生素 A；或因饮食受到限制，也将导致维生素 A 缺乏。

（二）吸收减少

维生素 A 缺乏可见于多种临床情况，如吸收障碍综合征、慢性腹泻、慢性痢疾、慢性肝炎、胆道梗阻、胆囊纤维化、钩虫病、肠道感染等均可影响维生素 A 的吸收。

（三）锌摄入不足

当锌缺乏时，维生素 A 结合蛋白、前清蛋白、维生素 A 还原酶都降低，使维生素 A 不能利用而排出体外，造成维生素 A 缺乏。Rahman 等证实锌的缺乏限制了维生素 A 的生物利用率，锌和维生素 A 的缺乏经常同时存在于营养不良的小儿，同时给予维生素 A 和锌的补充可以改善维生素 A 的缺乏。近来有报道指出，铁的不足对维生素 A 的利用也有影响。

（四）消耗增加

当小儿患结核、麻疹、水痘、肺炎以及高热时，维生素 A 的消耗增加，如此时未予及时补充，则造成维生素 A 的血浆浓度降低。

（五）利用障碍

如小儿患有肝脏、肾脏、甲状腺疾病、胰腺囊性纤维变性及蛋白－能量营养不良时，将导致血浆中视黄醇结合蛋白（RBP）代谢异常，导致维生素 A 缺乏。

二、临床表现

由于维生素 A 和维生素 A 原缺乏所引起的营养缺乏病，临床上首先出现暗适应能力下降，小婴儿此症状不明显，如不仔细观察，容易被忽视。首先由母亲发现，患儿在暗环境下安静，视物不清，行走、定向困难。数周及数月后出现结膜干燥症，结膜干燥，失去光泽，主要是由于结膜和附近腺体组织增生，分泌减少，继而发生干燥。在眼球巩膜近角膜缘外侧，由脱落的角膜上皮形成三角形白色泡沫状斑块称结膜干燥斑（Bitot 斑）。如果维生素 A 持续缺乏，将发生角膜干燥症，伴有畏光，随后发生视物变形。睑板腺肿大，并且沿着睑缘出现一串特征性的水泡，表面上皮的连续性遭到破坏，伴有非炎症性的溃疡形成和基质浸润，引起角膜软化、变性、溃疡甚至穿孔等损害，晶状体、虹膜脱出，造成整个眼睛的损害，通常为双侧性的，单侧发病少见。

维生素 A 缺乏也可引起皮肤的改变，开始时皮肤较正常干燥，以后由于毛囊上皮角化，发生角化过度的毛囊性丘疹，主要分布在大腿前外侧、上臂后侧，后逐渐扩展到上下肢伸侧、肩和下腹部，很少累及胸、背和臀。丘疹坚实而干燥，色暗棕，多为毛囊性，针头大至米粒大，圆锥形。丘疹的中央有棘刺状角质栓，触之坚硬，去除后留下坑状凹陷，无炎症，无主观症状，丘疹密集犹似蟾蜍皮，称蟾蜍皮病（phrynoderma）。皮疹发生在面部，可有许多黑头。患者毛发干燥，缺少光泽，易脱落，呈弥漫稀疏，指甲变脆，表面有纵横沟纹或点状凹陷。

维生素 A 缺乏对骨骼（特别是长骨）的伸长也有明显影响，使骨变得又短又厚。Hu W 等人通过色层分析法测定维生素 A 浓度，证明维生素 A 浓度和体重以及 BMI 有明显的统计学意义，提示维生素 A 对儿童的生长发育有明显的影响。

维生素 A 缺乏时，对呼吸系统也有不同程度的影响，使气管及支气管的上皮细胞中间层的细胞增殖，变成鳞状、角化，并使上皮细胞的纤毛脱落，失去上皮组织的正常保护功能，容易发生呼吸系统的感染。

维生素 A 缺乏可使小儿的免疫力低下，容易反复出现感染；容易有精神障碍，甚至出现脑积水。

三、诊断

（一）查体要点

1. 眼部　角膜是否有光泽，有无混浊、溃疡、穿孔，角膜旁边是否有泡沫状小白斑即毕脱斑（Bi-

tot spot)。

2. 皮肤 是否干燥、粗糙、脱屑，或出现鱼鳞样角化、“鸡皮状”外观，在肩、臀、四肢的伸侧容易起皱。毛发是否干枯、易脱落。指（趾）甲是否无光泽、多纹、易折断。是否有牙釉质发育不良。

（二）辅助检查

1. 常规检查 血浆维生素 A 水平减少，视黄醇结合蛋白减少。可进行血浆维生素 A 耐量试验、相对量反应试验。尿沉渣检查上皮细胞增多或见角化上皮。

2. 其他检查 眼科检查暗适应时间延长，生理盲点扩大。视网膜电流图检查电流阈值改变，b 波变小。

（三）鉴别诊断

本病应与感染性结膜炎区别，该病为眼感染性疾病，无夜盲等表现。

四、治疗

1. 一般治疗 去除病因，给予富含维生素 A 和胡萝卜素的饮食。

2. 药物治疗

（1）亚临床状态：每日口服维生素 A 450 ~600μg（1 500 ~2 000U），至血浆维生素 A 测定正常。

（2）轻症：口服维生素 A，婴幼儿每日 1 500μg/kg（5 000U/kg），分 2 ~3 次口服，至血浆维生素 A 测定正常。

（3）重症：每日口服维生素 A 3 000μg/kg（10 000U/kg），口服 4 ~5d 后改为每日 7 500μg（25 000U），同时服用维生素 E 每日 10mg。有腹泻者深部肌内注射维生素 AD 制剂 0.5 ~1mL，每 0.5mL 含维生素 A 7 500μg，3 ~5 日症状好转后改口服，至血浆维生素 A 测定正常。

3. 其他治疗 消毒鱼肝油与 0.5% 红霉素软膏交替点眼。有角膜软化症、角膜溃疡者加用 1% 阿托品点眼。

五、预防

维生素 A 缺乏可严重影响人群尤其是儿童的身体健康，必须采取相应的措施加以防治。首先，要合理饮食，膳食中适当增加富含维生素 A 的食物，如动物肝脏、蛋黄、海产鱼类等。其次，在食物中强化维生素 A 也是一种直接、低廉、有效的方法，很多食品可以作为强化维生素 A 的载体，如食糖、面粉、牛奶、大米、植物油等。另外，定期适量补充维生素 A 制剂也是快速改善维生素 A 缺乏状况的有效方法。

（张春霞）

第四节 维生素 B_1 缺乏症

维生素 B_1 缺乏症（vitamin B_1 deficiency）又称为脚气病，是由于维生素 B_1（又称硫胺素）的摄入不足或吸收利用障碍等原因而导致的营养障碍性疾病。本病多见于母乳喂养的婴幼儿。先天性脚气病则见于新生儿。在我国本病多见于南方农村中以米为主食的地区，乳母多食精白米面，当地有去米汤蒸饭的习俗，或乳母多有忌口，或有蔬菜长时间煮沸后食用的习惯。

一、病因

（一）摄入不足

母乳中维生素 B_1 的含量较牛乳低，母乳中的含量为 16μg/ml，牛乳中的含量为 42μg/ml，但母乳中的维生素 B_1 含量，对婴儿的生长需要已足够。但如果乳母膳食中维生素 B_1 的摄入量缺乏，则会引起母乳中的维生素 B_1 不足，如不及时补充，也将引起婴儿维生素 B_1 缺乏症。对于已添加辅食的小儿，如长期使用精白米、面以及淀粉为主食，或煮饭时为增加其黏稠度而加入少量的碱，将破坏维生素 B_1。故淘米时不应淘洗过分，做饭时不应去米汤，切碎的蔬菜不应过久浸泡。

（二）吸收障碍

如患有消化系统疾病，如慢性腹泻、慢性痢疾、胆囊纤维化、肠道感染等疾病，均可减少维生素 B_1 的吸收。肝、肾疾病将影响 TPP 的合成，造成维生素 B_1 缺乏。维生素 B_1 缺乏使胃液中酸度降低，从而在胃肠道中维生素 B_1 复合物内的维生素 B_1 释放减少，影响了维生素 B_1 的吸收。

（三）维生素 B_1 的需要量增加

儿童生长发育速度较快，需要量也相对较多；如小儿患结核、麻疹、水痘、肺炎以及高热时，或患有如甲状腺功能亢进等代谢率增加的疾病时，维生素 B_1 的消耗增加，如此时未予及时补充，则造成维生素 B_1 的缺乏。

（四）遗传代谢障碍

遗传性维生素 B_1 代谢与功能障碍引起的维生素 B_1 缺乏症，一般具有高度的家族性遗传性疾病史，或父母近亲结婚史。

二、病理生理

在身体中，维生素 $B_1$80% 是以 TPP 的形式存在，它是丙酮酸氧化脱羧酶系的辅助因子，也是磷酸己糖氧化支路中转羧乙醛酶的辅酶。因此，维生素 B_1 与糖代谢密切相关，其缺乏使糖代谢受阻，能量产生减少，会产生一系列的病理变化。

1. 神经系统　尤其是末梢神经受损严重、髓鞘退化及色素沉着。中枢神经系统和周围神经系统的神经纤维的髓鞘发育不良，因此表现为易激惹。重者神经轴被破坏，以坐骨神经及其分支受累较为常见，并且出现较早。其他如前臂神经等亦可累及。

2. 心血管系统　由于能量缺乏，心肌无力，严重时发生心力衰竭，周围血管平滑肌张力下降，小血管扩张。心脏扩张肥厚，尤以右心明显。心肌水肿，其心肌纤维粗硬。血管充血，但组织结构正常。

3. 组织水肿及浆膜腔积液　组织水肿多见于下肢，当体腔浆液渗出时，可见心包腔、胸腔及腹腔积液。

4. 肌肉萎缩　出现于受累神经支配的肌肉。镜下可见肌纤维横纹消失、混浊肿胀及脂肪变性。

5. 消化系统　消化道平滑肌张力下降，影响胃肠蠕动，消化功能减弱。

三、临床表现

婴儿多为急性发病，以神经系统为主者称脑型脚气病；出现心功能不全者称心型（冲心型）脚气病；以水肿症状显著者称水肿型脚气病。亦可数型症状同时出现。年长儿则以水肿和多发性周围神经炎为主要表现。

1. 消化系统症状　以 3～6 月龄婴儿最多见，多为母乳中维生素 B_1 不足所致。常有厌食、呕吐、腹胀、腹泻或便秘、体重减轻等。

2. 神经系统症状　婴儿可表现为神经麻痹和中枢神经系统症状。早期有烦躁、夜啼、因喉返神经麻痹所致声音嘶哑、甚至失音为本病的特征。继而，神志淡漠、喂食呛咳、吸乳无力、眼睑下垂、全身软弱无力、深浅反射减弱、甚至消失，嗜睡、严重者惊厥、昏迷，可引起死亡。

年长儿以多发性周围神经炎为主，先有双下肢对称性感觉异常、腓肠肌触痛、进而感觉减退，以至消失，病情进展可出现上行性弛缓性瘫痪。

3. 心血管系统症状　婴幼儿常突发心力衰竭，多见于哺乳后或睡觉将醒时突然发生。表现为气促、烦躁、尖叫、呛咳、出冷汗、发绀、心率速，出现奔马律、心音低钝、心脏扩大、双肺布满湿啰音、肝大、重症迅速死亡。心电图呈低电压、S－T 段压低、T 波低平、倒置等改变。

4. 水肿与浆液渗出　年长儿可于早期出现下肢踝部水肿，甚至延及全身或伴发心包、胸腔、腹腔积液。

四、诊断

（一）查体要点

1. 神经系统　注意是否有意识改变、肌张力下降、腱反射消失、眼睑下垂、失音等。年长儿注意是否有感觉障碍、肌无力、肌肉萎缩，蹲踞试验显示起立困难，腓肠肌有压痛。

2. 循环系统　注意是否有心功能不全的表现，如气促、发绀、心界扩大、心动过速、心音低钝、奔马律、肝脏增大、水肿、胸腹腔积液或心包积液的表现。

（二）辅助检查

1. 常规检查　患者血或尿液维生素 B_1 降低。血丙酮酸、乳酸浓度增高，红细胞转酮醇酶活性降低。血与尿液的乙醛酸水平升高。脑脊液常规、生化检查正常。

2. 其他检查　进行维生素 B_1 负荷试验。脑型患者头颅 CT 可见双侧基底核对称性低密度影。心型患者心电图有低电压、T 波低平倒置、ST 段下移、Q－T 间期延长。

五、治疗

1. 一般治疗　去除病因，改善婴儿喂养，及时增加辅食，纠正乳母的不良饮食习惯。

2. 药物治疗

（1）维生素 B_1：口服维生素 B_1 每日 15～30mg（应同时治疗乳母，每日口服维生素 $B_1$100mg），重症或有呕吐腹泻者给予肌内注射维生素 B_1，每次 10mg，一日两次，或每日静脉滴注 50～100mg。急性心型或脑型患者可用呋喃硫胺 50～100mg，静脉推注，每 4 小时 1 次，心力衰竭或脑型症状控制后减少剂量或改为每日 2～3 次维持一周，以后改口服。先天性脚气病小儿每日静脉滴注维生素 B_1 10mg，5 日后改口服。

（2）其他药物：可同时补充其他维生素 B；有呼吸困难、酸中毒者可吸氧及应用 5% 碳酸氢钠；有惊厥时应用镇静剂；急性心力衰竭可用能量合剂（ATP、辅酶 A、细胞色素 C）、利尿剂。

六、预防

乳母纠正不良饮食习惯，煮饭不去米汤，淘米时少搓洗，不加碱烧煮食物，蔬菜切前可浸泡去农药，切碎后不再浸泡，不长时间煮蔬菜。注意膳食多样化，多吃糙米、麦片、豆类、动物肝脏、鱼、肉、坚果、新鲜蔬菜等。乳母对婴儿应及时添加辅食，如肝泥、鱼泥、菜泥、豆制品、麦片等。

（张春霞）

第五节　维生素 C 缺乏症

维生素 C 缺乏症（vitamin C deficiency）又称为坏血病，是由于人体长期缺乏维生素 C 所致的营养障碍性疾病。目前，本病城市中较少见，见于缺少新鲜蔬菜、水果的北方牧区或边远山区农村。以喂养不当的婴幼儿多见。由于胎儿体内储存的维生素 C 可供生后 3 个月左右的消耗，故本病多见于 6 个月至 2 岁的婴幼儿。

一、病因

维生素 C 属于已糖醛酸，因具有抗维生素 C 缺乏病的作用，故旧称抗坏血酸（ascorbic acid），为无色结晶，有酸味，溶于水，具有很强的还原性。在酸性溶液中转为稳定，受光、热、铜、铁氧化分解，在碱性溶液中极易破坏。食物加工处理不当，贮存过久，维生素 C 损失很大。新鲜蔬菜和水果中维生素 C 含量很高，如柿椒、苦瓜、菜花、甘蓝、青菜、塌棵菜、荠菜、菠菜等，水果有酸枣、红果、沙田柚、刺梨、沙棘、猕猴桃等，都富含维生素 C。维生素 C 缺乏是由以下因素所致。

1. 摄入不足　一般动物体内可以从葡萄糖和其他单糖合成维生素 C，而人类和某些动物（猴子、豚鼠、鸟类、鱼类）体内缺乏合成维生素 C 所需要的古罗糖酸内酯氧化酶（L－gulonolactoneoxidase），不能合成维生素 C，必须从外界摄入，如果摄入量不足即可导致坏血病。人工喂养儿容易缺乏维生素 C，人乳中维生素 C 的含量为 40～70mg/L，可以满足一般婴儿的需要，当然，要保证一定的摄入乳量。而牛乳中的维生素 C 含量仅为人乳的 1/4，再经过储存、稀释、加工、消毒灭菌等处理，其维生素 C 含量所剩无几。因此，用牛奶、奶粉、乳儿糕、米面糊等喂养的婴儿，如不及时补充新鲜蔬菜、水果，或偏食，可造成摄入不足。

2. 消化、吸收障碍　消化不良和慢性腹泻，维生素 C 的吸收减少，胃酸缺乏时，维生素 C 容易在胃肠道内受到破坏。

3. 消耗增加　感染、发热、外科手术、代谢增高和患病时，维生素 C 的需要量增加。

二、病理生理

1. 影响胶原合成　胶原蛋白是纤维组织的基本结构，是构成骨、软骨、牙齿、皮肤、血管壁、肌腱、韧带及瘢痕组织的重要成分。而胶原的主要成分是羟基脯氨酸（hydroxyproline）和软骨素硫酸盐（chondroitinsulfate），维生素 C 缺乏时羟基脯氨酸和软骨素硫酸盐减少，可使胶原纤维的形成发生障碍，影响结缔组织形成。

（1）毛细血管内皮细胞间缺乏黏结物质，以致毛细血管脆性及血管壁渗透性增加，可以使皮肤、黏膜、骨膜下、关节腔及肌肉内出血。

（2）骨骼改变，在肋骨与肋软骨连接部位、长骨端，尤其长骨端在腕、膝和踝关节处，由于基质的形成障碍，成骨受到抑制，软骨内的骨化发生障碍，但软骨基质内钙质仍然沉着，干骺端临时钙化带有钙质堆积，形成临时钙化带致密增厚。由于成骨作用被抑制，不能形成骨组织，骺端骨质脆弱，容易骨折和骨骺分离，甚至发生骨萎缩。

（3）齿龈充血、水肿，齿龈乳头增生，肉芽组织生长，以致逐渐坏死。

2. 影响代谢　维生素 C 缺乏时，机体不能代谢过量的酪氨酸、去甲肾上腺素，5－羟色胺合成受到影响，儿茶酚胺神经递质的合成减少，出现疲劳和虚弱感。

3. 影响造血过程　维生素 C 是叶酸的还原剂，缺乏维生素 C 时，叶酸不能生成具有代谢活性的四氢叶酸，导致巨幼细胞性贫血。此外，维生素 C 在小肠和血液内有促进和保持铁离子的还原形式的作用，直接影响铁的吸收和转运。再者维生素 C 缺乏造成的全身性慢性失血，可引起小细胞低色素性贫血。

4. 加重动脉硬化　维生素 C 能动员血管壁内胆固醇转变成胆酸，减少胆固醇在血管壁内的沉着。维生素 C 缺乏时，加重动脉硬化。

三、临床表现

1. 全身症状　起病缓慢，自饮食缺乏维生素 C 至发展成坏血病历时 4～7 个月。常先有一些非特异性症状如：激动、软弱、倦怠、食欲减退、体重减轻及面色苍白等，也可出现呕吐腹泻等消化紊乱症状，常未引起父母注意。此阶段可称为隐性病例。

一般都有低热，似与出血有关。有并发症时，体温可更快升高。脉搏与体温成比例地增加，可能因腿痛致交感神经兴奋所致。呼吸亦较浅，可能与肋骨疼痛有关。

2. 局部症状　下肢尤以小腿部肿痛最为常见。肿胀多沿胫骨骨干部位，压痛显著。局部温度略增，但不发红。病的较晚阶段，患部经常保持一定位置：两腿外展、小腿内弯如蛙状，不愿移动，呈假性瘫痪。由于剧痛，深恐其腿被触动，见人走近，便发生恐惧而哭泣。下肢肿的原因是骨膜下出血，手指压时不出现凹陷。

3. 出血症状　全身任何部位可出现大小不等和程度不同的出血，最常见者为长骨骨膜下出血，尤其是股骨下端和胫骨近端；这种出血可能不易为 X 线检查所发现，直至痊愈期才开始伴有表面钙化。皮肤瘀点和瘀斑多见于骨骼病变的附近，膝部与踝部最多见。其他部分的皮肤亦可出现瘀点。牙龈黏膜下经常出血，绝大多数见于已经出牙或正在出牙的时候。在上切牙部位最为显著，也可见于正在萌出磨牙或切牙等处。牙龈呈紫红色，肿胀光滑而松脆，稍加按压便可溢血，如肿胀面积扩大，可遮盖牙齿，表面可有瘀血堆积。如续发奋森氏菌感染，可引起局部坏死、腐臭与牙齿脱落。眼睑或结膜也可出血，使眼部形成青紫色。眼窝部骨膜下出血可使眼球突出。病的晚期，偶有胃肠道、生殖泌尿道和脑膜出血，约 1/3 患者的尿中出现红细胞，但肉眼很少见到血尿。

此外，年长儿患坏血病时，有时表现皮肤毛囊角化，其外观与维生素 A 缺乏所致者难于区别。婴儿患者常伴有巨幼红细胞贫血，由于叶酸代谢障碍所致，可能同时也缺乏叶酸；因影响铁的吸收与利用，亦可合并缺铁性贫血。

四、诊断

1. 查体要点

（1）注意是否有牙龈肿胀与出血、皮肤瘀斑、关节肿胀，是否有胫骨压痛、呼吸浅速，是否有蛙形腿，即两大腿外展，小腿内弯，患肢呈假性瘫痪。肋软骨交界处是否隆起呈串珠状。

（2）对年长儿注意是否有皮肤毛囊角化表现。

2. 辅助检查

（1）常规检查：血小板数量与功能正常。凝血酶原时间可延长，碱性磷酸酶降低。可伴有小细胞性贫血或巨幼细胞贫血。可测定空腹血浆维生素 C、24 小时尿维生素 C、血液沉淀的白细胞 - 血小板层维生素 C。

（2）其他检查：X 线检查见骨干骺端临时钙化带增厚，骨皮质变薄，骨质疏松，骨小梁不清。严重者可见临时钙化带下方的“坏血病线”、毛细血管脆性试验阳性。

3. 鉴别诊断

（1）佝偻病：X 线检查可以鉴别。体检显示佝偻病有圆钝肋串珠，而维生素 C 缺乏者为尖锐的肋串珠，在凸起内侧可触及凹陷。

（2）化脓性关节炎与骨髓炎：多有发热，一般无骨膜下出血，X 线可鉴别。

（3）出血性疾病：病史不同，血小板、凝血因子检测可鉴别。

（4）婴儿骨皮质增生症：压痛多见于扁平骨，发病年龄多小于 6 个月，血碱性磷酸酶升高，X 线检查可见骨皮质增厚。

（5）脊髓灰质炎：有发热，在体温下降时出现弛缓性瘫痪，与坏血病不同。

五、治疗

1. 一般治疗　婴儿喂养中及时添加辅食，孕妇、乳母多食富含维生素 C 的新鲜水果、蔬菜。患儿保持口腔清洁，预防感染。安静少动，防止骨折。

2. 药物治疗

（1）维生素 C：轻者口服大剂量维生素 C，每日 100 ~ 300mg，服 2 ~ 3 周。胃肠功能紊乱和重症患者应每日静脉滴注维生素 C 500 ~ 1 000mg，连续 4 ~ 5d 后改为口服，每日300 ~ 500mg。

（2）其他药物：同时可补充其他维生素，如维生素 D。有巨幼红细胞贫血可补充叶酸、维生素 B_{12}。有牙龈等感染时给予抗感染治疗与局部处理。

3. 其他治疗　有骨折、骨骺脱位时外科治疗。

六、预防

母乳中维生素 C 为 227 ~ 400μmol/L，而牛乳中维生素 C 为 85μmol/L，故本病以人工喂养儿多见。提倡和加强母乳喂养是防治本病的有效途径。对人工喂养的婴儿，嘱其家长在小儿 1 ~ 3 个月时补充鲜橘子汁、番茄汁等，4～6个月可喂水果泥、菜泥。食物不宜储存过久或长时间加热，以免破坏维生素C。

（张春霞）

第六节 维生素D缺乏性佝偻病

维生素D缺乏性佝偻病（rickets of vitamin D deficiency）是由于体内维生素D不足所致的一种慢性营养缺乏病。本病主要见于2岁以内的婴幼儿。我国北方冬季较长，日照时间短，佝偻病患病率高于南方。近年来发病率逐渐减少，但轻、中度佝偻病发病率仍较高。

一、病因

1. 日光照射不足 1，25（OH）$_2$ 维生素 D_3 可由皮肤经日照产生，如日照不足，尤其在冬季，需定期通过膳食补充。此外，空气污染也可阻碍日光中的紫外线，人们日常所穿的衣服、住在高楼林立的地区、生活在室内、使用人工合成的太阳屏阻碍紫外线、居住在日光不足的地区等都影响皮肤生物合成足够量的维生素D。对于婴儿及儿童来说，日光浴是使机体合成维生素 D_3 的重要途径。

2. 维生素D摄入不足 动物性食品是天然维生素D的主要来源，海水鱼（如鲱鱼、沙丁鱼）、动物肝脏、鱼肝油等都是维生素 D_3 的良好来源。从鸡蛋、牛肉、黄油和植物油中也可获得少量的维生素 D_3，而植物性食物中含维生素D较少。天然食物中所含的维生素D不能满足婴幼儿对它的需要，需多晒太阳，同时补充鱼肝油。

3. 钙、磷含量过低或比例不当 食物中钙、磷含量不足以及比例不当均可影响钙、磷的吸收。人乳中钙、磷含量虽低，但比例（2：1）适宜，容易被吸收，而牛乳钙、磷含量较高，但钙磷比例（1.2：1）不当，钙的吸收率较低。

4. 钙、磷、维生素D需要量增多 早产儿因生长速度快和体内储钙不足而易患佝偻病；婴儿生长发育快，对维生素D和钙的需要量增多，故易引起佝偻病；2岁后因生长速度减慢，且户外活动增多，佝偻病的发病率逐渐减少。

5. 疾病 肝、肾疾病及胃肠道疾病影响维生素D、钙、磷的吸收和利用。小儿胆汁淤积、胆总管扩张、先天性胆道狭窄或闭锁、脂肪泻、胰腺炎、难治性腹泻等疾病均可影响维生素D、钙、磷的吸收而患佝偻病。

6. 药物 长期使用苯妥英钠、苯巴比妥等药物，可加速维生素D的分解和代谢而引起佝偻病。

二、发病机制

维生素D缺乏时，钙、磷经肠道吸收减少，低血钙刺激甲状旁腺激素分泌增多，甲状旁腺激素促进骨质吸收、骨盐溶解，同时甲状旁腺激素促进肾脏形成1，25（OH）$_2$ 维生素 D_3，促进小肠对钙的吸收。因甲状旁腺激素抑制肾小管对磷的重吸收，相对促进钙的吸收，而使尿磷大量排出，尿钙趋于正常或稍偏低。但最终使骨样组织钙化过程发生障碍，甚至骨质溶解。成骨细胞代偿性增生，局部骨样组织堆积，碱性磷酸酶分泌增多，临床上产生一系列的骨骼改变和生化改变。

三、病理

佝偻病的主要病理改变是骨样组织增生、骨基质钙化不良。维生素D缺乏时，钙、磷沉积于骨受阻，成骨作用发生障碍，长骨干骺端的骨骺软骨中成熟软骨细胞及成骨细胞不能钙化而继续增殖，形成骨骺端骨样组织堆积，临时钙化带增厚，骨骺膨大，形成临床上常见的肋骨串珠、手镯、脚镯征等，使骨的生长发育停滞不前。长骨骨干因骨质脱钙，骨皮质为不坚硬的骨样组织代替，故骨干容易弯曲畸形，甚至发生病理性骨折。颅骨骨化障碍表现为颅骨软化，颅骨骨样组织堆积造成方颅和骨骼畸形。

四、临床表现

维生素 D 缺乏性佝偻病是婴幼儿中常见的营养缺乏症，多发生于 3 个月 ~2 岁的小儿，主要为骨骼的改变、肌肉松弛以及非特异性的精神神经症状。重症佝偻病患者可影响消化系统、呼吸系统、循环系统及免疫系统，同时对小儿的智力发育也有影响。

维生素 D 缺乏性佝偻病在临床上分为初期、激期、恢复期和后遗症期。初期和激期统称为活动期。

1. 初期　多数从 3 个月左右开始发病，此期以精神神经症状为主，患儿有睡眠不安、好哭、易出汗等现象，出汗后头皮痒而在枕头上摇头摩擦，出现枕部秃发。

2. 激期　除初期症状外，患儿以骨骼改变和运动功能发育迟缓为主。用手指按在 3 ~6 个月患儿的枕骨及顶骨部位，感觉颅骨内陷，随手放松而弹回，称乒乓球征。8 ~9 个月以上的患儿头颅常呈方形，前囟大及闭合延迟，严重者 18 个月时前囟尚未闭合。两例肋骨与肋软骨交界处膨大如珠子，称肋串珠。胸骨中部向前突出形似“鸡胸”，或下陷成“漏斗胸”，胸廓下缘向外翻起为“肋缘外翻”。会站、走的小儿由于体重压在不稳固的两下肢长骨上。两腿会形成向内或向外弯曲畸形，即“O”型或“X”型腿。

患儿的肌肉韧带松弛无力，因腹部肌肉软弱而使腹部膨大，平卧时呈“蛙状腹”，因四肢肌肉无力，学会坐、站、走的年龄都较晚，因两腿无力容易跌跤。出牙较迟，牙齿不整齐，容易发生龋齿。大脑皮层功能异常，条件反射形成缓慢，患儿表情淡漠，语言发育迟缓，免疫力低下，易并发感染、贫血。

3. 恢复期　经过一定的治疗后，各种临床表现均消失，肌张力恢复，血液生化改变和 X 线表现也恢复正常。

4. 后遗症期　多见于 3 岁以后小儿，经治疗或自然恢复后临床症状消失，仅重度佝偻病遗留下不同部位、不同程度的骨骼畸形。

五、诊断

（一）查体要点

（1）对于 6 个月内的婴儿，注意有无枕秃。对 3 ~6 个月的婴儿注意有无枕骨乒乓球样感觉。

（2）对于 6 ~8 个月以上的婴幼儿，注意有无方颅、赫氏沟、手镯、足镯、肌无力。对于 1 岁以上的幼儿，注意有无肋串珠、漏斗胸、鸡胸、“O”形腿、“X”形腿、脊柱后凸畸形、牙齿发育异常。>10 个月未出牙、>1.5 岁前囟未闭有诊断意义。

（3）根据体征判定病情，轻度者可见颅骨软化，囟门增大，轻度方颅、肋串珠、赫氏沟；中度者有典型的肋串珠、手镯、赫氏沟、囟门晚闭、轻中度漏斗胸、鸡胸、“O”形腿、“X”形腿等；重度者有严重的赫氏沟、手镯、足镯、漏斗胸、鸡胸、“O”形腿、“X”形腿、脊柱后凸畸形、病理性骨折等。

（二）辅助检查

1. 常规检查　初期血钙正常或稍低，血磷降低，碱性磷酸酶正常或稍高。激期血钙稍低，血磷降低，碱性磷酸酶升高。

2. 其他检查　腕骨 X 线片可见桡骨远端呈杯口状、毛刷状改变，骨骺端钙化带消失，骨骺软骨增宽，骨质疏松，骨龄正常。长骨片可见骨质疏松、骨皮质变薄、骨干弯曲。

（三）鉴别诊断

1. 低血磷性抗维生素 D 佝偻病　多在 1 岁以后发病，2 ~3 岁后仍有活动性佝偻病表现，血钙多正常，尿磷增加，血磷明显减低。采用常规剂量的维生素 D 治疗无效。

2. 远端肾小管酸中毒　尿中大量钠、钾、钙丢失，尿液不能酸化，患儿有骨痛、骨折、严重佝偻病表现，畸形严重，身材矮小，有代谢性酸中毒、多尿、碱性尿（尿 pH 正常 5 ~7），血钙、血磷、血钾均减低，血氯增高。

3. 维生素 D 依赖性佝偻病　Ⅰ型为肾脏 1－羟化酶缺陷，使 25－（OH）D_3 转变成 1，25－$(OH)_2D_3$ 发生障碍，血中 25－（OH）D_3 浓度正常；Ⅱ型为靶器官 1，25－$(OH)_2D_3$ 受体缺陷，血中 1，25－$(OH)_2D_3$ 浓度增高。本病除血钙、血磷减低，碱性磷酸酶增高外，可有高氨基酸尿、脱发。

4. 肾性佝偻病　有先天或后天原因所致慢性肾功能不全病史，血中 1，25 $(OH)_2D_3$ 减少，钙磷代谢紊乱，血钙低，血磷高，继发性甲状旁腺功能亢进，骨质脱钙，多在幼儿后期症状逐渐明显，形成侏儒。

5. 先天性甲状腺功能减低症　也可有出牙迟、前囟大而闭合晚，但有智能低下与骨龄落后，此点与佝偻病不同，必要时可查血清甲状腺素等区别。

六、治疗

1. 一般治疗　提倡母乳喂养或应用加入维生素 D 的婴儿配方奶粉，婴儿及时添加蛋黄、肝泥等，多晒太阳。早产儿、人工喂养儿或冬天出生婴儿，每日补充维生素 D 400～800U。

2. 药物治疗　激期根据病情轻重，口服维生素 D 胶丸每日 1 000～6 000U，或 1，25－$(OH)_2D_3$ 每日 0.5～2.0μg，连用 2～4 周后根据临床和 X 线表现改为预防量（每日400～800U），重度佝偻病患者或不能坚持口服者可一次肌内注射维生素 D 20 万～30 万 U，2～3 个月后口服预防量。同时每日口服元素钙200～500mg。治疗 1 个月后复查效果，如临床表现、血生化与 X 线片。

3. 其他治疗　应加强体格锻炼，对骨骼畸形者可采用主动或被动运动方法矫正。胸部畸形，可采用俯卧位抬头、展胸运动。下肢畸形可做肌肉按摩，增加肌张力，以助纠正。严重者须手术矫治。

七、预防

营养性维生素 D 缺乏性佝偻病是一自限性疾病，有研究证实日光照射和生理剂量的维生素 D（400U）可治疗佝偻病。因此，现认为确保儿童每日获得维生素 D 400U 是预防和治疗的关键。

（张春霞）

第七节　维生素 D 缺乏性手足搐搦症

维生素 D 缺乏性手足搐搦症（tetany of vitamin D deficiency）又称佝偻病性手足搐搦症或佝偻病性低钙惊厥，是由于缺乏维生素 D、甲状腺旁腺代偿不足引起血中钙离子减低而导致的全身惊厥。本病多见于<6 个月的婴儿。

一、病因病理

发病原因与佝偻病相同，但临床表现和血液生化改变不同。本病虽多伴有轻度佝偻病，但骨骼变化不严重，血钙低而血磷大都正常，碱性磷酸酶增高。

血清钙离子降低是本症的直接原因，在正常情况下，血清弥散钙约占总钙量的 60% 左右，若血清总钙量降至 1.75～1.88mmol/L（7～7.5mg/dl），或钙离子降至 1mmol/L（4mg/dl）以下时，即可出现抽搐症状。在血钙低落的情况下，甲状旁腺受刺激而显示继发性功能亢进，分泌较多的甲状旁腺素，使尿内磷的排泄增加，并使骨骼脱钙而补充血钙的不足。在甲状旁腺代偿功能不全时，血钙即不能维持正常水平。

促进血钙降低的因素有①季节：春季发病率最高，在北京所见的病例中以 3～5 月份发病数最高。因为入冬后婴儿很少直接接触日光，维生素 D 缺乏至此时已达顶点，春季开始接触日光，体内维生素 D 骤增，血磷上升，钙磷乘积达到 40，大量钙沉着于骨，血钙暂时下降而促使发病。②年龄：发病年龄多在 6 个月以下。北京儿童医院 1950—1955 年所见的 1 297 例中，年龄在 3 个月以下的占 41.3%，4～6 个月 25.0%，7～12 个月 20.4%，1～3 岁 10.7%，3～14 岁 2.6%。6 个月以内婴儿生长发育最快，需要钙质较多，若饮食中供应不足，加以维生素 D 缺乏即易发病。发病年龄早的多与母亲妊娠时缺乏维生素 D 有关，一般婴儿体内储存的维生素 D，足够 3 个月内的应用。③未成熟儿与人工喂养儿容易发病。④长期腹泻或梗阻性黄疸能使维生素 D 与钙的吸收减少，以致血钙降低。

二、临床表现

1. 典型症状

（1）惊厥：一般为无热惊厥，突然发作，表现为肢体抽动，双眼上翻，面肌痉挛，意识暂时丧失，大小便失禁等。发作停止后多入睡，醒后活泼如常。每日发作次数不定，每次持续数秒至数分或更长。轻者仅有惊跳或短暂的眼球上窜，而意识清楚。多见于婴儿期。新生儿可只有屏气，面肌抽动或双眼凝视等。

（2）手足搐搦：以幼儿及儿童多见。表现为双手腕屈曲，手指伸直，拇指内收贴近掌心，足踝关节伸直，足趾强直下曲，足底呈弓状。

（3）喉痉挛：主要见于婴儿。声门及喉部肌肉突发痉挛引起吸气性呼吸困难和喉鸣，严重者可发生窒息死亡。6 个月以内的小儿有时可表现为无热阵发性青紫，应高度警惕。

2. 隐性体征

（1）面神经征（Chvostek 征）：用指尖或叩诊锤叩颧弓和口角间的面颊部，出现眼睑及口角抽动为阳性。正常新生儿可呈假阳性。

（2）腓反射：用叩诊锤叩击膝部下外侧腓骨小头处的腓神经，阳性者足部向外侧收缩。

（3）人工手痉挛征（Trousseau 征）：用血压计袖带如测血压样绕上臂，打气使血压维持在收缩压与舒张压之间，阳性者于 5 分钟内被试侧的手出现痉挛症状。

三、诊断

（一）查体要点

1. 不发作时检查

（1）面神经征（chvostek 征）阳性。

（2）腓反射阳性。

（3）人工手痉挛征（trousseau 征）阳性。

2. 发作时检查　惊厥时四肢及手足节律性抽动、面肌抽搐、眼球上翻、尿便失禁。手足搐搦时手指伸直，腕部屈曲，拇指内收，足趾跖弯呈弓状，踝关节伸直。喉痉挛时突然呼吸困难、窒息、发绀。发作后可入睡，醒后清醒。

（二）辅助检查

1. 常规检查　总血钙和（或）离子钙降低，血清碱性磷酸酶升高。血磷正常或降低，早产儿可升高。血甲状旁腺素（PTH）无升高。尿钙定性试验阴性。

2. 其他检查　X 线检查可见临时钙化带模糊。

（三）鉴别诊断

1. 低血糖症　常发生于清晨空腹时，有进食不足或腹泻史，血糖 <2.2mmol/L，血钙正常。

2. 低镁血症　有触觉过敏、肌肉颤动、惊厥，血镁 <0.58mmol/L，常合并低钙血症，但补钙无效。

3. 甲状旁腺功能减退　表现为间歇性惊厥，血钙 <1.75mmol/L，血磷 >3.23mmol/L，碱性磷酸酶正常或稍低，血 PTH 低于正常值［25ng/L（正常值）］。

4. 中枢神经系统感染　脑膜炎、脑炎等常有发热和感染中毒症状，脑脊液检查可以鉴别。

5. 急性喉炎　有声音嘶哑、犬吠样咳嗽及吸气困难，钙剂治疗无效。

6. 婴儿痉挛症　发作时点头，躯干与上肢屈曲、手握拳、下肢弯曲至腹部，伴智力异常，脑电图有高幅异常节律。

7. 碱中毒　有长期呕吐或反复洗胃，或有静脉应用大剂量碳酸氢钠等，离子钙降低。

四、治疗

1. 一般治疗　急救处理后有诱发疾病者治疗诱发疾病，如感染、长期腹泻等。提倡母乳喂养或应用加入维生素 D、钙的婴儿配方奶粉，婴儿及时添加蛋黄、肝泥等，多晒太阳。早产儿、人工喂养儿或冬天出生婴儿，每日补充维生素 D 400 ~ 800U。在大剂量维生素 D 治疗前，应先补充钙剂 3d。

2. 药物治疗

（1）急救处理：迅速控制惊厥，可用苯巴比妥，每次 8mg/kg 肌内注射，或应用 10% 水合氯醛，每次 0.5mL/kg 灌肠，或应用地西泮（安定），每次 0.1 ~ 0.3mg/kg 缓慢静脉推注。同时吸氧，喉痉挛者应立刻将舌头拉出口外，进行口对口呼吸或加压给氧，必要时气管插管。

（2）钙剂：10% 葡萄糖酸钙 5 ~ 10mL 加 10% 葡萄糖液 10 ~ 2mL 缓慢静脉推注（10min 以上），反复惊厥时可每日静脉滴注 1 ~ 2 次，每日元素钙 50mg/kg，无惊厥后可口服钙剂，每日元素钙 200 ~ 500mg。

（3）维生素 D：应用钙剂后可同时应用维生素 D。

（张春霞）

第八节　微量元素障碍

一、锌缺乏症

锌缺乏症（zinc deficiency）是由于锌摄入不足、吸收障碍、丢失过多等导致体内锌含量不足，从而影响人体的各种生理功能所致的营养障碍性疾病。动物性食物含锌高，且吸收率高，植物性食物含锌量低，且吸收率低。每日膳食的锌推荐供给量为：<6 个月为 3mg，7 ~ 12 个月为 5mg，1 ~ 10 岁为 10mg，>10 岁为 15mg，孕妇及哺乳期母亲 20mg。本病多见于 6 岁以下儿童。小于 6 岁儿童锌缺乏症患病率为 28% 左右，大于 6 岁儿童患病率 10% 左右。

（一）病因

1. 摄入不足　食物中含锌不足为锌缺乏的主要原因，母乳中锌的生物利用率比牛乳或大豆蛋白高，推测这与母乳中一种低分子量成分有关。母乳中的蛋白质与锌结合，被认为比牛乳（蛋白质主要为酪蛋白）更容易消化吸收。人工喂养的小儿容易发生锌缺乏。较大的小儿，应及时添加辅食，添加含锌丰富的动物性蛋白质。如小儿生长速度较快，易发生锌的相对摄入不足。如给予患儿不含锌的完全肠外营养支持（TPN），也可导致锌缺乏。

2. 肠道吸收不良　如患有消化系统疾病，如慢性腹泻、慢性痢疾、胆囊纤维化、肠道感染等疾病，均可减少锌的吸收。谷类食物中含植酸盐或纤维素，可造成锌的吸收不良。当食物中其他二价离子过多，也可影响锌的吸收。

3. 丢失过多　钩虫病、疟疾可造成反复失血、溶血，引起锌的丢失。外伤、烧伤和手术时，因血锌动员到创伤组织处利用，造成血锌降低。大量出汗也会造成锌的丢失过多。

4. 疾病　长期感染、发热时的锌需要量增加，同时食欲减退，如不及时补充，则导致锌缺乏。此外，遗传性的吸收障碍性疾病，肠病性肢端皮炎也可引起锌吸收不良。

5. 药物影响　一些药物如长期使用金属螯合剂（如青霉胺、四环素、EDTA 等），可降低锌的吸收率及生物活性，这些金属螯合剂与锌结合从肠道排出体外，造成锌的缺乏。

（二）临床表现

正常人体含锌 2 ~ 2.5g，缺锌可影响机体各项生理功能。

1. 食欲减退　缺锌影响味蕾细胞更新和唾液磷酸酶的活性，使舌黏膜增生、角化不全，以致味觉敏感度下降，发生食欲不振、厌食和异嗜癖。

2. 生长发育落后　当组织内锌浓度无明显降低时，首先出现的症状是生长缓慢。缺锌可妨碍生长激素轴功能以及性腺轴的成熟，表现为生长发育迟缓、体格矮小、性发育延迟和性腺功能减退。

3. 免疫功能降低 锌可能通过影响T淋巴细胞功能、自然杀伤细胞的活性、胸腺刺激素的结构或活性、γ-干扰素、细胞因子以及免疫调节因子的分泌或合成等多种环节引起机体的免疫功能降低。因此，缺锌患儿易发生感染。

4. 智能发育延迟 缺锌可使脑DNA和蛋白质合成障碍，脑内谷氨酸浓度降低，从而引起智能延迟。

5. 其他 如脱发、皮肤粗糙、皮炎、地图舌、反复口腔溃疡、伤口愈合延迟、视黄醛结合蛋白减少而出现夜盲、贫血等。

（三）诊断

1. 病史要点

（1）现病史：是否有食欲不振、异食癖、体重不增、智力或认知能力落后、反复呼吸道或消化道感染、性发育落后、反复皮疹或口腔溃疡等。

（2）过去史：是否曾患肠病性肢端皮炎、长期多汗、出血或溶血性疾病、肝肾疾病、慢性腹泻、烧灼伤、反复呼吸道或消化道感染、营养不良、反复皮疹或口腔溃疡。是否曾应用青霉胺或长期静脉滴注谷氨酸盐、应用全胃肠道外营养。

（3）个人史：出生时体重多少，是否为早产儿、双胎儿、足月小样儿，是否有先天性畸形、胎儿发育不良。婴儿是否为人工喂养。幼儿、学龄儿童是否偏食（不吃动物性食物），青春期是否性发育落后，是否有创伤不易愈合。

（4）家族史：母亲在怀孕时是否妊娠反应加重，有无早产、流产、宫缩乏力、出血过多。

2. 查体要点

（1）体重与身长常低于正常，青少年第二性征发育延迟，可检查阴毛、腋毛，阴茎与睾丸大小，乳房发育等。

（2）严重者可有皮肤干燥、皮疹、脱发或毛发稀黄、口腔溃疡。可伴有维生素A缺乏症表现。

3. 辅助检查

（1）常规检查

1）一般检查：血清碱性磷酸酶减少，白细胞碱性磷酸酶、DNA或RNA聚合酶活性下降。金属硫蛋白、视黄醇结合蛋白减少。血清睾酮、雌激素水平降低，胰岛素样生长因子降低。细胞免疫功能偏低。

2）锌检查：①空腹血清锌浓度降低，白细胞锌、红细胞锌、尿锌降低，发锌测定仅为参考。②血清锌浓度反应试验（PZCR）异常。测空腹血清锌浓度（A0）作为基础水平，然后给予标准饮食（总数量按全天20%计算，其中蛋白质为10%～15%，脂肪为30%～35%，糖类50%～60%），2小时后复查血清锌（A2），并按照公式计算：PZCR=（A0－A2）/A0×100%。

（2）其他检查：放射性核素法测定锌代谢池异常。

4. 鉴别诊断

（1）家族性体格矮小：有家族史，其血清锌浓度显著高于锌缺乏症患儿。

（2）生长激素缺乏症：生长激素（GH）激发实验显示GH完全或部分缺乏，用GH治疗后生长发育有明显改善。

（3）甲状腺功能减低症：表现为生长发育落后，智力低下，少吃、多睡、排便困难且量少，皮肤粗糙等，血清甲状腺素（T_3、T_4）降低，促甲状腺素（TSH）升高，甲状腺素制剂治疗后症状改善。

（4）慢性疾病引起生长发育障碍：如慢性感染、慢性肝病、先天性心脏病、慢性肾脏疾病、营养不良等，有各自相应的特征。

（四）治疗

1. 一般治疗 鼓励母乳喂养。合理膳食，补充含锌丰富的动物类食物。纠正不良的饮食习惯。去除缺锌的各种病因。

2. 药物治疗

（1）口服补锌：常用葡萄糖酸锌、硫酸锌、醋酸锌等，每日剂量为元素锌0.5～1mg/kg，相当于每日葡萄糖酸锌3.5～7mg/kg，硫酸锌1.5～3mg/kg，醋酸锌1.5～3mg/kg。疗程为2～3个月。其他尚有甘草酸锌、乙酰羟脯氨酸锌等。有肠病性肢端皮炎者须终身补锌。

（2）静脉用药：用于不能口服或口服吸收不良者，静脉滴注硫酸锌。按元素锌计算，早产儿每日0.3mg/kg，足月儿至5岁以内每日0.1mg/kg，5岁以上每日2.5～4mg，最大量不超过4mg。

（五）预防

长期过量补锌可抑制铜的吸收而造成贫血、生长延迟、肝细胞中色素氧化酶活力降低等中毒表现。因此，仅对可能发生缺锌的儿童如早产儿、人工喂养、营养不良、长期腹泻、手术后恢复期或生长发育过快等适当补充锌。

二、碘缺乏症

碘缺乏症（iodine deficiency）是由于碘摄入不足使甲状腺素合成障碍，从而影响生长发育的营养障碍性疾病。本病多见于内陆山区、边远牧区。食物和饮水中缺碘是其根本原因。缺碘临床表现的轻重取决于缺碘的程度、持续时间以及患病的年龄。

（一）病因

1. 环境因素　其流行的原因是世界大部分地区的土壤中缺碘，尤其是冰川冲刷地带和洪水泛滥的平原。人类活动对土壤的破坏，滥砍滥伐，水土流失，也造成了环境缺碘。山区缺碘的文献报道众多。我国地方性甲状腺肿也多分布在山区，主要因为山区坡度大，雨水冲刷，碘从土壤中丢失所致。我国东北地区黑龙江的三江平原缺碘可能因为历史上频繁的泛滥以及地下水的运动活跃造成。

2. 膳食因素　膳食因素也可加重碘的缺乏。人体碘的供给有约60%来源于植物性食品，如土壤中的碘缺乏可导致植物性食品中碘含量不足。低蛋白、低能量可使血清中T_3、T_4、血浆蛋白结合碘（PBI）降低，血清促甲状腺素（TSH）升高，使酪氨酸分泌减少，降低碘的有机化。低蛋白、高碳水化合物可影响甲状腺对碘的吸收和利用。关于碘缺乏的膳食因素，目前研究较多的是葡糖硫苷棉豆苷，它是木薯中的一种成分，蔬菜（如甘蓝、卷心菜、大头菜、荠菜）中也含有葡糖硫苷棉豆苷的水解产物，可抑制碘的有机化过程。人们普遍认为玉米、小米、甜薯、高粱及各种豆类中在肠道中可释放出氰化物，进而被代谢成硫氰酸盐，可抑制甲状腺摄取碘化物。钙、磷含量高的食物可妨碍碘的吸收，抑制甲状腺素的合成，加速碘的排泄。

3. 饮水因素　部分地区水中碘的含量较低，与碘缺乏病的发病率有关。在我国的西安、宝鸡、石泉及蓝田等地区，饮水中的碘含量较低，甲状腺肿的发病率也较高。

4. 药物因素　硫脲类抗甲状腺药物、四环素、磺胺类、咪唑类等药物可干扰酪氨酸的碘化过程，也有一定导致甲状腺肿作用。

（二）临床表现

儿童缺碘的最主要临床表现是以智能和体格发育障碍为主要特征的精神—神经—甲低综合征。其严重程度取决于缺碘的程度、持续时间以及患病年龄。

胎儿期缺碘可致流产、死胎、早产和先天畸形。克汀病是胎儿期严重缺碘造成的最严重神经损伤。临床上以严重智力低下为特征并伴有不同程度的身材矮小、聋哑和癫痫；某些病例则表现为黏液水肿。新生儿期则表现为甲状腺功能低下；儿童和青春期则引起甲状腺肿、甲状腺功能低下、智能低下。

儿童长期轻度缺碘则可出现亚临床型甲状腺功能减低症（亚临床型克汀病），常伴有体格生长落后。

（三）诊断

1. 查体要点

（1）新生儿与婴儿：可有腹胀、脐疝、反应差、心率慢、低体温、皮肤斑纹、硬肿、皮肤干粗、舌宽大、眼距宽、鼻根低平、听力障碍、体格生长落后等。

（2）幼儿与年长儿：可有反应迟钝、听力障碍、体格生长落后、舌宽大而伸出、唇厚、眼距宽、鼻根低平、前后发际低、毛发稀而粗、智力低下、血压低、心率慢、甲状腺肿大。

2. 辅助检查

（1）常规检查：甲状腺素（T_3、T_4）或游离 T_3、T_4 明显降低，而促甲状腺素（TSH）增高。尿碘/肌酐比值降低。

（2）其他检查：X 线检查骨龄延迟。基础代谢率降低。

3. 诊断标准

（1）诊断依据

1）出生后居住于地方性甲状腺肿病流行区。

2）新生儿甲状腺功能低下，或儿童地方性甲状腺肿、地方性甲状腺功能减低症，或单纯性聋哑、智能迟缓、听力障碍、常伴有体格生长落后。

3）血清甲状腺素（T_3、T_4）或游离 T_3、T_4 明显降低，而促甲状腺素（TSH）增高。

4）X 线检查骨龄延迟。

5）尿碘 $<25\mu g/g$。

具备上述第 1）~4）项可临床诊断本病，同时具备第（5）项可确诊本病。

（2）亚临床型碘缺乏症诊断标准

1）必备条件：①出生后居住于低碘地方性甲状腺肿病流行区。②有智能发育障碍，表现为轻度智能迟缓（<4 岁用丹佛发育筛查试验即 DDST 筛选；>4 岁智商为 50~69）。

2）辅助条件

神经系统障碍：①轻度听力障碍（电测听有高频或低频异常）。②极轻度语言障碍。③精神运动发育障碍。

甲状腺功能障碍：①极轻度体格发育障碍。②极轻度骨龄发育落后。③甲状腺功能低下（T_3、T_4 降低，TSH 增高）。

具备上述必备条件，并具备辅助条件中神经系统障碍或甲状腺功能障碍中的任何 1 项或 1 项以上，同时排除其他影响骨龄和体格发育的因素如营养不良、锌缺乏症、中耳炎（听力障碍）、生长激素缺乏症等，可诊断为亚临床型碘缺乏症。

4. 鉴别诊断

（1）营养不良：有喂养不当史，居住区不是地方性甲状腺肿病流行区，智力尚正常，T_3、T_4、TSH 与骨龄无显著异常。

（2）锌缺乏症：居住区不是地方性甲状腺肿病流行区，智力尚正常，T_3、T_4、TSH 与骨龄无显著异常。血锌降低。

（3）生长激素缺乏症：智力尚正常，身体各部分比例与实际年龄相符。无特殊面容。

（四）治疗

（1）一般治疗：为饮食疗法，平时应鼓励多吃海带等富含碘的食物。正常人每日碘供给量为：<6 个月 40μg；7~12 个月 50μg；1~7 岁 70μg；7~12 岁 120μg；>13 岁 150μg；孕妇及乳母 200μg。应食用碘化食盐（按 1 ∶ 10 万的比例加入碘酸钾）。

（2）基本药物治疗

1）碘剂：主要用于缺碘所引起的弥漫型重度甲状腺肿大且病程短者。复方碘溶液每日 1~2 滴（约含碘 3.5mg）；碘化钾（钠）每日 10~15mg，连服 2 周为 1 疗程，两个疗程之间停药 3 个月，反复治疗 1 年。长期大量应用需注意甲状腺功能亢进的发生。

2）甲状腺素制剂：常用 L－甲状腺素钠口服，从小剂量开始，直至临床症状改善、血清 T_4 和，TSH 正常，即作为维持量使用。

(五) 预后

碘缺乏症与开始治疗年龄有关，早治疗对预防儿童智能落后和生长障碍的发生起积极的作用。

(六) 预防

缺碘性疾病重在预防，在缺碘地区采用碘化食盐、碘化水等方法，亦可注射碘油。碘油每毫升含碘475mg，成人1次肌内注射1mL，小儿0.5mL，作用可维持5年左右，但孕妇须慎用。适当补充碘化钾制剂也是一种有效的预防方法。推广碘化食盐可使广大人群，特别是小儿免受缺碘所带来的种种危害，但甲状腺功能亢进和患有结节性甲状腺肿的患者应该使用无碘盐并避免食用富碘食物。

(张春霞)

第五章

精神障碍性疾病

第一节　精神发育迟缓

精神发育迟缓（mental retardation，MR）是以生物、心理－社会多种因素引起的智力发育明显落后于正常水平和适应生活能力缺陷为主要特征的发育障碍性疾病。其特征主要包括：智力发育明显低于正常水平（IQ＜70～75）；影响下述互为相关的两项或更多的适应性技能，如沟通、自我照顾、居家生活、社会交往、使用社区设施、自我引导、健康卫生与安全、学业、娱乐与工作；其年龄发生在18岁以前。

一、流行病学

WHO 1977年报道，在发达国家，重度MR（包括极重度、重度和中度）的患病率为4‰，轻度MR高至30‰。我国于1985至1990年对八省市和六个农村地区进行了0～14岁儿童智力低下的流行病学调查，调查人数为85 170人，总患病率为1.2%，其中城市患病率0.7%，农村患病率1.41%。重度MR（包括中度、重度和极重度）占39.4%，轻度MR占60.6%，轻：重为1.5：1。性别方面，男孩患病率城市为0.78%，农村为1.43%；女孩患病率，城市为0.62%，农村为1.39%。

二、临床表现

世界卫生组织将MR分为四级，即极重度（IQ 0～20）、重度（IQ 20～35）、中度（IQ 35～50）和轻度（IQ50～70或75）。不同程度的MR，其临床表现如下：

1. 极重度　占MR的1%～5%，有明显的神经系统功能障碍，没有语言或仅能偶尔说简单的单词，感知觉明显减退，缺乏自卫和防御能力，不知躲避危险，生活不能自理，有的运动功能受阻而不会行走。

2. 重度　占MR的8%。患儿在生后不久即被发现发育延迟，诸如运动功能发育落后，语言理解差。言语含糊不清，难与正常同龄儿童交往，情感幼稚，易冲动，在训练下能学会自己吃饭及基本的卫生习惯，但生活上仍需他人照顾，长大后，可有部分自我照顾能力及防卫能力，在监护下从事最简单的劳动。

3. 中度　占MR的12%。早年发育落后，说话发音不正确，词汇贫乏，无抽象性思维。对周围环境辨别能力差，只能认识事物的表面和片断现象，经过训练后可学会自我生活照顾，但仍需监护，能学会一些社交及职业技能，学习可达小学2年级水平，长大后可作非技术性劳动维持生活。

4. 轻度　占MR的75%。这类儿童早年发育与正常儿童相差无几，直至入小学后才发现智力问题造成的学习困难，患儿分析综合能力差，言语发育较好，但理解能力仍差，抽象词汇极少，情感较丰富，但缺乏主动性和积极性，有基本的社交能力，经过强化辅导，能够达到小学6年级水平，长大后能做简单的机械性工作。

三、诊断

1. 标准　历年来，智能发育迟缓的诊断标准一直在发生改变，根据国际上 WHO 的ICD－10、美国的 DSM－IV 和我国的分类，现已统一为三条，即智力水平、适应性技能的程度和发生的生理年龄。

（1）智力水平：智力比一般水平显著低下，智商低于 70 以下（婴儿只作发育延迟的诊断）。

（2）适应性技能：MR 至少有下列两项缺陷。

1）沟通：此项技能包括不能用说话、文字、图画、手势、面部表情、姿势等理解和表达信息。

2）自我照顾：包括进食、穿衣、个人卫生与仪容等技能方面的问题。

3）居家生活：包括不能自己做衣物整理、食物准备与烹饪、购物与预算、不懂得住家安全与日常家务等。

4）社会交往：指与他人交往时无主动和互动能力，不能接受并应答特定的情境提示，不会识别感情、规范自己的行为、控制冲动、发展与他人的友谊等。

5）使用社区设施：不会去商店或市场购物、使用社区中的公共设施如学校、图书馆、公园。不能从邻近社区获得服务如修理店、医院等。

6）自我引导：无所选择，不能学习并遵守时间，不会根据场所、时间与个人兴趣而发起活动，不能完成必要的任务和寻找适当的帮助，不会解决熟悉或不熟悉的困难。

7）健康卫生与安全：不具有维持个人健康的饮食习惯，不懂得生病、治疗与预防，不懂守法和基本的安全规则，不能保护自己免受侵犯。

8）学业：学习困难，在写字、阅读、运算等方面，均较同龄儿童明显落后。

9）娱乐：缺乏娱乐兴趣，和他人不能进行社交游戏，兴趣狭窄，缺乏注意，举止不当。

10）工作：缺乏工作技能如不能完成任务、注意时间短、不能接受劝告，自我管理差等。

（3）年龄：MR 发生于 18 岁之前。

2. 评定　标准如下：

（1）智力测定：MR 的智力评定是要求采取标准化的智力测验方法以获得智商。我国自 20 世纪 70 年代末期，陆续引进多种筛查和诊断性的智力测验，并进行了标准化，获得了我国的常模，如丹佛发育量表、图片词汇浏览、入学准备测验、画人试验、贝莉婴儿发育量表、学龄前期和学龄初期的韦氏智力量表（WPPSI）、儿童期的韦氏智力量表（WISC－R）等。不过，在我国使用最普遍的诊断性智力量表还是韦氏智力量表中的 WPPSI 和 WISC－R。该量表属于一般能力测验，特点是采用项目分类，获得语言和操作两大能力的分数和总的智商，智商的均数定为 100，标准差为 15，MR 是指智商低于均数减两个标准差，即 70 以下。

（2）社会适应测定：MR 的适应性能力评定在我国常用的是 Vineland 社会适应量表，多年来，该量表一直是适应性行为的标准化测验。在诊断 MR 中，通常将智力测验和社会适应量表的结果进行综合分析。而这两种测试仅仅是评定过程中的一部分，不是全部。

（3）其他：详细地采集病史，从患儿父母和直接照顾者获得生长发育的情况，在自然环境中直接观察患儿认知或适应技能，在游戏或交往中，了解儿童的活动能力和社会交往能力，为诊断和干预提供依据。

四、鉴别诊断

1. 儿童孤独症（autism）　孤独症儿童大部分有不同程度的智能迟缓，但还伴有刻板和重复动作、强迫地坚持同一方式的怪异行为、与周围环境没有沟通、与他人无眼神交往、与父母无情感表示、起病于 36 个月内、活动和兴趣范围十分狭窄等特征，这些在智能迟缓儿童中常缺如或不明显。

2. 语言障碍　儿童明显地表现为语言功能低下，如开口迟、词汇贫乏、词不达意，在生活环境中因不能与他人进行有效沟通而不合群，甚至出现行为问题，如易发脾气、有进攻性行为等。在智力测验中，语言智商明显低于操作智商，通常在一个标准差以上，而操作智商在正常范围中。智能迟缓儿童是全面能力的落后，不仅仅表现在语言功能上，这是两者之间明显的差别。

五、治疗和康复

MR 的治疗原则是早期发现、早期诊断、早期干预。WHO 提出对 MR 的康复应采用医学、社会、教育和职业训练的综合措施，使患儿的潜力和技能得到发展，帮助他们成为家庭和社会残而不废的成员。

1. 病因治疗　MR 大部分不能进行病因治疗，只有一部分遗传代谢性疾病如苯丙酮尿症可尽早开始低苯丙氨酸饮食治疗；先天性甲状腺功能减退症可用甲状腺素治疗；半乳糖血症患儿及早停止乳类食品，而以米粉、面粉等淀粉类代替。

2. 对症治疗　MR 儿童常常兴奋、冲动、自伤、伤人。据报道有20% ~35% 的患者兼有精神性症状，临床上常因过于强调其智力低而忽视了其精神性症状，被称之为“诊断阴影”。为此，可适当应用一些抗精神病药物，如氯丙嗪、奋乃静、氟哌啶醇、可乐亭、维斯通等降低患儿的警觉症状，如烦躁、激惹、注意涣散；改善情感症状，如呆滞或易变的情感、焦虑、社交退缩和抑郁；改善行为症状，如重复刻板的动作；改善注意缺陷症状，如多动、注意困难、冲动等。

3. 康复治疗　重度和极重度 MR 往往有身体畸形和神经系统功能障碍，在大运动和精细运动方面不仅明显功能受阻，而且因不良姿势造成骨骼畸形。目前已主张 MR 的早期诊断和早期干预，针对个体特点，康复治疗包括以下内容。

（1）物理治疗：针对大肌肉、大关节运动的训练，使 MR 患儿在抬头、坐、站、走、跑、跳等大运动方面获得正确的技能，避免或纠正因神经功能障碍，不良姿势的形成和代偿而造成畸形，改善生活技能。

（2）作业治疗：针对精细运动，特别是手的功能训练，对改善患儿的生活技能如自喂、穿衣、画图、写字、劳动有很大的帮助。目前我国已开展了儿童感觉统合训练，这属于作业治疗中的一部分内容，在训练中着重于前庭、本体和触觉的刺激，促进 MR 儿童的适应性行为。

（3）言语和语言治疗：针对儿童说话含混不清、不开口说话、说话不流利等进行治疗。这是一种寓教于乐的训练，基于 MR 的认知水平及其行为特征，制定相应的治疗目标，改善儿童的交流能力。

（4）中医治疗：祖国医学中的针灸、推拿、按摩等对 MR 肌肉神经的刺激及功能的改善能起到一定的作用。在康复治疗中，我国采用物理治疗、作业治疗和中医治疗三结合的方式，以促进 MR 儿童大运动和精细运动能力的改善。

4. 教育训练　我国对 MR 儿童同样实行义务教育，在学前期，MR 儿童即可进行综合性的教育和训练，一些大都市如上海已开始将 MR 儿童与正常儿童在一起学习，称为“一体化”的教育，对 MR 儿童来说，特别有益。当这些儿童进入小学后，有的进入正常小学的特殊班级，有的则进入特殊教育学校，目前提出 MR 的教育训练包括 6 个领域。

（1）运动能力：大运动和精细运动。

（2）感知能力：视觉、听觉、触觉、味觉、嗅觉。

（3）认知能力：分类、配对、数概念、时间概念、基本常识。

（4）语言交流：基本沟通能力、简单指令、语言理解、表达等。

（5）生活自理：吃、穿、如厕、个人卫生等。

（6）社会适应：认识自己与家庭、交往、参与、安全等。

六、预防

禁止近亲婚配和加强计划生育指导，提高经济和文化水平，改善生活环境，防止环境污染，加强公共卫生、妇幼卫生和围生期的保健。广泛开展医学遗传咨询和婚前健康检查，有遗传性疾病、家族史，特别影响儿童神经系统发育，引起残疾的父母应实行避孕或绝育。对已怀孕的母亲，或高龄孕母应及早作产前诊断。而对已出生的婴儿普遍开展一些筛查，如苯丙酮尿症、先天性甲状腺功能低下、先天性听力障碍等疾病的筛查，以利于及早期诊断和治疗。

（张春霞）

第二节 儿童孤独症

1943 年，美国约翰斯·霍普金斯大学医院儿童精神病学医师 Kanner 对有以下一些特征的儿童命名为“早期婴儿孤独症”，即：①极度孤僻，不能与他人交往；②言语发育迟缓，失去语言交流能力；③游戏活动简单并重复；④缺乏对物体的想象和运用的能力。自此以后，对这一疾病的命名和定义不断地进行了修正。

目前，在命名上，已用“儿童孤独症（child autism）”代替了原来的“早期婴儿孤独症”。在定义上，行为特征主要包括三个方面：①社会交往障碍。②语言交流障碍。③兴趣狭窄和重复刻板的行为。年龄特征为发病一般在 3 岁以下。

一、流行病学

早期的研究报道孤独症的发病率约为 0.04%，由于定义的修正，其发病率在提高。例如英国伦敦的一个研究报道为 0.2%。最近美国的流行病学研究报道为 0.1% ~0.2%，此外，对 1 300 个孤独症的家庭监测中还发现，尽管父母在患儿 18 个月时发现有些异常，大约 2 岁时带患儿去就医，但孤独症诊断的平均年龄为 6 岁，在这中间，不到 10% 的儿童在初诊时做出诊断，另有 10% 儿童列入随访中，而 80% 的孩子被转诊至其他专业医生处（其患儿的平均年龄为 40 个月），其中 40% 患儿得到明确的诊断，另有 25% 患儿的家长却被告知“无须担忧”，还有 25% 的孩子继续转诊至第三或第四个专业医生。在男女发病方面存在明显的差异，多数报道为 4 ∶ 1 ~5 ∶ 1。我国尚无关于儿童孤独病的流行病学调查资料。

二、临床表现

1. 起病情况 孤独症一般在 30 ~36 个月内起病。1/3 ~1/2 的家长在患儿 1 岁以内未注意到任何异常，到 18 个月时，大多数父母虑及患儿的语言和社会交往问题，前者主要是表达性语言的延迟或偏离；后者主要是目光注视差，缺乏交流兴趣。

2. 临床特征 孤独症以缺乏社会交往、语言交流和游戏兴趣，刻板重复动作，强迫保持生活环境和方式为特征。

（1）社会交往障碍：许多孤独症患儿在婴儿时期就与父母没有任何的依恋，当母亲抱着患儿喂奶时，他们不会将身体与母亲贴近，无眼神交往，父母回家时没有愉快的表情和迎接的姿势，对人态度冷漠，对别人的呼唤无应答，当别人抚摸他时，出现躲避的方式。当他害怕时，不会寻求保护，与周围小朋友缺乏相互交往，显得极其孤僻。

（2）语言交流障碍：这一障碍在孤独症儿童中表现较为显著，具体表现如下。

1）非语言交流障碍：患儿以尖叫或哭吵表示不适或需要，拉着大人的手走向他们想要的东西，一旦拿到后不再理人。面部缺乏表情，也不用身体语言如点头、摇头、摆手等表示意思和喜怒哀乐。

2）语言发育延迟或障碍：突出表现为不开口说话，默默无语。即使有些患儿已经会说话，但词汇贫乏，明显落后于同龄儿。有些患儿则表现为自言自语或哼哼唧唧，别人完全不解其意。

另外有一些孤独症儿童，尽管有语言，但语言的内容和形式异常，不能正确使用语言进行交流，不会与别人保持同一话题，有的只是刻板重复性或模仿性的语言，而且其语音、语调、语速等方面可出现异常，也不会使用代词，经常“你”“我”“他”分不清。

（3）兴趣狭窄以及行为刻板

1）兴趣狭窄和异常的依恋行为：患儿对一般儿童所喜爱的玩具和游戏缺乏兴趣，而对那些不是玩具的物品如车轮、瓶盖等圆的可旋转的东西却特别感兴趣，有些患儿还对手机、毛巾等其他物品产生依恋行为。

2）日常生活习惯不愿被改变：患儿固执地要求环境一成不变，总是以同一方式去做某件事情，例如只吃固定的食物，吃饭时坐固定的位置，总是把玩具或物品排列成行，出门走同一路线，倘若打破他们的“同一规律”，就会尖叫，大发脾气或拒绝执行。

3）强迫性行为：患儿常沉湎于独特的行为中，如摸弄或嗅闻一些物品，不停转圈走，不断敲打东西，反复问同一个问题，这些刻板、古怪行为构成患儿日常生活的一部分，也可能在烦躁或兴奋时才表现出来。

（4）感觉障碍：孤独的患儿存在感觉过敏和感觉迟钝现象。感觉过敏是指对外界一般的刺激出现感觉增强的现象，例如听到突然的声音就会吓一跳或捂上耳朵；看到光线突然变化时惊恐或烦躁不安；感觉迟钝是指对疼痛或刺激若无其事，冬天穿单衣不觉冷、打针时不觉得疼、摔倒时擦破皮肤也无任何反应。有些患儿同时存在这两种异常感觉。

（5）认知和智能障碍：孤独症患儿的智能约有50%处于中度和重度低下水平（IQ 低于49），约25%为轻度低下水平（IQ 为50～75），还有25%可能在正常范围，不论患儿的智商是高还是低，临床表现的主要症状均相似，但智商低的患儿在社会交往、刻板行为和语言障碍的程度上更为严重。

孤独症患儿有一些特定的认知特征，他们的机械记忆和视觉信息处理相对较好。在非言语智能测验中表现出计算、即刻记忆和视觉空间技能比其他方面好得多，称此为“高功能”或“孤独性才能”。例如，这些患儿2～3岁时就能认字母或数数，2～4岁认识各种标记，各类汽车名称，还有少数5岁的患儿阅读较好。一般来说，智商较好（>100）的患儿在认知功能上有一些相对的优势。

三、诊断

孤独症主要根据临床症状进行诊断。

1. 病史　详细的采集病史，包括患儿为第几胎，母亲孕期有无病毒性感染，出生时有无窒息、脑损伤、胆红素脑病，既往有无中枢神经系统感染、外伤、中毒等病史，家族中有无孤独症、认知缺陷等。

2. 临床观察　直接对患儿的观察是十分重要的。不同年龄的患儿，孤独症表现的特征有所不同。3岁以下的患儿，主要是说话明显延迟，有回声样的语言，躲避与他人身体接触，无假扮性游戏，对外界无兴趣，无共同注意。3～6岁患儿，除了有回声样语言外，还不能用语言进行交流，在诊室中可用一些简单的玩具观察其在游戏中所出现的模仿技能差、游戏水平低下等。6岁以上的患儿观察语言应用和交流的能力，并将其他类似于孤独特征的障碍如广泛发育障碍、Asperger 障碍与之区分开来。

3. 体格和神经系统检查　应当仔细作体格检查，发现先天性异常，如脆性X综合征常有耳和面部的特征；皮肤检查以发现神经皮肤综合征如结节性硬化引起的色素沉着。神经学检查寻找有无潜在的异常。

4. 实验室或其他检查　根据病史和临床观察，有所选择地做染色体分析，特别是脆性X综合征，因为这是孤独症最常见的一个原因。其他还有脑电图、脑CT或脑磁共振成像、智力测验等等。

四、鉴别诊断

1. 智能迟缓　其主要表现为智力明显低于同龄儿童，伴有社会适应缺陷，但无人际交往障碍和刻板重复的行为。孤独症患儿约25%智力正常，其余的可有不同程度的智能迟缓。此外，孤独症较智能迟缓明显不同的是男孩多于女孩。而且某些孤独症在计算机和机械性记忆方面有特异的能力。

2. 语言障碍　尽管语言障碍儿童也可有社会交往障碍和兴趣狭窄的表现，但程度较孤独症患儿轻。而且孤独症儿童在语言发展上常见回声样语言、对物品的机械性记忆和代词的颠倒。

3. 广泛发育障碍　该障碍也涉及儿童认知、交流和社会技能三个方面，临床上易与孤独症相混淆，但与孤独症比较，这三方面的影响程度较轻。有些研究表明广泛发育障碍儿童的社会交往及与他人的关系较孤独症儿童好，表现一种较主动的社会兴趣、一定程度的情感和较好地维持与他人的相互交往。

4. 强迫症　功能孤独症儿童常出现刻板重复动作，如个别手指动作、身体旋转等，其症状类似于强迫症，但后者无社会交流障碍和语言障碍的表现。

五、治疗

1. 行为治疗　无论在家或在学校，对孤独症儿童最重要的治疗是进行有效的行为训练。在选择训练的目标行为时，要考虑孤独症的严重程度和患儿的功能水平。常用的是行为矫正中的一些方法，如用特定地强化鼓励所期望产生的行为，取消强化以减少不期望的行为；较少使用的方法是轻度的惩罚如暂时隔离法或口头的指责等。行为矫正应及早用于患儿，而且要对患儿父母和老师进行特别训练，让他们学会应用，旨在改善患儿社会交往和语言功能，减少适应不良行为。

2. 教育治疗　儿科医生应当使教师更好地理解孤独症儿童的临床表现，使学校对患儿提供适当的教学措施。在教学上，治疗的主要目标应强调社会技能的发展和语言的交流。而学习目标则根据患儿的功能水平决定之。

在教学中，一个仔细的、有结构的环境对孤独症儿童来说十分重要。当患儿知道生活常规或作息时间安排后，他们会做得很好。在教学中要帮助患儿逐渐学会适应变化。由于孤独症儿童视觉功能优于语言功能，所以我们要给患儿更多的视觉信息。在促进患儿学习时，将所教的内容分成简单的、清楚的步骤。

3. 药物治疗　如下所述。

（1）氟哌啶醇：此药能改善活动过度、攻击性行为、减少刻板行为和自伤行为。合适剂量为每日0.5～4.0mg，分2次服。其不良反应为迟发性运动障碍（不自主运动）目前主张在其他干预无效时应用此药，用药时间不宜过长，且剂量偏小。

（2）中枢神经兴奋剂（哌甲酯，即利他林）：减少多动和注意缺陷。用药剂量0.3～0.5mg/（kg·d）。现认为大多数孤独症儿童用此药无明显效果，有的甚至使症状加重，例如患儿更为激惹，刻板行为增加。

（3）三环类抗抑郁药：较为常用的是丙米嗪。对孤独症伴有抑郁症者可见效。如患儿伴有遗尿，可在睡前服12.5～25mg。近年来，5－羟色胺阻滞剂氟西汀用于减少孤独者患儿的强迫症状或仪式动作。

（4）利培酮：应用此药可改善活动过度、攻击行为和刻板动作，且不良反应较其他抗精神病药物为轻，较安全。此药从小剂量0.25mg/d开始，每2周增加0.25mg/d，直至1.5mg，不良反应为体重增加、便秘等。

（5）抗癫痫药：25%孤独症儿童有癫痫，可发生在儿童早期，也可出现在青春期。一般用卡马西平或丙戊酸镁或丙戊酸钠作为首选，而苯巴比妥常引起行为问题，故不用，卡马西平的剂量为10～20mg/（kg·d），丙戊酸钠或镁为20～40mg/（kg·d）。

4. 家庭支持和教育　在对患儿评价和诊断之后，应当给予家庭支持。儿科医生能够帮助家庭更现实地认识这一障碍的性质，澄清对此病的错误想法，提供治疗或干预的资源或设施，并组织孤独症父母小组，使这些患儿的父母能够相互交流，探讨家庭对患儿支持的策略和方法。

孤独症儿童的父母常有焦虑、内疚和绝望，而且对患儿的态度或期望上有不切实际的行为表现，这对治疗带来严重的妨碍。所以，要给予父母支持性的咨询，消除他们不良的情绪，客观地认识问题，积极地参与患儿的治疗和教育，持之以恒。

六、预后

虽然孤独症的长期预后一般较差，但仍然有较大的差异。最近的研究报道有些患儿的预后较好。过去曾估计为2/3患儿在社会适应性、工作能力和独立性方面较差。所以即使患儿进入成人期后，仍需要某种程度的支持性服务。然而，约10%的患儿可能有较好的独立性，甚至如同“正常”人。

有2个重要的因素与预后有关。一是IQ（非言语测试结果IQ＞70），二是5岁左右存在有意义性的言语。相反，如果 IQ < 50，5 岁左右无言语，则可预示其预后较差。如果患儿同时伴有智能迟缓，则其功能相对智能水平落后 1 个等级，例如从轻度下降至中度或从中度下降至重度。

（张春霞）

第三节　注意缺陷多动障碍

注意缺陷多动障碍（attention – deficit hyperactivity disorder，ADHD）在 ICD – 10 中称为多动性障碍（hyperkinetic disorder），我国的 CCMD – Ⅱ – R 中称为儿童多动症，1995 年我国自然科学名词审定委员会又定名为注意缺陷障碍伴多动（attention deficit disorder with hyperactivity，ADHD），目前常用美国 DSM – Ⅳ 中的命名，即注意缺陷多动障碍。该症以注意力不集中、活动过度和冲动行为为特征，属于行为障碍，患儿常有不同程度的学习困难，但智能正常或接近正常，有时出现动作不协调、性格或其他行为的异常。

一、流行病学

本症男童发病率明显高于女童，比例为（4 ~9）：1。其差异的原因之一是男童更具有冲动和攻击行为，并且容易伴随品行方面的问题，故更容易引起注意。

二、临床表现

1. 活动过度　与年龄发育不相称的活动过多是该症的特征表现之一。患儿上课时做小动作，坐不住，口中自言自语，东摸西碰，常常影响他人学习。在其他多种场合，患儿也表现为好动，且带有唐突、冒失、不顾危险、过分做恶作剧等，具有一定的破坏性，因此，该症的动作过多与正常儿童相比，不仅是量的增加，还有质的改变。

2. 注意力不集中　患儿根据外界的需要对注意进行调节的功能减弱，有意注意并集中于某一目标的能力较差，表现为主动注意明显减弱，而被动注意亢进，上课时注意力分散，不专心听讲，做事虎头蛇尾，家庭作业拖拉。但在强大动机的驱动下，或对特别感兴趣的情境，注意集中的时间可能会延长。

3. 行为冲动　患儿由于自制能力不足，表现为任性，感情冲动，平时贪玩，个性倔强，情绪变化莫测。常为一些事一时高兴一时哭闹。为了达到某一目的，可以说谎、逃学、打架、偷窃等。其冲动任性常具有事先不审慎思虑，不顾后果，带有破坏性、伤害他人或自己的特点，似乎“失去自控能力”。

三、诊断

1. 病史　注意缺陷多动障碍的病史必须由与患儿关系密切的家长提供，且正确、完整。而且要注意询问母孕期有无有害物质的接触史、有无嗜好烟酒史；围生期有无窒息史；家庭中有无多动病史；患儿发育史及健康史等。

2. 体格检查　注意患儿的生长发育，营养状况，视、听觉情况，有无贫血等，神经系统检查包括肌张力、生理反射、协调和共济运动、病理反射等。

3. 心理测评　①智力测验：常用韦氏学龄儿童智力量表（WISC – R），患儿多表现为智力正常或处于边缘水平。②学习成就和语言功能测定：国外常使用广泛成就测验（WRAT）。患儿常有学习成就低下。③注意测定：目前国内常用小儿多动注意测试仪，因注意力缺陷多动障碍、智力低下、情绪和行为障碍儿童均可出现注意持续短暂，易分散，故无特异性。

四、鉴别诊断

1. 正常儿童的多动　一般发生在 3 ~6 岁，以男孩为多，也表现有好动和注意集中时间短暂，但这些小儿的多动常因为外界无关刺激过多、疲劳、学习目的不明确，注意缺乏训练，行为不规范，平时未养成有规律的生活习惯等。

2. 不伴注意缺陷多动障碍的特定学习困难　这类儿童由于某种原因对上学学习感到厌烦，且因学习上屡屡受挫，而显得坐立不安，注意涣散。这是对不适宜的学校处境的反应。

3. 不伴有注意缺陷多动障碍的品行障碍　这类儿童表现出明显违反与年龄相应的社会规范或道德准则的行为，损害个人或公共利益，但无注意缺陷多动障碍行为特征，神经发育不迟缓，智力正常，未发现注意缺陷，且用中枢神经兴奋剂治疗无效。

4. 适应障碍　特别是发生在男孩的多动症需与适应障碍相鉴别。适应障碍的患儿通常少于6个月，且常发生于6岁以后。

5. 智能发育迟缓　需鉴别的主要是重度。上课时对教师讲的课不理解，听不进，在家时对大人的吩咐和教育同样如此，因而出现坐立不安、多动和注意涣散、易冲动等，如详细了解患儿的生长发育史，可发现语言和感知、运动等发育迟缓，智力测验查得IQ在70以下，且社会适应能力普遍低下。

6. 抽动－秽语综合征　常伴注意缺陷多动障碍，但主要表现为不自主、间歇性、多次重复的抽动，包括发音器官的抽动，症状奇特，不难鉴别。

7. 儿童少年精神分裂症　发病初期常有注意缺陷多动障碍表现，但一般起病较晚（6岁以后），且有精神分裂症特征，如情感淡漠、人格改变、思维障碍、妄想和幻觉等，加以之鉴别。

五、治疗

注意缺陷多动障碍是由生物、心理、社会等因素引起，因此，必须进行综合治疗。

（一）药物治疗

1. 中枢神经兴奋剂　如下所述。

（1）哌甲酯（利他林）：药物剂量要个体化，每天自5mg开始，无效时逐渐增加剂量，每天总量不超过60mg。每晨上课前半小时服药，早餐前、后均可。药物持续时间4～6小时，必要时中午再服上午的药量的1/2。下午4时后不再服药，否则引起晚上失眠。治疗有效者症状明显改善。药物的不良反应以食欲减退、皮肤苍白（血管收缩）、头晕、腹部不适为最常见，服药1～2周后逐渐减轻，其他还可出现心率加速、精神紧张、失眠等。

（2）哌甲酯缓释片（专注达）：药物剂量也需要个体化，此药与利他林区别在于疗效持续10～12小时。每天剂量自18mg开始，每天早晨1次，在随访中调整剂量。其不良反应与利他林相同。

2. 托莫西汀　为选择性去甲肾上腺素再摄取抑制剂，日剂量0.5～1.2mg/kg体重，初始剂量10mg/d，1～2周后逐渐按体重计算日剂量，每天1次，疗效持续24小时。药物的不良反应以食欲减退、腹部不适为最常见，其他还可出现激惹、嗜睡等。

3. 三环类抗抑郁药　丙米嗪治疗本症有一定的疗效。剂量每日早晚各12.5mg，每日最大剂量为50mg。有癫痫或脑部器质性疾病者，不宜应用。

4. α受体拮抗剂　常用可乐定。尤适用于注意缺陷多动障碍伴抽动－秽语综合征患儿。开始剂量为0.05mg，以后缓慢增加至每日0.15～0.5mg，分3次服用，可乐定可降低血压，服用时需监测血压。

（二）非药物治疗

1. 行为治疗　①阳性强化：即给予赞扬或物质奖励，巩固良好的行为。②惩罚：出现多动、注意难集中等不良行为后，家长表示不满或取消阳性强化方法中所给的奖励，或采取暂时隔离法，使患儿明白不良行为的后果，有意改正。

2. 家庭咨询　帮助家长认识该症是一种疾病，不能将患儿当成坏孩子，并纠正单纯惩罚的教育方法，既可使他们学到一些有关该症的知识和治疗方法，又可使家长之间相互交流，宣泄心中的郁闷，改变教养态度，学一点行为矫正的方法，并能够改善与儿童之间的关系，提供良好的家庭环境。这对学龄前儿童的ADHD尤为有效。

3. 学校干预　应当从学校教师方面了解ADHD儿童的学习情况及学校的行为表现。特别当ADHD儿童使用药物治疗后，教师的信息反馈是很重要的，因为常常只有教师才能观察到明显的疗效，如学习成绩和行为的改善等，因此，教师的信息对治疗很有帮助。同时，教师的鼓励和表扬对正在进步的患儿来说更为重要。

六、预后

78% ADHD 儿童在进入青少年期后，继续有临床表现，其中注意缺陷和冲动比起多动，更持久地成为一种心理特征。据报道 3 个因素决定儿童时期的 ADHD 是否延续至青少年，即：①有 ADHD 的家族史；②家庭环境不良；③同时伴有精神疾病。

七、预防

防止母亲孕期不利因素对胎儿发育的影响，加强围生期保健，防止颅脑损伤和窒息，对高危儿需要长期的发育监测，防止铅中毒。减少来自家庭和学校的压力、对儿童有适当的期望，提供良好的生活和学习环境。

（张春霞）

第四节 抽动障碍

抽动障碍（tic disorder）起病于儿童时期，主要表现为身体某一部位或多部位肌肉群的抽动，具有突发性、无先兆、不随意、无节律的特点。临床上有运动性抽动，发声性抽动和感觉性抽动，以前两种为多。

运动性抽动可分为简单性运动抽动和复杂性运动抽动，前者表现为眨眼、挤眉、皱额、吸鼻、张口、伸脖、摇头、耸肩等运动抽动；后者表现为一组简单性运动抽动，或较为协调的运动方式如跳跃、摆弄衣服、脸部作怪相等。

发声性抽动也可分为简单发声抽动和复杂发声抽动。前者常表现为反复哼声、抽鼻子声和清嗓子声；后者表现为说某些词语、短语、回声性语言等。

感觉性抽动为缓解躯体某些不适感受（如某部位瘙痒或燥热感）而产生的一些随意动作，如躯体突然用力伸直，突然扭动，或感受到咽喉部刺激，而产生一种突然的声响。

根据中国精神障碍分类与诊断标准（CCMD）第 3 版的分类，抽动障碍分为短暂性抽动障碍（transient tic）、慢性运动性或发声性抽动障碍（chronic motor vocal tic）和抽动－秽语综合征（Tourette Syndrome）三种类型。

短暂性抽动障碍又称为抽动症或习惯性痉挛，是抽动障碍中最多见的一种类型，大多数儿童表现为简单性运动抽动，少数表现为单纯发声抽动，病程持续时间不超过 1 年。

一、短暂性抽动障碍

据报道，短暂性抽动障碍在学龄儿童中的发病率为 5% ~24%（Singer，1993）。国内报道资料较少，李雪荣等（1994）报道本病患病率为 1% ~7%。男性发病较高。起病年龄多见于 4 ~7 岁，但最早可发生于 2 岁的幼儿，也可在 27 岁或 28 岁第一次发生。一般运动性抽动的平均年龄在 7 岁，而发声性抽动的平均年龄在 9 岁。

1. 临床表现 抽动症开始的症状大多数为简单性运动抽动，极少数为单纯发声抽动。一般以眼、面肌为多见，病程持续数月至 1 年。常见的眼、面部抽动表现为眨眼、挤眉、翻眼、咬唇、张口、点头、摇头、伸脖、耸肩等。少数单纯发声抽动表现为反复咳嗽、清嗓子、发出哼声。症状可在数周或数月内波动及转移部位。抽动的频率和严重程度不一，轻者对患儿学习和生活环境无影响，重者影响学习、扰乱环境，甚至不能在教室中上课。体格检查包括神经系统检查，通常无异常发现。

2. 诊断 如下所述。

（1）行为约见：对于短暂性抽动障碍的儿童，应当分别与患儿和家长交流。了解患儿的学习和生活环境，兴趣爱好、性格特征，以及出现抽动症前后的意外事件和重大冲突，获得病因方面的资料，同时观察患儿抽动的表现。与家长的交流了解患儿的生活环境，特别是家庭和学校的情况，家庭成员之间的关系、家庭功能、家庭冲突或重大变迁等；学校内患儿与同伴和老师的关系、学习成绩、家长对患儿的学习期望；患儿喜欢的活动和所看的电视节目等，从而寻找患儿抽动的环境因素。

（2）病史采集：病史中除了对目前临床表现的描述外，还应了解患儿过去患病情况，有无抽动、持续时间、治疗情况等。同时询问家族中抽动发生的情况。

（3）诊断标准：根据 CCMD－3 的标准，短暂性抽动障碍的诊断如下：

1）有单一或多个运动抽动或发声抽动，常表现为眨眼、扮鬼脸或头部抽动等简单抽动。

2）抽动天天发生，一天多次，至少已持续 2 周，但不超过 12 个月。某些患儿的抽动只有单次发作，另一些可在数月内交替发作。

3）18 岁前起病，以 4～7 岁儿童最常见。

4）不是由于 Tourette 综合征、小舞蹈病、药物或神经系统其他疾病所致。

3. 鉴别诊断　如下所述。

（1）抽动－秽语综合征：本症常为多组肌肉抽动，在同一时间内的不自主性动作多种多样，并伴有不自主的喉鸣或骂语（秽语），故抽动的多发性及其伴随的秽语为本症的特征。

（2）注意缺陷多动障碍：多动与抽动症的肌肉抽动完全不同，且伴有注意缺陷和冲动性，鉴别不难。

（3）癫痫：某些类型的癫痫如颞叶癫痫可出现咂嘴等动作。肌阵挛性癫痫有局部肌肉抽搐发作的表现，但癫痫时往往呈发作性，而抽动症则抽动的现象较频繁。癫痫发作一般不受意志控制，而抽动症可用意志控制短暂的时间。癫痫多有意识障碍，脑电图有特殊改变，而抽动症无这种改变。

（4）舞蹈病：此为风湿病变累及锥体外系所致，可有四肢和面部的不自主的无意识运动，除此外，可有体温、血沉、C 反应蛋白及 ASO 等的变化，发病前有链球菌的感染，这些有助于与抽动症的鉴别。

4. 治疗　如下所述。

（1）消除诱因：短暂性抽动障碍中，特别是抽动时间不长的患儿，在行为约见中往往不难寻找出诱因。年幼儿童的诱因通常是看紧张的电视或录像节目、玩游戏机、耳闻目睹害怕的事物所致，年长儿童却因遭受意外、家庭冲突、学习压力太大而产生抽动。因此，寻找诱因并消除它至关重要，也是从根源上对抽动症的治疗。

（2）行为矫正：鼓励患儿自行控制抽动，采用正性强化的方法如奖赏其通过努力，克服并减少抽动，并且用放松的方法减少患儿的精神紧张，这对年幼儿童较为有效。

（3）父母咨询：父母对抽动常常过于担忧，应使父母了解抽动发生的诱因，合理安排患儿生活、学习和活动。对患儿的抽动症状不要提醒，指责和给予过度的关注。因为这样使患儿更紧张，对抽动的控制不利，而是应不予理睬，帮助患儿消除诱因，提供一个良好而又宽松的家庭环境。

（4）药物治疗：抽动症一般无须药物治疗，只有当抽动明显地影响患儿的运动和说话，干扰人际关系和课堂学习时，才给予药物治疗，如氟哌啶醇，由小剂量开始，每日 0.05mg/kg，口服，然后调整剂量，使症状获得控制而无不良反应。一般先给每次 0.5mg，口服，每日 2 次，再逐渐加量，直至满意效果。同时可并用抗震颤麻痹药（如苯海索），以减少锥体外系的反应。

5. 预后　短暂性抽动障碍的预后良好，大多数患儿在消除诱因后可自行好转。但是，如果仅仅针对抽动症状采用药物治疗，不寻找诱因，不给予患儿正确的引导，则抽动症状可持久存在，甚至变成慢性运动抽动。

二、慢性运动抽动或发声抽动障碍

慢性运动抽动或发声抽动是指临床表现符合抽动障碍的一般特征，可以有简单运动抽动障碍和复杂的运动抽动障碍，或仅仅出现发声抽动，运动抽动和发声抽动不同时存在，病程至少持续 1 年以上，以运动性抽动为多见。其发生率为 1%～2%。

本症按 CCMD－3 诊断标准如下：①不自主运动抽动或发声，可以不同时存在，常 1 天发生多次，可每天或间断出现。②在一年中没有持续 2 个月以上的缓解期。③18 岁前起病，至少已持续 1 年。④不是由于 Tourette 综合征、小舞蹈病、药物或神经系统其他疾病所致。

本症的治疗基本上与短暂性抽动障碍相同。由于抽动或发声的时间持续较长，因此在寻找诱因方面有一定的困难。对于抽动或发声症状轻、干扰损害少者，一般采用行为矫正和父母咨询，如果影响学习和社会交往，则需药物治疗，并给予正确的引导，避免过度紧张疲劳和其他过重的精神负担，以利于病情的恢复。

三、抽动－秽语综合征

抽动－秽语综合征是由法国医生 Tourette（1885 年）对该病的起始和发展作了详细地描述，故又命名为 Tourette 综合征。本症除抽动症状之外，可不同程度地干扰损害儿童的认知功能和发育，影响社会适应能力，近年来，引起儿科较广泛的重视和研究。

抽动秽语综合征在男孩中的发病率为 0.1%～0.8%，女孩为 0.01%～0.4%（Peterson，1996）。据 Stakey D 等（1997）跨文化研究，该病多见于男孩，男女发病之比为（3～4）：1，平均起病年龄为 7 岁，90% 以上于 2～15 岁发病。国内也有不少关于此病的流行病学报道，高庆云（1984 年）报道该病患病率为 0.242%。

1. 临床表现　如下所述。

（1）抽动症状

1）运动抽动：简单性运动抽动的特点是突然、短暂和局限于某一部位的抽动，如眨眼、甩头、点头、咧嘴、耸肩等。也可表现为一种强直动作，如斜颈；复杂性运动抽动的特点是动作复杂，由多组肌群参与，似乎有某种目的性。

2）发声抽动：简单性发声抽动的特点是清嗓、咳嗽、哼声、吠叫声等；复杂性发声抽动可发出完整的或省略的词语，具有语言的意义，如模仿言语和秽语等。

（2）抽动形式：通常起病多从眼、面开始，如眨眼、点头、努嘴等，然后逐步向肢体近端发展，甚至波及全身多部位肌肉抽动。抽动往往从简单趋向复杂，从一种形式转变为另一种形式，常在精神紧张时加剧，注意集中于感兴趣的事物时可暂时减轻，主观努力可短暂克制，睡眠时症状消失。

（3）常伴发其他病症

1）伴发注意缺陷多动障碍（ADHD）：大约 50% 的抽动－秽语综合征患儿同时被诊断为 ADHD。而且 ADHD 症状先于抽动。

2）伴发强迫障碍（OCD）：40%～50% 的抽动－秽语综合征患儿同时有 OCD。遗传研究表明抽动秽语综合征患儿一级亲属中强迫症的发生率较正常群体高 9～13 倍。1995 年，Como 指出抽动－秽语综合征是常染色体显性表现型，而 OCD 是该基因的另一种表现型。男性常表现为抽动－秽语综合征；而女性常表现为无抽动的强迫症。

3）伴发学习不能症、焦虑和抑郁：约 25% 的患儿同时伴有学习不能症，而 25%～50% 的患儿可有焦虑和抑郁。

（4）病程与病情：本征病程进展缓慢，症状起伏波动，时好时坏，一种症状可代替另一种症状。轻者不影响学习和交往，重者干扰日常生活和课堂学习。

2. 诊断　如下所述。

（1）诊断标准：CCMD－3 提出的 Tourette 综合征诊断标准。

1）症状标准：表现为多种运动抽动和一种或多种发声抽动，多为复杂性抽动，两者多同时出现。抽动可在短时间内受意志控制，在应激下加剧，睡眠时消失。

2）严重标准：日常生活和社会功能明显受损，患儿感到十分痛苦和烦恼。

3）病程标准：18 岁前起病，症状可持续至成年，抽动几乎天天发生，1 天多次，至少已持续 1 年以上，或间断发生，且 1 年中症状缓解不超过 2 个月。

4）排除标准：不能用其他疾病来解释不自主抽动和发声。

A. 症状的强度在数周或数月内有变化。

B. 病程超过1年，且在同1年之中症状缓解不超过2个月以上。

C. 排除小舞蹈症、肝豆状核变性、癫痫肌阵挛发作、药源性不自主运动及其他锥体外系病变。

（2）行为约见：在约见中试图了解抽动的诱因，患儿的生活环境、学习状况，观察患儿抽动的性质、频度及伴发的行为症状，父母对患儿抽动的反应。抽动对患儿社会交往及学习的影响等。

在约见中，同时要做体格检查，包括神经系统检查，以排除其他器质性疾病所致的抽动。本征神经系统检查中可发现轻微的异常。

3. 鉴别诊断　如下所述。

（1）小舞蹈症：这是风湿性感染所致，通常也多发生于5～15岁的儿童少年，以舞蹈样异常运动为特征，并有其他风湿热（rheumatic fever）的症状，实验室检查血沉增快，C反应蛋白阳性，ASO升高，经抗风湿治疗有效。

（2）急性运动性障碍：表现为突然不自主运动、震颤、张力障碍、扭转痉挛或舞蹈样动作，常由某些药物如中枢兴奋剂、抗精神病药物引起，停药后症状可消失。

（3）手足徐动症（athetosis）：此症表现为缓慢蠕动样、联合性的不自主运动，是脑性瘫痪的一种类型，根据病史、肌张力和腱反射的改变等，不难鉴别。

（4）儿童精神分裂症（child schizophrenia）：该病具有思维和情感障碍，异常的感知、幻觉妄想和怪异行为，这些精神特征是抽动－秽语综合征所不具备的。

4. 治疗　如下所述。

（1）心理治疗：教育患儿不要过于担忧和紧张，建立信心，积极配合治疗。教育家长要合理安排患儿的生活和学习，对抽动的动作不予理睬、不要提醒和指责，以免加重患儿的紧张，或给患儿不适当的强化。鼓动患儿努力控制自己的症状。

（2）消除诱因：包括躯体诱因如扁桃体炎、上呼吸道感染、结膜炎、喉炎等可能的诱因进行治疗；心理社会诱因如家庭矛盾的调整，父母、教师的过度要求所致的精神矛盾和紧张情绪的解决，给予支持性心理治疗。

（3）药物治疗

1）抽动的治疗

A. 氟哌啶醇：系一种高效多巴胺受体阻滞剂，从1961年开始，此药治疗抽动－秽语综合征，是最有效的药物之一，可作首选，由小剂量开始0.05mg/（kg·d）口服，然后调整剂量，使症状获得控制而无不良反应。一般初次给0.5mg，口服，每日2次，逐渐加量，直至满意效果。病情稳定后可逐渐减量至维持量，约每日4mg左右，最大剂量每日不超过8mg。此药可引起锥体外系不良反应，表现为动作减少、减慢和肌张力增强，有伸舌、张口困难、歪颈等，加用等量苯海索（安坦）可抵消这种不良反应。对于反应严重者可肌内注射东莨菪碱0.3mg，每日1～2次。

B. 硫必利（泰必利）：此药与多巴胺D_2受体结合，抑制中脑边缘系统多巴胺能亢进。开始剂量为每次50mg，口服，每日3次，连服1～2周后若症状控制欠佳，可逐渐加量至每日300～400mg。维持量为每日150～200mg。该药不良反应为头昏、无力和嗜睡。

C. 匹莫齐特（哌迷清）：其作用与氟哌啶醇类似，但镇静作用轻，剂量不超过每日0.3mg/kg。此药不良反应为引起心电图的变化如T波倒置、Q－T间期延长的心率缓慢，故在服用过程中需监测心电图的变化。有报道匹莫齐特与丁苯那嗪或可乐定合用能较好地控制抽动症状。

D. 可乐定：是一种中枢性α_2受体阻滞剂，能减少中枢去甲肾上腺素能系统的活动。治疗从小剂量开始，每日0.037 5mg，口服，每日一次，根据症状可逐渐加至每次0.075mg，口服，每日2次。治疗期间不可骤然停药。不良反应有口干、头昏、嗜睡、低血压和心律失常。

2）伴发行为的治疗

A. 伴发注意缺陷伴多动症的治疗：过去认为这类患儿不宜用中枢兴奋剂，新近观点认为，服用中枢兴奋性药物引起抽动的风险不像过去认为的那样大，用药后不久出现抽动症可能反映患儿具有抽动症的遗传素质，即使这些患儿不服用该类药物，以后也常常会出现抽动症状。哌甲酯最佳剂量为每日0.1mg/kg，这一剂量不伴抽动症状的加重，因此，可间歇和适量应用此药。其他三环抗抑郁剂（丙米嗪）和可乐定也用于抽动－秽语综合征伴发注意缺陷伴多动症的治疗，特别是可乐定被视为中枢兴奋剂的一个安全替代药物。

B. 伴发强迫观念和行为的治疗：氟西汀（百忧解，fluoxetine）是有效的药物之一，剂量为10～40mg/d，晨服，疗程4～20周。其他如氯米帕明（氯丙米嗪，起始剂量25mg，睡前服1次）和氟伏沙明治疗抽动－秽语综合征伴发强迫观念和行为有效的报道。

（4）行为治疗：同抽动症。

5. 预后　本病病程较长，病情时好时坏，具有较大的波动性，虽然症状可缓解，但经常复发，因此治疗有一定的难度。早期治疗可控制抽动，预后有所改观，需坚持服药。

（张春霞）

第六章

呼吸系统疾病

第一节　急性上呼吸道感染

急性上呼吸道感染（上感），俗称“感冒”，是由各种病原体引起的上呼吸道炎症，是小儿时期最常见的疾病。根据病原体所侵犯的部位不同可分为急性鼻炎、急性咽炎、急性扁桃体炎等。局部感染定位不确切者统称“急性上呼吸道炎”。主要临床表现为发热、咳嗽、流涕、咽痛等。因婴幼儿呼吸系统特殊的解剖生理特点和免疫特点，炎症易向邻近器官扩散引起中耳炎、肺炎、咽后壁脓肿等并发症。

一、诊断步骤

（一）病史采集要点

1. 起病情况　因年龄、体质、病变部位的不同，起病的轻重缓急也不同。一般年长儿症状较轻，以局部症状为主；婴幼儿可急起高热，全身症状重而局部症状轻。

2. 主要临床表现　局部症状表现为鼻塞、流涕、喷嚏、咽痛、轻咳等。全身症状可有发热、头痛、乏力、精神不振、食欲减退等。发热可高达39～40℃，在婴幼儿高热时可出现惊厥。热程2～3天至1周左右。部分患儿可出现消化道症状如恶心、呕吐、腹泻等。

（二）体格检查要点

1. 一般情况　大多数患儿一般情况好。

2. 咽部检查　咽部可见充血，扁桃体肿大、充血，可见滤泡或分泌物渗出。

3. 其他　可有颌下和颈部淋巴结肿大，心肺听诊正常。肠道病毒感染者可有不同形态的皮疹。

（三）门诊资料分析

血常规上感多为病毒感染引起，白细胞计数正常或偏低，中性粒细胞减少，淋巴细胞相对增高。若为细菌感染则可见白细胞增高，中性粒细胞增高。

（四）进一步检查项目

1. 病原学检查　鼻咽分泌物病毒分离、细菌培养和血清学检查等可确定病原体。

2. C反应蛋白（CRP）　若为细菌感染者CRP增高，较血常规更有诊断意义。

3. ASO　若为链球菌感染则2～3周后ASO可增高。

二、诊断对策

（一）诊断要点

根据患儿发热、咳嗽、流涕、体检见咽部充血、肺部听诊无异常可明确诊断，但应尽量判断是病毒或细菌感染以指导治疗。

（二）鉴别诊断要点

注意与以下疾病鉴别：

1. 流行性感冒 由流感病毒或副流感病毒引起，有较明显的流行病史，全身症状重而局部症状轻，可有高热、头痛、四肢肌肉酸痛等，病程较长，并发症较多。

2. 急性传染病早期 各种传染病早期可出现类似上感的前驱症状，如麻疹、流行性脑脊髓膜炎、百日咳、猩红热等，应结合流行病史、临床表现及实验室检查等以综合分析，尤应注意观察病情变化加以鉴别。

3. 消化系统疾病 婴幼儿上感往往有呕吐、腹痛、腹泻等消化道症状，可被误诊为胃肠炎等消化道疾病，需加以鉴别。上感伴腹痛者需与急性阑尾炎鉴别。后者腹痛先于发热，以右下腹痛为主，呈持续性；体查有右下腹固定压痛点，可有腹肌紧张和反跳痛，腰大肌试验阳性；血常规有白细胞及中性粒细胞增高。

4. 过敏性鼻炎 病史较长，常打喷嚏、鼻痒、流清涕，而无发热、咽痛等。体查可见鼻黏膜苍白水肿，咽部无充血；鼻腔分泌物涂片示嗜酸性粒细胞增多，皮肤点刺试验可提示对何种过敏源过敏，血总 IgE 及特异性 IgE 可增高。

（三）临床类型

除一般类型上感，临床上还常见两种特殊类型上感。

1. 疱疹性咽峡炎 由柯萨奇 A 组病毒引起，好发于夏秋季。起病急骤，出现高热、明显咽痛、流涎、厌食、呕吐等；体查见咽部明显充血，在咽腭弓、软腭、悬雍垂的黏膜上可见数个至十数个 2 ~ 4mm 大小的灰白色疱疹，周围有红晕，1 ~ 2 日后破溃形成小溃疡，疱疹也可发生在口腔的其他部位。病程约 1 周左右。

2. 咽结合膜热 病原体为腺病毒 3、7 型。好发于春夏季，可散发或有小流行。以发热、咽炎、眼结膜炎为特征。主要表现为高热、咽痛、眼痛，有时伴消化道症状。体查可见咽部充血，可有白色点块状分泌物，周围无红晕，易剥离；一侧或双侧滤泡性眼结膜炎，可伴球结膜充血；颈及耳后淋巴结可肿大，病程 1 ~ 2 周。

三、治疗对策

（一）治疗原则

（1）重视一般治疗，注意休息。

（2）尽可能明确病因，分清病毒性或细菌性感染，避免滥用抗生素。

（3）对症治疗。

（4）预防并发症。

（二）治疗计划

1. 一般治疗 注意休息，多饮水，周围环境应注意空气流通，保持合适的环境温度。病毒感染者，应告知家长该病的自限性和治疗目的，防止交叉感染，预防并发症。

2. 抗感染治疗 如下所述。

（1）抗病毒药物：大多数上感由病毒感染引起，可用利巴韦林 10 ~ 15mg/（kg · d），口服或静脉点滴；或雾化吸入治疗，疗程为 3 ~ 5 天；或可用中成药如抗病毒口服液等。

（2）抗生素药物：细菌感染或病毒感染继发细菌感染者应选用抗生素治疗。常选用青霉素类或 1、2 代头孢、大环内酯类抗生素。咽拭子培养阳性的药敏试验有助于指导抗生素的选择。若证实为链球菌感染，或既往有风湿热、肾炎病史者，青霉素疗程应为10 ~ 14 天。

3. 对症治疗 如下所述。

（1）发热：体温在 38℃以内者一般可不处理。高热者可口服对乙酰氨基酚或布洛芬，或用小儿退热栓塞肛；3 岁以内小儿可用安乃近滴鼻，但需注意小婴儿易致体温不升；使用退热药物的同时可用物理降温的方法，例如温水浴、头部冰敷等。对超高热者可用冷盐水灌肠。需注意高热伴寒战者慎用酒精擦浴或冷盐水灌肠，因可加重寒战。

（2）高热惊厥：发生高热惊厥者应即予镇静止惊、吸氧、退热等处理。

（3）其他：咳嗽痰多者可用祛痰药如氨溴索、富露施；流涕鼻塞者可用氯苯那敏、氯雷他定等；咽痛者可含服咽喉片等。

四、病程观察及处理

（一）病情观察要点

（1）监测体温变化，高热时及时处理。

（2）注意观察可能发生的并发症。

（3）因上感可为各种传染病的前驱症状，注意观察病情的变化，出现新的症状或体征需考虑是否需要修正诊断。

（二）疗效判断与处理

1. 疗效评定标准　如下所述。

（1）治愈：症状、体征全部消失，异常的化验检查恢复正常。

（2）好转：症状、体征部分或大部分消失，异常的化验指标好转，但未达到正常。

（3）未愈：症状、体征无好转或进一步加重。

2. 处理　如下所述。

（1）有效者：继续原方案治疗，直至痊愈。

（2）病情无好转或加重：考虑是否合并细菌感染，需加用抗生素；或根据药敏选用抗生素；考虑是否出现并发症、是否需要修正诊断，并根据病情调整治疗方案。

五、预后评估

急性上呼吸道炎预后良好。病毒性上炎为自限性疾病；年长儿若患 A 组溶血性链球菌咽峡炎偶可引起急性肾小球肾炎或风湿热，应注意在上感后 1～3 周监测尿常规。

六、出院随访

①出院带药：可予抗病毒口服液、祛痰药等。②定期门诊呼吸专科随诊。③出院时应注意的问题注意休息，预防感染。

（张春霞）

第二节　急性感染性喉炎

一、概述

急性感染性喉炎（acute infectious laryngitis）为喉部黏膜急性弥漫性炎症。可发生于任何季节，以冬春季为多。常见于婴幼儿，多为急性上呼吸道病毒或细菌感染的一部分，或为麻疹、猩红热及肺炎等的前驱症或并发症。病原多为病毒感染，细菌感染常为继发感染。多见于6个月至4岁小儿。由于小儿喉腔狭小，软骨支架柔软，会厌软骨窄而卷曲，黏膜血管丰富，黏膜下组织疏松等解剖特点，所以炎症时局部易充血水肿，易引起不同程度的喉梗阻；部分患儿因神经敏感，可因喉炎刺激出现喉痉挛。严重喉梗阻如处理不当，可造成窒息死亡，故医生及家长必须对小儿喉炎引起重视。

二、诊断思路

（一）病史要点

有无发热，咳嗽是否有犬吠样声音，有无声音嘶哑，有无吸气性喉鸣、呼吸困难及青紫等。有无异物吸入。有无佝偻病史，有无反复咳喘病史，有无支气管异物史。有无先天性喉喘鸣（喉软骨软化病），询问生长发育情况，是否接种过白喉疫苗。父母有无急慢性传染病史，有无过敏性疾病家族史。

（二）查体要点

检查咽喉部是否有明显充血，有无白膜覆盖。注意呼吸情况，有无吸气性呼吸困难、三凹征、鼻翼翕动、发绀，有无心率加快。肺部听诊可闻及吸气性喉鸣声，但重度梗阻时呼吸音几乎消失。检查有无先天性喉喘鸣的表现，先天性喉喘鸣的患儿吸气时喉软骨下陷，导致吸气性呼吸困难及喉鸣声，在感染时症状加重，可伴有颅骨软化等佝偻病的表现。

（三）辅助检查

1. 常规检查　血常规中白细胞计数可正常或偏低，CRP 正常。细菌感染者血白细胞升高，中性粒细胞比例升高，CRP 升高。咽拭子或喉气管吸出物做细菌培养可阳性。

2. 其他检查　间接喉镜检查可见声带肿胀，声门下黏膜呈梭形肿胀。

（四）诊断标准

（1）发热、声嘶、犬吠样咳嗽，重者可致失音和吸气时喉鸣。体检可见咽喉部充血，严重者有面色苍白、发绀、烦躁不安或嗜睡、鼻翼翕动、心率加快、三凹征，呈吸气性呼吸困难，咳出喉部分泌物后可稍见缓解。

（2）排除白喉、喉痉挛、急性喉气管支气管炎、支气管异物等所致的喉梗阻。

（3）间接喉镜下可见声带肿胀，声门下黏膜呈梭形肿胀。

（4）细菌感染者咽拭子或喉气管吸出物做细菌培养可阳性。

具有上述第（1）、（2）项可临床诊断为急性感染性喉炎，如同时具有第（3）项可确诊，如同时具有第（4）项可做病原学诊断。

（5）喉梗阻分度诊断标准

1）Ⅰ度：病人安静时无症状体征，仅于活动后才出现吸气性喉鸣及呼吸困难，肺呼吸音清晰，心率无改变。三凹征可不明显。

2）Ⅱ度：患儿在安静时出现喉鸣及吸气性呼吸困难，肺部听诊可闻喉传导音或管状呼吸音，心率较快 120～140 次/分。三凹征明显。

3）Ⅲ度：除Ⅱ度喉梗阻症状外，患儿因缺氧而出现阵发性烦躁不安、口周和指端发绀或苍白、双眼圆睁、惊恐万状、头面出汗。肺部听诊呼吸音明显降低或听不到，心音较钝，心率加快 140～160 次/分以上，三凹征显著。血气分析有低氧血症、二氧化碳潴留。

4）Ⅳ度：经过对呼吸困难的挣扎后，患儿极度衰弱，呈昏睡状或进入昏迷。由于无力呼吸，表现呼吸浅促、暂时安静、三凹征反而不明显，面色苍白或青灰，肺部听诊呼吸音几乎消失，仅有气管传导音。心音微弱、心率或快或慢或不规律。血气分析有低氧血症、二氧化碳潴留。

（五）诊断步骤

诊断步骤：犬吠样咳嗽等临床症状→询问病史：有无发热、声音嘶哑、异物吸入、哮喘史→体格检查：吸气性三凹征、表紫等症状→辅助检查：血常规、CRP、喉镜→确诊急性喉炎。

（六）鉴别诊断

根据病史、体征排除白喉、喉痉挛、急性喉气管支气管炎、支气管异物等所致的喉梗阻。

三、治疗措施

（一）经典治疗

1. 一般治疗　保持安静及呼吸道通畅，轻者进半流质或流质饮食，严重者可暂停饮食。缺氧者吸氧。保证足量液体和营养，注意水电解质平衡，保护心功能，避免发生急性心力衰竭。

2. 药物治疗　如下所述。

（1）对症治疗：每2～4h 1次雾化吸入，雾化液中加入1%麻黄碱10mL、庆大霉素4万U、地塞米松2～5mg、盐酸氨溴素15mg。也可雾化吸入布地奈德2～4mg、肾上腺素4mg。痰黏稠者可服用或静脉滴注化痰药物如沐舒坦。高热者予以降温。烦躁不安者宜用镇静剂如苯巴比妥、水合氯醛、地西泮、异丙嗪等。异丙嗪不仅有镇静作用，还有减轻喉头水肿的作用，氯丙嗪则使喉肌松弛，加重呼吸困难，不宜使用。

（2）控制感染：对起病急，病情进展快，难以判断系病毒感染或细菌感染者，一般给予全身抗生素治疗，如青霉素类、头孢菌素类、大环内酯类抗生素等。

（3）糖皮质激素：宜与抗生素联合使用。Ⅰ度喉梗阻可口服泼尼松，每次1～2mg/kg，每4～6h 1次，呼吸困难缓解即可停药。>Ⅱ度喉梗阻用地塞米松，起初每次2～5mg，静脉推注，继之按每日1mg/kg静脉滴注，2～3日后症状缓解即停用。也可用氢化可的松，每次5～10mg/kg静脉滴注。

3. 手术治疗　对经上述处理仍有严重缺氧征象，有>Ⅲ度喉梗阻者，应及时做气管切开术。

（二）治疗步骤

治疗步骤：保证呼吸道畅通→吸氧→激素吸入或静脉使用→抗感染→气管切开。

四、预后评价

多数患儿预后良好，病情严重、抢救不及时者，可造成窒息死亡。

近年来，随着儿科气管插管机械通气技术的成熟，气管插管机械通气也渐成为治疗该病的一个手段。儿科气管术前准备简单，便于急诊室或病房操作，操作时间短、创伤小、不留瘢痕。

（武　伟）

第三节　急性支气管炎

一、概述

急性支气管炎（acute bronchitis）又称为急性气管支气管炎（acute tracheobronchitis），是由病毒、细菌等病原体引起的气管、支气管黏膜的急性炎症性疾病。在婴幼儿发病较多，常继发于上呼吸道感染以及麻疹、百日咳等急性传染病后。免疫力低下、营养不良、佝偻病、特应性体质（atopy）、慢性鼻炎、鼻窦炎、咽炎等是本病的诱因。凡能引起上呼吸道感染的病原体皆可引起急性支气管炎。常在病毒感染的基础上，因黏膜纤毛受损而继发细菌感染。

二、诊断思路

（一）病史要点

应了解患儿是否发热、咳嗽，咳嗽是否有痰，是否伴有气喘、呕吐、腹泻，有无呼吸困难、喘憋、发绀、胸痛、头痛等表现；有无反复喘憋或呼吸道感染病史，有无支气管异物、先天性心脏、肺结核等疾病史；有无营养不良、佝偻病、慢性鼻炎、鼻窦炎、贫血等史，是否早产，是否母乳喂养，是否由于反复呼吸道感染生长发育落后，是否按时进行预防接种，平时是否经常被动吸烟，父母是否有肺结核等传染病史，家族中有无过敏性疾病的患者，家庭中是否有人经常吸烟，家庭周围空气环境如何。

（二）查体要点

检查有无发热、咽部充血，肺部听诊双肺呼吸音粗糙或可闻及不固定的、散在的干啰音或粗湿啰音。注意有无气促、发绀，肺部有无哮鸣音。对于喘息性支气管炎患儿要注意有无烦躁不安、面色发绀、呼吸急促，注意有无鼻翕、三凹征，注意心率、心音，以及肝脏肿大的情况。检查囟门是否凹陷、皮肤弹性如何等，注意有无脱水情况。

（三）辅助检查

1. 常规检查　病毒感染者血常规示白细胞计数正常或偏低，淋巴细胞相对增多，CRP 正常。病毒分离及血清学反应可明确病原。细菌感染者血白细胞可增高，中性粒细胞增高，CRP 升高，痰培养可有病原菌生长。X 线胸片可显示正常或肺纹理增粗、肺门阴影增浓。喘息性支气管炎的胸片可见不同程度的梗阻性肺气肿，1/3 患儿有散在的小实变阴影，但无大片实变阴影。

2. 其他检查　对于特殊病原，可以进行 PCR 检测核酸以确诊。

（四）诊断标准

（1）以咳嗽为主要症状，干咳，2～3 日后加重转为湿性咳嗽，从单声咳至阵咳，有痰声，可咳出白色黏痰或黄色脓痰。可有或无发热。年长儿可诉头痛、胸痛；婴幼儿可有呕吐、腹泻等消化道症状。

（2）体检两肺呼吸音粗糙，有时可闻及干啰音或粗湿啰音，啰音不固定，随体位变动及咳嗽而改变。

（3）胸部 X 线检查有肺纹理增粗，或肺门阴影增深，亦可正常。

（4）血常规检查：如白细胞、中性粒细胞增高，提示有细菌感染。病毒感染时血白细胞计数正常或降低，淋巴细胞正常或相对增加。

（5）咽拭子或喉气管吸出物做细菌培养可阳性。鼻咽脱落细胞涂片做免疫荧光检查，可确定病毒感染。

具有上述第（1）、（2）或（1）～（3）项可临床诊断为急性支气管炎，第（4）、（5）项可作为病原学诊断的参考条件。

（五）诊断步骤

诊断步骤见图 6－1。

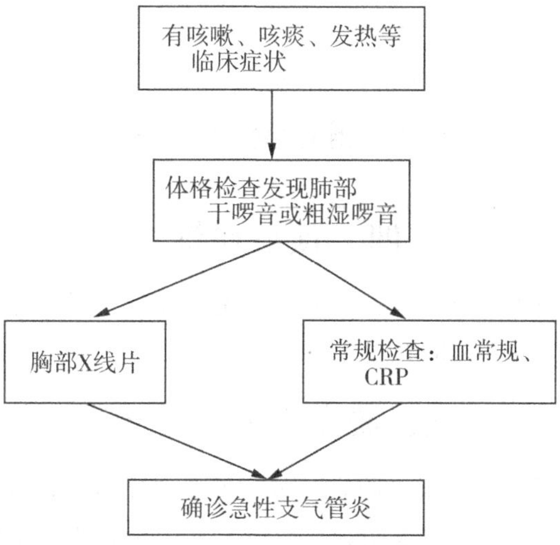

图 6－1　急性支气管炎诊断流程图

（六）鉴别诊断

结合病史、肺部听诊、胸部 X 线和其他检查可排除肺炎、肺不张、气管异物及肺结核等。

三、治疗措施

（一）经典治疗

1. 一般治疗　多饮水，休息，注意经常变换体位及拍背，以促进排痰。

2. 药物治疗　如下所述。

（1）控制感染：病毒感染时不采用抗生素。可用利巴韦林（病毒唑）或双黄连口服液。疑有细菌感染时，可用青霉素每次 80 万 U，肌内注射，每日 2 次，亦可口服头孢菌素等。严重者可用青霉素，每次 5 万 ~ 10 万 U/kg 静脉滴注，每日 2 ~ 3 次。或用第 1、2 代头孢菌素静脉滴注。如系支原体感染，应使用红霉素、阿奇霉素等大环内酯类药物。

（2）对症治疗：有缺氧者吸氧。化痰止咳可选用复方甘草合剂、溴己新（必嗽平）、小儿消积止咳糖浆、羚贝止咳糖浆等。超声雾化吸入药物，将糜蛋白酶、庆大霉素、地塞米松、病毒唑或干扰素等加入生理盐水中雾化吸入。哮喘性支气管炎治疗可口服泼尼松每日 1 ~ 2mg/kg，用 1 ~ 3 日。有明显喘息症状的支气管炎，予以布地奈德（普米克令舒）每日 0.5 ~ 1mg，分1 ~ 2 次雾化吸入有较好的效果。喘憋严重者用氨茶碱每次 3 ~ 5mg/kg，每 6 ~ 8 小时一次，口服或静脉滴注，有条件应进行血药浓度监测。也可用喘乐宁雾化吸入，口服沙丁胺醇等。可应用氢化可的松每次 5 ~ 8mg/kg 或地塞米松每次 0.2 ~ 0.3mg/kg，静脉滴注，必要时可重复。

（3）其他治疗：对于迁延性支气管炎可同时加用超短波治疗。

（二）治疗步骤

治疗步骤见图 6 – 2。

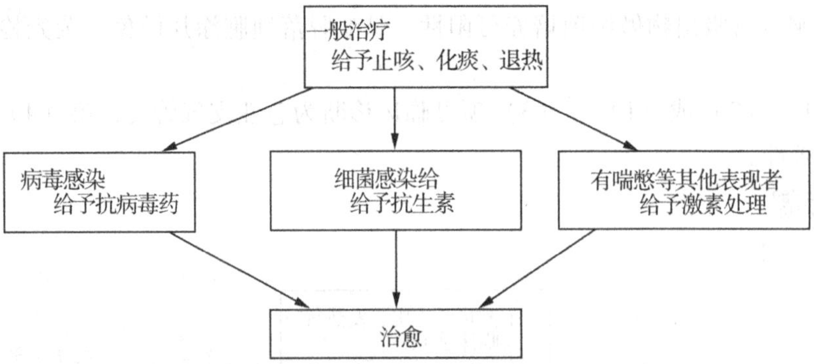

图 6 – 2　急性支气管炎治疗流程图

四、预后评价

绝大多数患儿恢复健康，极少数患儿因有呼吸系统先天畸形、吸入异物等可致支气管炎反复发作。病毒感染者，病程呈自限性。年幼、体弱儿可发展为肺炎。

五、研究进展与展望

近年来，弥漫性泛细支气管炎（diffuse panbronchiolitis）的诊断和治疗逐渐引起人们的重视。该病的发病机制及病因至今尚不清楚，有证据表明其与遗传因素、炎症细胞及炎症介质有关，也有证据表明其与铜绿假单胞菌感染及一氧化氮下降有关。本病的临床症状特征是慢性咳嗽、咳痰及活动后气促。病程早期仅有轻咳，咳少量白黏液痰，随着病情进展，患者反复感染，痰量增多，咳黄脓痰，逐渐出现活动后气促。两肺可闻广泛中小水泡音，偶有干性啰音或捻发音，以两肺背下部明显。X 线胸片可见两肺散在边缘不清的颗粒状结节阴影，伴有肺过度充气征。X 线片早期可见特征性的小叶中心性结节状影，晚期有支气管扩张表现。肺功能表现为严重的阻塞性通气障碍，可伴有轻度限制性通气障碍。是以两肺弥漫性呼吸性细支气管的慢性炎症为特征，炎症累及细支气管壁的全层，导致细支气管区域内继发性支气管扩张，因支气管、肺反复感染最终发展为呼吸功能衰竭。目前，在亚洲、欧洲等许多国家都有报道，但主要以日本的报道居多。本病患者性别无差异，各年龄组均可发生。

（武　伟）

第四节　支气管哮喘

支气管哮喘（简称哮喘）是一种常见的全球性小儿呼吸道变态反应性疾病，近年来对其病因、发病机制、病理改变及防治等方面的研究，都取得了较大进展，尤其GINA的制定和推广，使哮喘防治进一步规范化，并已见显著成效。但发病率仍呈上升趋势，全球已有3亿人患哮喘，死亡率徘徊不降，给儿童健康和社会造成严重危害和负担，成为全球威胁人类健康最常见的慢性肺部疾患之一，已引起社会各界关注。

哮喘是一种以嗜酸性粒细胞、肥大细胞等多种炎症细胞和细胞因子、炎性介质共同参与形成的气道慢性变应性炎症，对易感者，此类炎症使之对各种刺激物具有高度反应性，并可引起气道平滑肌功能障碍，从而出现广泛的不同程度的气流受限。临床表现为反复发作性喘息、呼吸困难、咳嗽、胸闷等，有的以咳嗽为主要或唯一表现，这些症状常在夜间或晨起发生或加剧。可经治疗缓解或自行缓解。

由于地区和年龄的不同及调查方法和诊断标准的差异，世界各地哮喘患病率相差甚大，如新几内亚高原几乎无哮喘，而特里斯坦－达库尼亚岛上的居民则高达50%。从总体患病率来看，发达国家（如欧、美、澳等）患病率高于发展中国家（如中国、印度等）。一般在0.1%～14%。据美国心肺血液研究所报道，1987年哮喘的人群患病率较1980年上升了29%，该时期以哮喘为第一诊断的病死率增加了31%。国内20世纪50年代上海和北京的哮喘患病率分别为0.46%和4.59%，至80年代分别增至0.69%和5.29%。90年代初期全国27省市0～14岁儿童哮喘患病率情况抽样调查结果，患病率为0.11%～2.03%，平均1.0%。10年后累计患病率达1.96%（0.5%～3.33%）增加1倍。山东省调查不同地理环境中984 131名城乡人群，儿童患病率为0.80%，明显高于成人（0.49%），均为农村高于城市，丘陵地区＞内陆平原＞沿海地区，并绘出了山东省哮喘病地图。但10年后济南、青岛两市调查结果显示，患病率也升高1倍多。性别方面，儿童期男＞女，成人则相反。年龄患病率3岁内最高，随年龄增长逐渐降低。首次起病在3岁之内者达75.69%。呼吸道感染是首次发病和复发的第一位原因。

一、病因

哮喘的病因复杂，发病机制迄今未全阐明，不同病因引起哮喘的机制不尽一致，现介绍如下。

（一）内因

哮喘患者多属过敏性体质（旧称泥膏样或渗出性素质），即特应性体质，存在气道高反应性，其特点是：体态肥胖，易患湿疹、过敏性皮炎和药物、食物过敏，婴儿期IgA较低，易患呼吸道感染或顽固性腹泻。血清IgE升高，嗜酸性粒细胞等有较多IgE受体。机体免疫功能，尤其是细胞免疫障碍，Ts细胞减少，Th细胞增多，尤其Th_2类细胞因子亢进。抗体水平失衡。微量元素失调，主要是Zn降低，使免疫功能下降。A型血哮喘患儿明显高于其他型血者，乃由于其气道含较多ABH血型物质，易发生Ⅰ型变态反应。此外哮喘患儿内分泌失调，雌二醇升高，皮质醇、黄体酮水平下降。有较高的阳性家族过敏史和过敏源皮试阳性率，迷走神经功能亢进，β_2受体反应性下降，数量减少，β/α比例紊乱等，这些内因是可以遗传的，其遗传因素在第6对染色体的HLA附近。近年研究发现尚与其他多种染色体有关。这是发生哮喘的先决条件。我们对985例哮喘儿童进行家系调查，64.68%的患儿有湿疹等变应性疾病史；42.15%有哮喘家族史，而且亲代愈近，患病率愈高，有家族聚集现象，属于多基因遗传病，遗传度80%。此外早期喘息与肺发育较小、肺功能差等有关。

（二）外因

也是哮喘发生的必备条件。

1. 变应原　变态反应学说认为，哮喘是由 IgE 介导的 Ⅰ 型变态反应性疾病。变应原作用于机体后，使机体致敏，并产生 IgE，当再次接触相应抗原后，便与肥大细胞上的 IgE 结合，通过“桥联作用”，Ca^{2+} 流入细胞内，激活细胞内的酶，溶酶体膜溶解，使其脱颗粒，释放出组胺等过敏介质，发生哮喘。引起哮喘的变应原种类繁多，大体可分为吸入性、食物性和药物性等三类，如屋尘、螨、花粉、真菌、垫料、羽毛等吸入性变应原和奶、鱼、肉、蛋、瓜果、蔬菜等食物性过敏源及阿司匹林类解热镇痛药、青霉素类等药物，此外 SO_2、DDV、油漆、烟雾、环氧树脂等亦可诱发哮喘。近年房屋装修，甲醛、油漆等有害物质致空气污染，已成为哮喘发生的又一常见原因。饮食结构的变化、工业污染、汽车废气及生态环境的变化等与哮喘患病率增加也均有关系。

2. 呼吸道感染　是哮喘的又一重要原因，其发病机制复杂，病原体本身就是一种变应原，并且感染可以因为气道黏膜损伤，免疫功能低下，气道反复感染，形成恶性循环，导致气道反应性增高。据我们对 2 534 例哮喘的调查，91.91% 的首次病因和 74.29% 的复发诱因是感染，尤其是呼吸道病毒感染。近年研究业已证明 RSV 毛支炎患儿，鼻咽部 RSV－IgE 和组胺水平及嗜碱性粒细胞脱颗粒阳性率均增高，其他如腺病毒、hMPV、麻疹病毒、副流感病毒、百日咳杆菌、肺炎支原体、衣原体、曲菌等真菌感染均可引起哮喘，鼻窦炎与哮喘关系也非常密切。

3. 其他　运动约 90% 的哮喘患儿由运动而激发，这可能系气道冷却或纤毛周围呈现暂时性高渗状态，促使炎症细胞产生并释放过敏性介质所致。大哭、大笑等剧烈情绪波动，精神过度紧张（如考试）或创伤及冷空气刺激、气候骤变、气压降低等及咸、甜饮食均可诱发哮喘。胃－食管反流是夜间哮喘发作的主要原因之一。

二、临床表现

轻重悬殊。夜间或晨起发作较多或加重。轻者仅咳嗽、喷嚏、流涕，年长儿可诉胸闷。重者则喘息，严重呼气性呼吸困难（婴幼儿呼气相延长可不明显）和哮鸣音。有的只有顽固性咳嗽，久治不愈。合并感染时可有发热，肺部水泡音（但咳黄痰不一定都是细菌感染）。喘息程度与气道梗阻程度并不平行，当严重气道狭窄时，因气流量减少，喘鸣及呼吸音反减弱，此乃危笃征兆，有时易被误认为减轻。哮喘可分为急性发作期、慢性持续期（指虽无急性发作，但在较长时间内总是不同频度和程度地反复出现喘息、咳嗽、胸闷等症状的状态）和缓解期（即症状体征消失，肺功能正常并维持 4 周以上）。

1. 典型哮喘　可分为三期。第一期为发作性刺激性干咳，颇似异物所致的咳嗽，但气道内已有黏液分泌物，可闻少量哮鸣音；第二期可见咳出白色胶状黏痰（亦可略稀带泡沫），患儿烦躁不安，面色苍白，大汗淋漓，可有发绀，气喘加重，呼气延长，哮鸣音多，可掩盖心音，远处可闻，三凹征（+）。婴儿喜伏于家长肩头，儿童多喜端坐，胸廓膨满，叩诊过清音，膈肌下降，心浊音界不清；第三期呼吸困难更严重，呼吸运动弱，有奇脉，肝大、水肿，终致急性呼吸衰竭或窒息，甚至猝死，但绝大多数患儿上述三期表现是可逆的。

2. 病情严重程度分级　我们将国内标准略加补充更切实可行。轻症：仅有哮鸣音且呼吸困难轻，每月发作 <1 次，摒除变应原或其他激发因素后，喘息可被一般支扩剂控制，不影响正常生活；中症：呼吸困难较重，每月发作 1 次左右；或轻度发作，但次数较频（几乎每天发作），排除变应原及其他激发因素后，用一般支扩剂喘息部分缓解，活动受限，有时需用激素改善症状；重症：呼吸困难严重，每月发作 1 次以上，或反复频繁的中度呼吸困难，排除变应原和其他激发因素后，哮喘无明显改善，一般支扩剂无效，严重影响正常生活，需经常住院或使用激素控制症状；危急：哮鸣音明显减少或消失，血压降低，奇脉，意识模糊，精神错乱，体力明显耗竭，有呼酸并代酸，心电图示电轴右偏或 P 波高尖，需要进行急救治疗。此外，无论发作次数多少，凡依赖激素改善症状者，均为中、重度，每日需泼尼松 10mg 以上的激素依赖者或发作时有意识障碍者均为重症。

三、诊断与鉴别诊断

（一）诊断

详尽的病史及典型症状不难诊断。轻症及不典型病例，可借助辅助检查确诊。

1. 病史采集　①询问是否有过典型哮喘表现，并除外其他喘息性疾患；问明首次发病的年龄、病情、持续时间、每次复发的诱因和居住环境是否阴暗、潮湿、空气污浊及生活习惯；家中是否养猫、狗、鸟等；发病先兆、起病缓急、持续时间、有无受凉、发热等上感表现；常用治疗措施及缓解方法；②特应症病史及Ⅰ、Ⅱ级亲属中过敏史：如湿疹、皮炎、过敏性鼻炎、咽炎、结膜炎，药物、食物过敏，反复呼吸道感染及慢性腹泻史；家族中有无上述疾病史和哮喘、气管炎史等；③发病诱因：何时、何种环境下发病，寻找环境中可疑变应原；与运动、情绪、劳累、冷空气、烟尘、DDV、油漆、食物及上感等的关系等。

2. 辅助检查　①血液：外源性哮喘血嗜酸性粒细胞数升高，常 $>0.3\times10^9/L$，嗜碱性粒细胞 $>0.033\times10^9/L$，嗜碱性粒细胞脱颗粒试验阳性，合并感染时可见中性粒细胞数升高。血电解质一般无异常；②痰液及鼻分泌物：多呈白色泡沫状稀黏痰或胶冻状痰，嗜酸性粒细胞明显增多，并发感染时痰成黄或绿色，中性粒细胞为主，大量嗜酸性粒细胞可使痰变棕黄色。显微镜下可见库什曼螺旋体和夏科－雷登晶体；③X线胸片检查：少数可正常，多有肺纹理粗乱，肺门阴影紊乱、模糊，发作期可有肺不张、肺气肿，右心肥大等表现，并感染时可有点片状阴影；④肺功能：缓解期以小气道病变常见，发作期可见阻塞性通气功能障碍。肺活量降低，残气量增加等。峰流速仪测定PEER简单易行，实用价值大，可估计病情，判定疗效，自我监测，诊断轻型和不典型哮喘。正常或轻症的PEF应大于预计值或本人最佳值的80%，24h变异率<20%；其PEF为预计值的60%～80%，变异率为20%～30%为中症；PEF和 FEV_1 有高度相关性，可代替后者；⑤血气分析：对估计气道梗阻程度及病情、指导治疗均有重大意义。轻度哮喘：血气正常，每分通气量稍增加（Ⅰ级），或 $PaCO_2$ 轻度下降，血pH轻度升高，每分通气量增加（Ⅱ级）；中度哮喘（Ⅲ级）：V/Q比例失调，PaO_2 下降，$PaCO_2$ 仍略低；严重哮喘（Ⅳ级）：PaO_2 进一步下降，$PaCO_2$ “正常或略升高”，提示气道阻塞严重，易误认为病情好转；晚期哮喘（Ⅴ级）：出现Ⅱ型呼衰的血气表现和酸中毒。pH<7.25表示病情危笃，预后不良；⑥支气管激发或扩张试验或运动激发试验的测定；⑦变应原测定；⑧免疫功能检查示总IgE升高或特异性IgE升高；⑨其他：还可根据条件及病情测ECP等炎性介质及CKs、IL－4、IL－5、β_2 受体功能、内分泌功能、血清前列腺素水平、微量元素及cAMP/cGMP等。

3. 诊断标准　如下所述。

（1）儿童哮喘：①反复发作喘息、气促、胸闷或咳嗽，多与接触变应原、冷空气、物理或化学刺激、呼吸道感染、运动及甜、咸食物等有关；②发作时双肺闻及弥漫或散在哮鸣音，呼气多延长；③支气管扩张剂有显著疗效；④除外其他引起喘息、胸闷和咳嗽的疾病。

需要说明的是：①喘息是婴幼儿期的一个常见症状，故婴幼儿期是哮喘诊治的重点。但并非婴幼儿喘息都是哮喘。有特应质（如湿疹、过敏性鼻炎等）及家族过敏史阳性的高危喘息儿童，气道已出现变应性炎症，其喘息常持续至整个儿童期，甚至延续至成年后。但是无高危因素者其喘息多与ARI有关，且多在学龄前期消失；②不能确诊的可行：a. 哮喘药物的试验性治疗，这是最可靠的方法；b. 可用运动激发试验，如阳性，支持哮喘诊断；c. 对于无其他健康方面问题的儿童出现夜间反复咳嗽或患儿感冒“反复发展到肺”或持续10天以上或按哮喘药物治疗有效者应考虑哮喘的诊断，而不用其他术语，这种可能的“过度”治疗远比反复或长期应用抗生素好；d. 更要注意病史和X线排除其他原因的喘息，如异物、先天畸形、CHD、囊性纤维性变、先天免疫缺陷、反复牛奶吸入等。

（2）咳嗽变异性哮喘：即没有喘鸣的哮喘。①咳嗽持续或反复发作>1月，常于夜间或清晨发作，运动、遇冷空气或特殊气味后加重，痰少；临床无感染征象或经较长期抗感染治疗无效；②平喘药可使咳嗽缓解；③有个人或家族过敏史或变应原试验阳性；④气道有高反应性（激发试验阳性）；⑤排除其他引起慢性咳嗽的疾病。

（二）鉴别诊断

1. 毛细支气管炎　又称喘憋性肺炎，是喘息常见病因，可散发或大流行，多见于1岁内尤其2～6个月小儿，系RSV等病毒引起的首次哮喘发作，中毒症状和喘憋重，易并发心衰、呼衰等，对支扩剂反应差，可资鉴别。但在特应质、病理改变及临床表现方面与哮喘相似，且有30%以上发展为哮喘。我们曾长期随访RSV毛支炎，约70%发展为喘支，25%～50%变为哮喘，其高危因素为：较强的过敏体质和家族过敏史，血清IgE升高，变应原皮试阳性，细胞免疫低下和反复呼吸道感染等。

2. 喘息性支气管炎　国外多认为喘支属于哮喘范围。其特点是：多见于1～4岁儿童，是有喘息表现的气道感染，有发热等表现，抗感染治疗有效，病情较轻，无明显呼吸困难，预后良好，多于4～5岁后发作减少，症状减轻而愈。因此与过敏性哮喘有显著区别。但在临床症状、气道高反应性、特应性及病理变化等多方面与哮喘，尤其感染性哮喘有共同之处，且有40%以上的患儿移行为哮喘。新近有人指出：3岁内小儿感染后喘息，排除其他原因的喘息后，就是哮喘，是同一疾病在不同年龄阶段的表现形式。

3. 心源性哮喘　小儿较少见。常有心脏病史，除哮鸣音外，双肺大量水泡音，咳出泡沫样血痰及心脏病体征，平喘药效果差，吗啡、哌替啶治疗有效。心电图、心脏彩色多普勒超声检查有的发现心脏异常。当鉴别困难时可试用氨茶碱治疗，禁用肾上腺素和吗啡等。

4. 支气管狭窄或软化　多为先天性，常为出生后出现症状，持续存在，每于感冒后加重，喘鸣为双相性。CT、气道造影或纤支镜检查有助诊断。

5. 异物吸入　好发于幼儿或学龄前儿童，无反复喘息史，有吸入史；呛咳重，亦可无，有持续或阵发性哮喘样呼吸困难，随体位而变化，以吸气困难和吸气性喘鸣为主。多为右侧，可听到拍击音，X线可见纵隔摆动或肺气肿、肺不张等，若阴性可行纤支镜检查确诊。

6. 先天性喉喘鸣　系喉软骨软化所致。生后7～14天出现症状，哭闹或呼吸道感染时加重，俯卧或抱起时可减轻或消失，随年龄增大而减轻，一般2岁左右消失。

7. 其他　凡由支气管内阻塞或气管外压迫致气道狭窄者，均可引起喘鸣，如支气管淋巴结核、支气管内膜结核、胃食管反流、囊性纤维性变、肺嗜酸细胞浸润症、嗜酸细胞性支气管炎、原发性纤毛运动障碍综合征、支气管肺曲菌病、肉芽肿性肺疾病、气管食管瘘、原发免疫缺陷病、纵隔或肺内肿瘤、肿大淋巴结、血管环等。可通过病史、X线、CT等检查予以鉴别。

四、治疗

治疗目的：缓解症状，改善生活质量，保证儿童正常身心发育，防止并发症，避免治疗后的不良反应。

防治原则：去除诱（病）因，控制急性发作，预防复发，防止并发症和药物不良反应以及早诊断和规范治疗等。

治疗目标：①尽可能控制哮喘症状（包括夜间症状）；②使哮喘发作次数减少，甚至不发作；③维持肺功能正常或接近正常；④β_2受体激动剂用量减至最少，乃至不用；⑤药物副作用减至最少，甚至没有；⑥能参加正常活动，包括体育锻炼；⑦预防发展为不可逆气道阻塞；⑧预防哮喘引起的死亡。因此哮喘治疗必须坚持“长期、持续、规范和个体化”原则。

（一）急性发作期的治疗

主要是抗感染治疗和控制症状。

1. 治疗目标　①尽快缓解气道阻塞；②纠正低氧血症；③合适的通气量；④恢复肺功能，达到完全缓解；⑤预防进一步恶化和再次发作；⑥防止并发症；⑦制订长期系统的治疗方案，达到长期控制。

2. 治疗措施　如下所述。

（1）一般措施：①保持气道通畅，湿化气道，吸氧使SaO_2达92%以上，纠正低氧血症；②补液：糖皮质激素和β_2受体激动剂均可致使低钾，不能进食可致酸中毒、脱水等，是哮喘发作不缓解的重要原因，必须及时补充和纠正。

（2）迅速缓解气道痉挛：①首选氧或压缩空气驱动的雾化吸入，0.5% 万托林每次0.5～1mL/kg（特布他林每次300μg/kg），每次最高量可达5mg 和10mg。加生理盐水至3mL，最初30min～1h/次，病情改善后改为 q6h。无此条件的可用定量气雾剂加储雾罐代替，每次 2 喷，每日 3～4 次。亦可用呼吸机的雾化装置。无储雾罐时可用一次性纸杯代替；②当病情危重，呼吸浅慢，甚至昏迷，呼吸心跳微弱或骤停时或雾化吸入足量 β_2 受体激动剂 + 抗胆碱能药物 + 全身用皮质激素未控制喘息时，可静滴沙丁胺醇［0.1～0.2μg/（kg·min）］，或用异丙肾 ivgtt 代替；③全身用激素：应用指征是中、重度哮喘发作，对吸入 β_2 激动剂反应欠佳；长期吸激素患者病情恶化或有因哮喘发作致呼衰或为口服激素者，应及时、足量、短期用，一般 3～4 天，不超过 7 天，至病情稳定后以吸入激素维持；④中重度哮喘：用 β_2 激动剂 +0.025% 的异丙托品（<4 岁 0.5mL，≥4 岁 1.0mL），q4～6h；⑤氨茶碱，3～4mg/kg，每次≯250mg，加入10% 葡萄糖中缓慢静脉注射（≮20min），以 0.5～1mg/（kg·h）的速度维持，每天≯24mg/kg，亦可将总量分 4 次，q6h，静脉注射，应注意既往用药史，最好检测血药浓度，以策安全；⑥还可用 $MgSO_4$、维生素 K_1、雾化吸入呋塞米、利多卡因、普鲁卡因、硝普钠等治疗。

（3）人工通气。

（4）其他：①抗感染药仅在有感染证据时用；②及时发现和治疗呼吸衰竭、心力衰竭等并发症；③慎用或禁用镇静剂；④抗组胺药及祛痰药无确切疗效。

（5）中医药：可配合中医辨证论治，如射干麻黄汤、麻地定喘汤等加减或用蛤蚧定喘汤、桂龙咳喘宁等。

（二）慢性持续期的治疗

按 GINA 治疗方案进行。①首先根据病情判定患者所处的级别，选用哪级治疗；②各级均应按需吸入速效 β_2 受体激动剂；③表中 ICS 量为每日 BDP 量，与其他 ICS 的等效剂量为：BDP250μg≈BUD200μg≈FP125μg；④起始 ICS 剂量宜偏大些；⑤每级、每期都要重视避免变应原等诱因。

升级：如按某级治疗中遇变应原或呼吸道感染等原因，病情加重或恶化，经积极治疗病因，仍不见轻时，应立即升级至相应级别治疗。

降级：如按某级治疗后病情减轻达到轻的一级时要经至少 3 个月维持并评估后（一般4～6 个月），再降为轻一级的治疗。

（三）缓解期的防治（预防发作）

1. 避免接触变应原和刺激因素　对空气和食物中的变应原和刺激因素，一旦明确应尽力避免接触，如对屋尘过敏时可认真清理环境，避开有尘土的环境，忌食某些过敏的食物。对螨过敏者除注意卫生清扫外，可用杀螨剂、防螨床罩或威他霉素喷洒居室。阿司匹林等药物过敏者可用其他药物代替。对猫、狗、鸟等宠物或花草、家具过敏的，可将其移开或异地治疗。

2. 保护性措施　患儿应生活有规律，避免过劳、精神紧张和剧烈活动，进行三浴锻炼，尤其耐寒锻炼，积极防治呼吸道感染，游泳、哮喘体操、跳绳、散步等运动有利于增强体质和哮喘的康复，但运动量以不引起咳、喘为限，循序渐进，持之以恒。

3. 提高机体免疫力　根据免疫功能检查结果选用增强细胞、体液和非特异性免疫功能的药物，如普利莫（即万适宁）、斯奇康、乌体林斯、气管炎菌苗片、静注用丙种球蛋白、转移因子、胸腺素、核酪、多抗甲素、复合蛋白锌等锌剂、胎盘脂多糖及玉屏风颗粒、黄芪颗粒、还尔金、儿康宁、固本咳喘片、组胺球蛋白（亦称抗过敏球蛋白）等。

4. 减敏疗法　如下所述。

（1）特异减敏疗法：旧称脱敏疗法，通过小剂量抗原反复注射而使机体对变应原的敏感性降低。需先进行皮试，根据阳性抗原种类及强度确定减敏液起始浓度。该疗法疗效肯定，但影响因素较多，且疗效长，痛苦大，有时难以坚持到底。目前已有进口皮试抗原和脱敏液，安全、有效可应用，但价格较贵。新近还从国外引进百康生物共振变应原检测治疗仪，对哮喘等过敏性疾病有良好疗效。

（2）非特异减敏疗法：所用方法不针对某些具体抗原，但起到抗炎和改善过敏体质作用，常用的如细胞膜稳定剂色甘酸钠、尼多酸钠、曲尼斯特及抗组胺药氯雷他定（开瑞坦）、西替利嗪（仙特明）、阿伐斯汀（新敏乐）等及酮替芬、赛庚啶、特非那定等。甲氨蝶呤、雷公藤多苷、环胞素 A 对防治哮喘亦有较好效果，但因副作用大，不常规应用。最重要和最常用的药物当属肾上腺皮质激素。主要是吸入给药。

五、预后

多数患儿经正规合理治疗可完全控制，像健康儿童一样生活。大部分婴幼儿哮喘随年龄增长逐渐减轻，至 4 ~5 岁后不再发作，其他患儿在青春期前后随着内分泌的剧烈变化，呈现一种易愈倾向，尤以男孩为著，故至成人期，两性差异不大或女多于男，因此总的预后是好的，但仍有部分患儿治疗无效或死亡。其病死率在日本为 1.3% ~6.5%，美国儿童哮喘的死亡率为 1.1/10 万（1972 年），国内 10 年住院儿童哮喘病死率为 0.13% ~0.44%。山东省儿童哮喘死亡率为 0.33/10 万。治疗失败的原因为：①医生及家长对哮喘的严重性估计不足，缺乏有效的监测措施；②肾上腺皮质激素用量不足或应用过晚；③治疗不当，如滥用 β_2 受体激动剂等。因此死亡中的多数是可避免的。总之不积极治疗、等待自愈和悲观失望、放弃治疗的想法都是不可取的。

（武　伟）

第五节　支气管肺炎

一、病因

凡能引起上呼吸道感染的病原均可诱发支气管肺炎（broncho pneumonia），但以细菌和病毒为主，其中肺炎链球菌、流感嗜血杆菌、RSV 最为常见。20 世纪 90 年代以后，美国等发达国家普遍接种 b 型流感嗜血杆菌（Hib）疫苗，因而因流感嗜血杆菌所致肺炎已明显减少。

二、发病机制

由于气道和肺泡壁的充血、水肿和渗出，导致气道阻塞和呼吸膜增厚，甚至肺泡填塞或萎陷，引起低氧血症和（或）高碳酸血症，发生呼吸衰竭，并引起其他系统的广泛损害，如心力衰竭、脑水肿、中毒性脑病、中毒性肠麻痹、消化道出血、稀释性低钠血症、呼吸性酸中毒和代谢性酸中毒等。一般认为，中毒性心肌炎和肺动脉高压是诱发心力衰竭的主要原因。但近年来有研究认为，肺炎患儿并无心肌收缩力的下降，而血管紧张素Ⅱ水平的升高、心脏后负荷的增加可能起重要作用。重症肺炎合并不适当抗利尿激素分泌综合征亦可引起非心源性循环充血症状。

三、临床表现

典型肺炎的临床表现包括：①发热：热型不定，多为不规则发热，新生儿可不发热或体温不升；②咳嗽：早期为干咳，极期咳嗽可减少，恢复期咳嗽增多、有痰，新生儿、早产儿可无咳嗽，仅表现为口吐白沫等；③气促：多发生于发热、咳嗽之后，呼吸频率加快（2 个月龄内 >60 次/分，2 ~12 个月 >50 次/分，1 ~4 岁 >40 次/分），重症者可出现发绀；④呼吸困难：鼻翼翕动，重者呈点头状呼吸、三凹征、呼气时间延长等；⑤肺部固定细湿啰音：早期可不明显或仅呼吸音粗糙，以后可闻及固定的中、细湿啰音，叩诊正常；但当病灶融合扩大累及部分或整个肺叶时，可出现相应的肺实变体征。

重症肺炎：除呼吸系统严重受累外，还可累及循环、神经和消化等系统，出现相应的临床表现。

1. 呼吸系统　早期表现与肺炎相同，一旦出现呼吸频率减慢或神经系统症状应考虑呼吸衰竭可能，及时进行血气分析。

2. 循环系统　常见心力衰竭，表现为：①呼吸频率突然加快，超过 60 次/分；②心率突然加快，

>160～180次/分；③骤发极度烦躁不安，明显发绀，面色发灰，指（趾）甲微血管充盈时间延长；④心音低钝，奔马律，颈静脉怒张；⑤肝脏迅速增大；⑥少尿或无尿、颜面眼睑或双下肢水肿。以上表现不能用其他原因解释者即应考虑心力衰竭。

3. 神经系统 轻度缺氧表现为烦躁、嗜睡；脑水肿时出现意识障碍、惊厥、呼吸不规则、前囟隆起、脑膜刺激征等，但脑脊液化验基本正常。

4. 消化系统 轻症肺炎常有食欲缺乏、呕吐、腹泻等；重症可引起麻痹性肠梗阻，表现腹胀、肠鸣音消失，腹胀严重时可加重呼吸困难。消化道出血时可呕吐咖啡渣样物，大便隐血阳性或排柏油样便。

四、辅助检查

1. 特异性病原学检查 病毒性肺炎早期，尤其是病程在5d以内者，可采集鼻咽部吸出物或痰（脱落上皮细胞），进行病毒抗原或核酸检测。病程相对较长的患儿则以采集血标本进行血清学检查为宜。病毒分离与急性期/恢复期双份血清抗体测定是诊断病毒感染最可靠的依据，但因费时费力，无法应用于临床。目前大多通过测定鼻咽部脱落细胞中病毒抗原、DNA或RNA或测定其血清特异IgM进行早期快速诊断。

肺炎患儿的细菌学检查则较为困难。由于咽部存在着大量的正常菌群，而下呼吸道标本的取出不可避免地会受到其污染，因而呼吸道分泌物培养结果仅供参考。血和胸水培养阳性率甚低。通过纤维支气管镜取材，尤其是保护性毛刷的应用，可使污染率降低至2%以下，有较好的应用前景。肺穿刺培养是诊断细菌性肺炎的金标准，但患儿和医生均不易接受。最近Vuori Holopainen对肺穿刺进行了综述评价，认为该技术有着其他方法无法比拟的优点，而且引起的气胸常无症状，可自然恢复，在某些机构仍可考虑使用。

支原体的检测与病毒相似。早期可直接采集咽拭子标本进行支原体抗原或DNA检测，病程长者可通过测定其血清特异IgM进行诊断。

2. 非特异性病原学检查 如外周血白细胞计数和分类计数、血白细胞碱性磷酸酶积分、四唑氮蓝试验等，对判断细菌或病毒可能有一定的参考价值。细菌感染以上指标大多增高，而病毒感染多数正常。支原体感染者外周血白细胞总数大多正常或偏高，分类以中性粒细胞为主。血C反应蛋白（CRP）、前降钙素（PCT）、白细胞介素-6（IL-6）等指标，细菌感染时大多增高，而病毒感染大多正常，但两者之间有较大重叠，鉴别价值不大。如以上指标显著增高，则强烈提示细菌感染。血冷凝集素试验大于1∶32对支原体肺炎有辅助诊断价值，但是不能作为确诊支原体感染的依据。

3. 血气分析 对肺炎患儿的严重度评价、预后判断及指导治疗具有重要意义。

4. 影像学检查 早期见肺纹理增粗，以后出现小斑片状阴影，以双肺下野、中内带及心隔区居多，并可伴有肺不张或肺气肿。斑片状阴影亦可融合成大片，甚至波及整个节段。

五、并发症

若延误诊断或病原体致病力强者（如金黄色葡萄球菌感染）可引起并发症。如在肺炎治疗过程中，中毒症状或呼吸困难突然加重，体温持续不退，或退而复升，均应考虑有并发症的可能，如脓胸、脓气胸、肺大疱等。支原体肺炎患儿可由于病原体本身直接侵犯或变态反应引起肺外损害，如心肌炎、心包炎、溶血性贫血、血小板减少、脑膜炎、吉兰-巴雷综合征、肝炎、胰腺炎、脾肿大、消化道出血、各型皮疹、肾炎、血尿、蛋白尿等。

六、诊断与鉴别诊断

根据典型临床症状，结合X线胸片所见，诊断多不困难。但需与肺结核、支气管异物、哮喘伴感染相鉴别，同时应对其严重度、有无并发症和可能的病原菌做出评价。

七、治疗

1. 一般治疗　保持室内空气新鲜，并保持适当的室温（18～20℃）及湿度（60%左右）。保持呼吸道通畅，经常翻身更换体位，利于排痰。不同病原体肺炎宜分室居住，以免交叉感染。供给充足水分，宜给热量高、富含维生素并易于消化吸收的食物。少量多餐，重症不能进食者给予静脉营养。合并佝偻病者应注意补充维生素D和钙剂，伴维生素A缺乏症或麻疹肺炎，应给予维生素A治疗。

2. 病因治疗　绝大多数重症肺炎由细菌感染引起，或混合感染，需采用抗生素治疗。使用原则：①根据病原菌选用敏感药物。肺炎链球菌感染首选青霉素G，青霉素耐药者可选用头孢曲松等第三代头孢霉素类或万古霉素；金黄色葡萄球菌感染首选苯唑西林，耐药者用万古霉素；支原体、衣原体和军团菌感染首选大环内酯类抗生素。②早期治疗。③联合用药。④选用渗入下呼吸道浓度高的药。⑤足量、足疗程，重症宜经静脉途径给药。用药时间应持续至体温正常后5～7d，临床症状基本消失后3d。支原体肺炎至少用药2～3周，以免复发。葡萄球菌肺炎比较顽固，易于复发及产生并发症，疗程宜长，一般于体温正常后继续用药2周，总疗程6周。

针对流感病毒感染可选用奥司他韦、金刚烷胺等，巨细胞病毒感染选用更昔洛韦，RSV感染可雾化吸入利巴韦林。其他病毒感染尚缺乏明确有效的药物。

3. 对症及支持疗法　如下所述。

（1）氧疗：凡具有明显低氧血症、$PaO_2<60mmHg$者，或临床上有呼吸困难、喘憋、口围发绀、面色苍灰等缺氧指征者应立即吸氧。一般采取鼻导管给氧，氧流量为0.5～1L/min；氧浓度不超过40%。保持血氧浓度80mmHg左右为宜。氧气应湿化，以免损伤气道纤毛上皮细胞和痰液变黏稠。缺氧明显者可用面罩给氧，氧流量2～4L/min，氧浓度为50%～60%。若出现呼吸衰竭，则应使用人工呼吸器。

（2）保持呼吸道通畅：①保证足够液体量的摄入，以免痰液黏稠；②雾化吸入药物，裂解黏蛋白；③口服或静脉应用祛痰剂；④喘憋严重者可选用支气管解痉剂；⑤胸部物理治疗：体位引流、震荡、拍背、吸痰。

（3）心力衰竭的治疗：①给氧。②镇静。③增强心肌的收缩力：常用洋地黄类强心药。心力衰竭严重者或伴有先天性心脏病者，宜先用毛花苷丙饱和，量为0.02～0.04mg/kg，首剂给总量的1/3～1/2，余量分两次，每隔4～6h给予。洋地黄化后12h可开始给予维持量，常用地高辛口服。维持量的疗程视病情而定。心力衰竭较轻者可用毒毛花苷K，每次0.007～0.010mg/kg。④利尿：常用呋塞米（速尿）每次1mg/kg。⑤血管活性药物：常用酚妥拉明（立其丁）或卡托普利等。⑥限制液体总量和输入速度。

（4）腹胀的治疗：伴低钾血症者应及时补钾。如系中毒性肠麻痹，应禁食、胃肠减压、皮下注射新斯的明，每次0.04mg/kg；亦可联用酚妥拉明0.5mg/kg及间羟胺（阿拉明）0.25mg/kg，加入10%葡萄糖注射液20～30mL中静脉滴注，1h后可重复应用，一般2～4次可缓解。

（5）激素疗法：中毒症状明显或喘憋较重者，可用甲基泼尼松龙1～2mg/kg、氢化可的松4～8mg/kg或地塞米松每次0.2～0.4mg/kg，每日1～3次，一般用3～5d，病情改善后停药。

（6）伴有脓胸、脓气胸者应及时处理：包括胸腔抽气、抽脓、闭式引流等。

（7）液体疗法：肺炎患者常有钠、水潴留趋势，故液体量及钠盐均应适当限制。总液体量60～80mL/（kg·d），以1/5～1/3张为宜。如伴有严重呕吐腹泻，应根据血清钾、钠、氯及血气分析测定结果给予补液。单纯呼吸性酸中毒的治疗以改善通气功能为主，但当血pH<7.20，已失代偿并合并代谢性酸中毒时，可给5%碳酸氢钠每次2～3mL/kg，适当稀释后静脉输入。所需碱性液体量最好根据血气分析结果进行调整。必须指出，在通气未改善前使用碳酸氢钠，有加重CO_2潴留的可能，因此，保证充分通气和氧合是应用碳酸氢钠纠正酸中毒不可忽视的前提。

（8）其他：病情较重、病程较久、体弱、营养不良者可酌情应用丙种球蛋白、胸腺素等免疫调节剂，以提高机体抵抗力。肺部理疗有促进炎症消散的作用；适当补充维生素C、维生素E等氧自由基清除剂，可促进疾病康复。

八、预防

为预防肺炎，应着重注意下列措施：

1. 加强护理和体格锻炼　防止佝偻病及营养不良是预防重症肺炎的关键。提倡母乳喂养，及时增添辅食，培养良好的饮食及卫生习惯，多晒太阳。从小锻炼体格，提高机体耐寒能力。室温不宜过高或过低。随气候变化适当增减衣服。

2. 尽可能避免接触呼吸道感染的患者　对免疫缺陷性疾病或应用免疫抑制剂的婴儿更要注意。

3. 预防并发症和继发感染　积极治疗小儿上呼吸道感染、气管炎等疾病。已患肺炎的婴幼儿，应积极预防可能发生的严重并发症，如脓胸、脓气胸等。病房应注意空气消毒，预防交叉感染。

4. 接种疫苗　Hib 疫苗的广泛接种，可有效预防 Hib 所致肺炎。肺炎链球菌多糖疫苗对健康儿童可有效地预防侵袭性肺炎链球菌感染，但在婴儿缺乏免疫性。结合疫苗突破了传统肺炎球菌多糖疫苗的局限性，可以满足 2 岁以下儿童免疫预防的需要。肺炎支原体灭活疫苗及减毒活疫苗的应用正处于研究阶段。

5. 药物性预防　在高危人群中应用红霉素作为肺炎支原体、百日咳等感染的预防。卡氏肺孢子虫肺炎高危儿应用磺胺甲基异恶唑（SMZ）加甲氧苄啶（TMP）预防性口服可显著减少其发生率。

（武　伟）

第六节　细菌性肺炎

一、肺炎链球菌肺炎

肺炎链球菌常引起以肺大叶或肺节段为单位的炎症，但在年幼儿童，由于免疫功能尚不成熟，病菌沿支气管播散形成以小气道周围实变为特征的病变（支气管肺炎）。

年长儿童肺炎链球菌肺炎（pneumococcal pneumonia）的临床表现与成人相似。可先有短暂轻微的上呼吸道感染症状，继而寒战、高热，伴烦躁或嗜睡、干咳、气急、发绀及鼻扇、锁骨上、肋间隙及肋弓下凹陷等。可伴有铁锈色痰。早期常缺乏体征，多在 2～3d 后出现肺部实变体征。重症患儿可并发感染性休克、中毒脑病、脑水肿甚至脑疝。

婴儿肺炎链球菌肺炎的临床表现多变。常先有鼻塞、厌食等先驱症状，数天后突然发热、烦躁不安、呼吸困难、发绀，伴气急、心动过速、三凹征等。体格检查常无特征性，实变区域可表现叩诊浊音、管性呼吸音，有时可闻啰音。肺部体征在整个病程中变化较少，但恢复期湿啰音增多。右上叶累及时可出现颈强直。

外周血白细胞计数常增高，达 $15\times10^9\sim40\times10^9/L$，以中性粒细胞为主。多数患儿鼻咽分泌物中可培养出肺炎链球菌，但其致病意义无法肯定。如能在抗生素应用前进行血培养或胸水培养，具有一定的诊断意义。X 线改变与临床过程不一定平行，实变病灶出现较肺部体征早，但在临床缓解后数周仍未完全消散。年幼儿童实变病灶并不常见。可有胸膜反应伴渗出。

肺炎链球菌肺炎患儿 10%～30% 存在菌血症，但由于抗生素的早期应用，国内血培养阳性率甚低。血清学方法，如测定患儿血清、尿液或唾液中的肺炎链球菌抗原可协助诊断，但也有研究者认为此法无法区别肺炎链球菌的感染和定植。最近有报道通过测定血清 Pneumolysin 抗体，或含有针对肺炎链球菌种特异荚膜多糖、型特异荚膜多糖复合物、蛋白抗原 Pneumolysin 抗体的循环免疫复合物进行诊断，但在婴儿，其敏感性尚嫌不足。亦可通过聚合酶链反应检测胸水或血中的肺炎链球菌 DNA 协助诊断。

肺炎链球菌肺炎的临床表现无法与其他病原引起的肺炎相鉴别。此外，年长儿右下叶肺炎常由于刺激横膈引起腹痛，需与急性阑尾炎鉴别。

肺炎链球菌耐药性问题已引起普遍关注。在一些国家及我国台湾地区耐青霉素菌株已高达 50%～

80%。我国内陆各地区肺炎链球菌耐药情况有较大差异，2000年监测资料表明，北京为14%，上海35.7%，而广州高达60%。对青霉素敏感株仍可选用青霉素G 10万U/（kg·d）治疗，但青霉素低度耐药株（MIC 2.0~4.0μg/ml）应加大青霉素剂量至10万~30万U/（kg·d），以上治疗无效、病情危重或高度耐药者（MIC >4.0μg/ml）应选用第三代头孢霉素，如头孢噻肟、头孢曲松或万古霉素。

二、流感嗜血杆菌肺炎

流感嗜血杆菌（Hi）肺炎（hemophilus influenzae pneumonia）常见于5岁以下婴儿和年幼儿童。应用特异性免疫血清可将Hi分为a~f共6型，其中以b型（Hib）致病力最强。由于Hib疫苗的接种，20世纪90年代以后美国等发达国家Hib所致肺炎下降了95%。近年来也有较多非b型Hi感染的报道。

本病临床表现无特异性。但起病多较缓慢，病程可长达数周之久。幼婴常伴有菌血症，易出现脓胸、心包炎等化脓性并发症。外周血白细胞计数常中度升高。多数患儿X线表现为大叶性或节段性病灶，下叶多受累。幼婴常伴胸膜受累。本病诊断有赖于从血、胸水或肺穿刺液中分离到病菌。由于Hi在正常人群的咽部中有一定的携带率，托幼机构中更高，因而呼吸道标本诊断价值不大。

治疗时必须注意Hi的耐药问题。目前分离的Hi主要耐药机制是产生β-内酰胺酶，美国、我国香港等地Hi菌株产酶率已高达30%以上。国内各地关于氨苄西林耐药率和产酶率差异较大。如对病菌不产酶，可使用氨苄西林，如不能明确其是否产酶，首选头孢噻肟、头孢曲松等。如最初反应良好，可改为口服，疗程为10~14d。在大环内酯类中，阿奇霉素、克拉霉素对Hi有较好的敏感性。

三、葡萄球菌肺炎

葡萄球菌肺炎（staphylococcal pneumonia）多发生于新生儿和婴儿。Goel等报道100例患儿中，1岁以内占78%，平均年龄5个月。金黄色葡萄球（金葡菌）和表皮葡萄球菌均可致病，但以前者致病最强。由于金葡菌可产生多种毒素和酶，具有高度组织破坏性和化脓趋势，因而金葡菌肺炎以广泛出血性坏死、多发性小脓肿形成特点。

临床上以起病急、发展快、变化大、化脓性并发症多为特征。一开始可有1~2d的上呼吸道感染症状，或皮肤疖肿史，病情迅速恶化，出现高热、咳嗽、呻吟、喘憋、气急、发绀，肺部体征出现较早。易出现脓胸、脓气胸、肺大疱等并发症。外周血白细胞计数常明显升高，以中性粒细胞为主。可伴轻至中度贫血。胸片改变特点：发展快、变化多、吸收慢。肺部病灶可在数小时内发展成为多发性小脓肿或肺大疱，并出现脓胸、脓气胸等并发症。X线改变吸收缓慢，可持续2个月或更久。

1岁以下，尤其是3月龄以内的小婴儿，如肺炎病情发展迅速，伴肺大疱、脓胸或肺脓肿形成者应高度怀疑本病。在抗生素使用前必须进行痰、鼻咽拭子、浆膜腔液、血液或肺穿刺物的培养。痰或胸水涂片染色可发现中性粒细胞和革兰阳性球菌呈葡萄串链状排列。血清中磷壁酸抗体测定可作为病原学诊断的补充。

合适的抗生素治疗和脓液的引流是治疗的关键。在获取培养标本后应立即给予敏感的杀菌药物，并足量、联合、静脉用药。疗程不少于4~6周，有并发症者适当延长。宜首选耐青霉素酶窄谱青霉素类，如苯唑西林等，可联合头孢霉素类使用。如为耐甲氧西林金葡菌（MRSA）引起，应选用万古霉素治疗。

四、链球菌性肺炎

A组链球菌（group A streptococcus，GAS）主要引起咽炎等上呼吸道感染，但在出疹性疾病、流感病毒感染等情况下可发生链球菌肺炎（streptococcal pneumonia），多发生于3~5岁的儿童。B组链球菌（GBS）则是新生儿肺炎的主要病原。

GAS所致肺炎与肺炎链球菌肺炎的症状体征相似。常起病突然，以高热、寒战、呼吸困难为特点，也可表现为隐袭起病，过程轻微，表现咳嗽、低热等。

外周血白细胞计数常升高，血抗O抗体滴度升高有助于诊断。确定诊断有赖于从胸水、血或肺穿刺物中分离出链球菌。

首选青霉素 G 治疗，临床改善后改口服，疗程 2～3 周。

五、其他革兰阴性杆菌肺炎

常见的革兰阴性杆菌包括大肠埃希菌、肺炎克雷白杆菌、铜绿假单胞菌等。主要见于新生儿和小婴儿，常有以下诱因：①广谱抗生素的大量应用或联合应用；②医源性因素如气管插管、血管插管、人工呼吸机等的应用；③先天性或获得性免疫功能缺陷，如营养不良、白血病、恶性淋巴瘤、长期使用皮质激素或免疫抑制剂等。因而本病多为院内感染。

本病临床过程难以与其他细菌性肺炎鉴别。原有肺炎经适当治疗好转后又见恶化，或原发病迁延不愈，应怀疑此类肺部感染。诊断主要依靠气管吸出物、血或胸水培养结果。

多数革兰阴性杆菌耐药率较高，一旦诊断此类感染，宜首选第三代头孢霉素或复合 β－内酰胺类（含 β－内酰胺酶抑制剂）。如致病菌株产生超广谱 β－内酰胺酶（ESBL），应选用头孢霉素类、复合 β－内酰胺类，严重者选用碳青霉烯类抗生素如亚胺培南。

六、沙门菌肺炎

由伤寒、副伤寒、鼠伤寒或其他非伤寒沙门菌引起，发生于沙门菌感染的病程中，较为少见。多发于幼小婴儿。

可表现为大叶性肺炎或支气管肺炎症状。较为特殊的表现为痰常呈血性或带血丝。在沙门菌感染的病程中，如发生呼吸道症状如咳嗽、气急，即使无肺部体征，也应进行摄片。如有肺炎改变应考虑为沙门菌肺炎（salmonella pneumonia）。

在美国，约 20% 沙门菌株对氨苄西林耐药。如病情严重、耐药情况不明，宜首选第三代头孢霉素，如头孢曲松、头孢噻肟等，如为敏感株感染则可用氨苄西林，或 SMZ－TMP 治疗。

七、百日咳肺炎

百日咳肺炎（pertussis pneumonia）由百日咳杆菌引起，多为间质性肺炎，亦可因继发细菌感染而引起支气管肺炎。患儿在百日咳病程中突然发热、气急，呼吸增快与体温不成比例，严重者可出现呼吸困难、发绀。肺部可闻及细湿啰音，或出现实变体征。剧烈咳嗽有时可造成肺泡破裂引起气胸、纵隔气肿或皮下气肿。

有原发病者出现肺炎症状较易诊断。继发细菌感染者应送检痰培养及血培养。

治疗首选红霉素，10～14d 为一疗程。必要时加用氨苄西林或利福平等。有报道用阿奇霉素 10mg/（kg·d），5d 或克拉霉素 10mg/（kg·d），7d 亦取得了良好疗效。百日咳高价免疫球蛋白正处于研究阶段，常规免疫球蛋白不推荐使用。

八、军团菌肺炎

军团菌病可暴发流行，散发病例则以机会感染或院内感染为主。多见于中老年人，但年幼儿也可发生。

军团菌肺炎（legionaires disease）是一种严重的多系统损害性疾病，主要表现为发热和呼吸道症状。外周血白细胞计数常明显升高，伴核左移。但由于其临床表现错综复杂，缺乏特异性，与其他肺炎难以区别。确诊必须依靠特殊的化验检查，如应用特殊培养基从呼吸道标本或血、胸水中分离出病菌；应用免疫荧光或免疫酶法测定上述标本中的军团菌抗原或血清标本中的特异抗体。β－内酰胺类抗生素治疗无效有助于本病的诊断。

首选大环内酯类，如红霉素及阿奇霉素、克拉霉素、罗红霉素等，疗程为 2～3 周。可加用利福平。喹诺酮类和氨基糖苷类虽有较好的抗菌活性，但儿童期尤其是年幼儿童禁用。

九、厌氧菌肺炎

厌氧菌肺炎（anaerobic pneumonia）主要为吸入性肺炎，多发生于小婴儿，或昏迷患者。起病大多缓慢，表现为发热，咳嗽、进行性呼吸困难、胸痛，咳恶臭痰是本病的特征。也可有寒战、消瘦、贫血、黄疸等。本病表现为坏死性肺炎，常发生肺脓肿和脓胸、脓气胸。当患儿咳恶臭痰、X线有肺炎或肺脓肿或脓胸时应考虑到本病可能。化验检查常有外周血白细胞计数和中性粒细胞比例的升高。确诊需做气管吸出物厌氧菌培养。

抗生素可选用青霉素G、克林霉素、甲硝唑等。应加强支持治疗。脓胸者需及时开放引流。

十、L型菌肺炎

L型菌肺炎是临床上难治性呼吸道感染的病原体之一。患儿常有肺炎不能解释的迁延发热，或原发病已愈，找不到继续发热的原因。病情多不重，β-内酰胺类抗生素治疗无效。外周血白细胞计数大多正常。X线改变无特异性，多呈间质性肺炎改变。普通培养阴性，L型高渗培养基上培养阳性可确诊。治疗应采用兼治原型和L型菌的抗生素，如氨苄西林或头孢霉素类加大环内酯类。一般需治疗至体温正常后10～14d，培养阴性为止。

十一、肺脓肿

肺脓肿（lung abscess）又称肺化脓症，由多种病原菌引起。常继发于细菌性肺炎，亦可为吸入性或血源性感染。由于抗生素的广泛应用，目前已较少见。

起病急剧，有畏寒、高热，伴阵咳、咳出大量脓痰，病程长者可反复咯血、贫血、消瘦等。外周血白细胞计数和中性粒细胞升高，结合X线后前位及侧位胸片，诊断多不困难。痰培养、血培养可明确病原。

怀疑金葡菌者宜首选苯唑西林或万古霉素；厌氧菌感染给予青霉素G、克林霉素、哌拉西林钠、甲硝唑等。最好根据细菌培养和药物敏感试验结果选用。疗程要足，一般需1～2个月。

（武　伟）

第七节　病毒性肺炎

一、呼吸道合胞病毒性肺炎

呼吸道合胞病毒（RSV）是婴儿下呼吸道感染的主要病原，尤其易发生于2～4月龄的小婴儿。一般以冬季多见，持续4～5个月。据观察，冬春季节RSV感染占3岁以下婴幼儿肺炎的35%左右。RSV毛细支气管炎的发病机制尚不明确，但有证据表明，免疫损伤可能参与了其发病过程。

初期上呼吸道感染症状突出，如鼻塞、流涕，继而咳嗽、低热、喘鸣。随病情进展，出现呼吸困难、鼻翕、呼气延长、呼吸时呻吟和三凹征等。易并发急性心力衰竭。年龄小于2个月的患儿、低体温、高碳酸血症者易发生呼吸暂停。初期听诊呼吸音减弱、哮鸣音为主，而后可闻细湿啰音。X线检查见肺纹理增粗或点片状阴影，部分见肺不张或以肺气肿为主要表现。外周血白细胞计数和分类一般无异常。鼻咽部脱落细胞病毒免疫荧光或免疫酶检查，均可在数小时内获得结果。急性期可有RSV特异IgM升高。年龄小、喘憋出现早是本病的特点，但确诊要靠血清学和病毒学检查。

二、腺病毒肺炎

腺病毒肺炎（adenoviral pneumonia）以腺病毒3型和7型为主。多发生于6个月至2岁的婴幼儿。近年来发病率已明显降低，病情减轻。起病大多急骤，先有上呼吸道感染症状。随后出现持续高热，咳嗽出现早，呈单声咳、频咳或阵咳，继而出现呼吸困难。肺部体征出现迟，多在高热3～4d后出现湿啰音。早期可出现中毒症状和多系统受累表现，如肝、脾肿大、嗜睡或烦躁不安，甚至中毒性脑病。外周血白细胞计数大多轻度减少。X 线改变以肺实变阴影及病灶融合为特点，其范围不受肺叶的限制。约 1/6 的病例可有胸膜炎，病灶吸收较慢，一般要 1 个月或更久。

根据上述临床表现，结合 X 线特点，诊断不难。根据血清学和病毒学检查结果可确诊。

三、流感病毒性肺炎

流感病毒性肺炎（influenza pneumonia）大多骤起高热，伴明显咳嗽、呼吸困难，肺部可闻细湿啰音。多数患儿有呕吐、腹泻，严重者可出现胃肠道出血、腹胀、甚至神经系统症状。X 线检查肺部可有斑片状或大片状阴影。

流行性感冒流行期间，有呼吸道症状和体征；非流行期间持续高热、抗生素治疗无效的肺炎均应考虑到本病可能。确诊有赖于血清学和病毒学检查。

四、副流感病毒性肺炎

副流感病毒性肺炎（parainfluenza pneumonia）易感对象为 3 个月至 1 岁的婴儿。其发病率仅次于 RSV。多有 3～5d 的中等程度发热或高热及呼吸困难、哮吼样咳嗽、三凹征、肺部干湿啰音等，但多数患儿表现较轻，一般无中毒症状，病程较短。X 线检查肺野可有小片状阴影。临床上无法与其他病毒性肺炎相区别，根据血清学和病毒学检查结果确定诊断。

五、巨细胞病毒性肺炎

巨细胞病毒（CMV）感染各年龄组均可发生，但巨细胞病毒性肺炎（cytomegalovirus pneumonia）以小婴儿居多。因属全身性感染，呼吸道症状常被掩盖。临床上常以呼吸、消化和神经系统症状为主。可有发热、气急、咳喘、腹泻、拒奶、烦躁等，伴肝、脾肿大，重者及新生儿患者可有黄疸、细小出血性皮疹、溶血性贫血等表现。肺部 X 线改变以间质性和小叶性病变为主。可通过测定呼吸道标本中的 CMV、血清中的 CMV 抗原或特异 IgM 确诊。

六、麻疹病毒性肺炎

在麻疹过程中多数患儿存在不同程度的肺炎改变。可由麻疹病毒本身引起，常表现为间质性肺炎。在麻疹极期病情很快加重，出现频繁咳嗽、高热、肺部细湿啰音等。在出疹及体温下降后消退。如继发细菌感染，多表现为支气管肺炎。常见致病菌为肺炎链球菌、金黄色葡萄球菌、流感嗜血杆菌等，易并发脓胸或脓气胸。

麻疹发病初期和出疹前出现的肺炎多为麻疹病毒引起，以后则多为继发感染引起的细菌性肺炎。有报道，麻疹相关肺炎中混合感染者占 53%。麻疹流行期间，麻疹易感儿具有肺炎的症状和体征，不管有无皮疹，均应考虑到本病可能。确诊有赖于病毒分离、免疫荧光或免疫酶检测、双份血清抗体测定等方法。

七、腮腺炎病毒性肺炎

腮腺炎病毒性肺炎（mumps pneumonia）常因其呼吸道症状不明显，易为腮腺肿大及其并发症所掩盖，以及极少进行 X 线肺部检查而漏诊。临床表现大多较轻，一般无呼吸困难和发绀。肺部呈局限性呼吸音粗糙，少数可闻水泡音。外周血白细胞计数多不升高。X 线表现肺野斑片状或大片状阴影，或呈毛玻璃样改变。根据典型腮腺炎表现，加上述 X 线改变，可考虑本病。

八、EB 病毒性肺炎

3～5 岁为感染高峰年龄。EB 病毒感染后可累及全身各系统。在呼吸系统可表现为反复间质性肺炎、持续性咽峡炎等。除一般肺炎的症状和体征外，可有时隐时现的咳嗽和反复发热，常伴有肝、脾和淋巴结肿大。胸部X线检查以间质性病变为主。急性期外周血白细胞计数常明显增高，以淋巴细胞为主，并出现异常淋巴细胞。确诊常需依赖特异性抗体测定。

九、水痘肺炎

水痘肺炎（varicella pneumonia）由水痘-带状疱疹病毒引起，为全身性疾病，可发生支气管炎和间质性肺炎。年龄越小越易发生肺炎。多在水痘发生1周内，表现咳嗽，肺部有湿性啰音，X线检查呈现双肺野结节性浸润阴影。水痘患儿如出现呼吸道症状和体征，应考虑本病。部分年幼婴儿，水痘肺炎可出现在皮疹之前，极易误诊和漏诊。因而有明确水痘接触史者，如发生肺炎，亦应考虑本病，并予以隔离。

十、肠道病毒所致下呼吸道感染

主要由柯萨奇病毒B组和埃可病毒引起。多见于夏秋季，呼吸道症状一般较轻，但婴幼儿肠道病毒感染大多较重，年龄愈小，病情愈重。常并发其他系统的症状，如腹泻、疱疹性咽炎、皮疹等。

十一、轮状病毒性下呼吸道感染

多见于秋冬季寒冷季节。好发于婴幼儿，其呼吸道症状体征常较轻。在轮状病毒感染流行期间，如患儿具有典型秋季腹泻特点，同时有呼吸道症状和体征，应考虑到本病可能。

十二、病毒性肺炎的药物治疗

目前尚缺乏理想的抗病毒药物。对呼吸道病毒治疗功效较肯定的仅限于流感病毒神经氨酸酶抑制剂和M2蛋白抑制剂（金刚烷胺、金刚乙胺）及雾化吸入利巴韦林。

1. 利巴韦林　为广谱抗病毒剂，已广泛用于各类病毒性感染。早期应用雾化吸入或静脉给药，有一定疗效，但对重症病毒性肺炎单独使用作用尚不可靠。10～15mg/（kg·d），必要时30～40mg/（kg·d），分2次静脉滴注，也可肌内注射，或0.1%溶液喷雾吸入，国外主要通过雾化吸入治疗严重RSV感染。

2. 金刚烷胺或金刚乙胺　可用于流感病毒A感染的防治。后者活性比前者强，呼吸道药物浓度亦较高。但由于神经系统不良反应、对B型流感病毒无效及耐药株的出现，限制了其在临床的应用。

3. 神经氨酸酶抑制剂　是一类新型的抗流感病毒药物。目前已用于临床的神经氨酸酶抑制剂包括扎那米韦、奥司他韦（达菲），可选择性抑制A型和B型流感病毒的神经氨酸酶活性，从而改变病毒正常的凝集和释放功能，减轻受感染的程度，缩短病程。前者只能吸入给药，因而婴幼儿患者常无法使用。奥司他韦则口服给药，每次儿童2mg/kg，2次/天。

4. 免疫球蛋白　近年来有报道RSV免疫球蛋白静脉使用可显著减轻病情、缩短住院时间，取得较好疗效。

5. 干扰素　可使受感染细胞转化为抗病毒状态，不断生成具有高度抗病毒活性的蛋白质，从而发挥抗病毒作用。可肌内注射、静脉注射或静脉滴注，也可滴鼻或喷雾吸入。

6. 阿昔洛韦（无环鸟苷）　主要适用于单纯疱疹病毒、水痘-带状疱疹病毒及CMV感染者。一般情况下每次5mg/kg，静脉滴注，3次/天，疗程7d。

7. 更昔洛韦（丙氟鸟苷）　是抑制CMV作用较强的药物。诱导期10mg/（kg·d），2次/天，连用14～21d，静脉滴注；维持量5～7.5mg/（kg·d），1次/天，每周5～7次，静脉滴注，或每次5～10mg/kg，2次/天，口服。

8. 其他　白细胞介素-2（IL-2）、胸腺素、阿糖腺苷、双嘧达莫、聚肌胞、泰瑞宁和丙基乙磺酸及中药制剂。

（武　伟）

第八节 支原体肺炎

支原体肺炎（mycoplasmal pneumonia）由肺炎支原体（mycoplasma pneumoniae，MP）引起。多见于儿童和青少年，但近年来发现婴幼儿并非少见。全年均可发病，以秋、冬季多见。北京首都儿科研究所报道，MP 肺炎占住院儿童肺炎的 19.2% ~21.9%。北美和欧洲的研究表明，MP 占肺炎的 15.0% ~34.3%，并随年龄增长而增多。

一、病因

该病病原体为 MP，它是介于细菌和病毒之间的一种微生物，能在细胞外独立生活，具有 RNA 和 DNA，但没有细胞壁。

二、临床表现

潜伏期一般为 2 ~3 周。一般起病较缓慢，但亦有急性起病者。患儿常有发热、畏寒、头痛、咽痛、咳嗽、全身不适、疲乏、食欲缺乏、恶心、呕吐、腹泻等症状，但鼻部卡他症状少见。体温多数在 39℃左右，热型不定。咳嗽多较严重，初为干咳，很快转为顽固性剧咳，有时表现为百日咳样咳嗽，咳少量黏痰，偶见痰中带血丝或血块。婴幼儿可表现为憋气，年长儿可感胸闷、胸痛。年长患儿肺部常无阳性体征，这是本病的特点之一。少数病例呼吸音减弱，有干、湿啰音，这些体征常在 X 线改变之后出现。此外，可发生肺脓肿、胸膜炎、肺不张、支气管扩张症、弥漫性间质性肺纤维化等。本病尚可并发神经系统、血液系统、心血管系统、皮肤、肌肉和关节等肺外并发症，如脑膜脑炎、神经根神经炎、心肌炎、心包炎、肾炎、血小板减少、溶血性贫血、噬血细胞综合征及皮疹，尤其是 Stevens - Johnson 综合征。多发生在呼吸道症状出现后 10d 左右。

三、实验室检查

X 线胸部摄片多表现为单侧病变，大多数侵犯下叶，以右下叶为多，常呈淡薄片状或云雾状浸润，从肺门延伸至肺野，呈支气管肺炎的改变。少数呈均匀的实变阴影，类似大叶性肺炎。有时两肺野可见弥漫性网状或结节样浸润阴影，呈间质性肺炎的改变。大部分患儿有肺门淋巴结肿大或肺门阴影增宽。有时伴胸腔积液。肺部 X 线变化较快也是其特点之一。

外周血白细胞计数大多正常，但也有白细胞减少或偏高者。血沉轻、中度增快。抗“O”抗体滴度正常。部分患儿血清转氨酶、乳酸脱氢酶、碱性磷酸酶增高。早期患儿可用 PCR 法检测患儿痰等分泌物中 MP - DNA，亦可从痰、鼻分泌物、咽拭子中分离培养出 MP。血清抗体可通过补体结合试验、间接血球凝集试验、酶联免疫吸附试验、间接免疫荧光试验等方法测定，或通过检测抗原得到早期诊断。冷凝集试验大于 1 ∶ 32 可作为临床诊断的参考。

四、诊断与鉴别诊断

根据以下临床特征可初步诊断：①多发年龄 5 ~18 岁；②咳嗽突出而持久；③肺部体征少而 X 线改变出现早且严重；④用青霉素无效，红霉素治疗效果好；⑤外周血白细胞计数正常或升高；⑥血清冷凝集阳性。确诊必须靠呼吸道分泌物中检出 MP 及特异性抗体 IgM 检查阳性。早期诊断法有 ELISA 法、单克隆抗体法检测 MP 抗原，特异 IgM 及 PCR 法检测 DNA 等。

五、治疗

首选大环内酯类抗生素如红霉素，疗程一般较长，不少于 2 周，停药过早易于复发。近年来研究表明新合成的大环内酯类抗生素阿奇霉素、克拉霉素等具有与红霉素同等的抗菌活性，而且耐受性较好。

对难治性患儿应关注并发症如胸腔积液、阻塞性甚至坏死性肺炎的可能，及时进行胸腔穿刺或胸腔闭锁引流，必要时进行纤维支气管镜下支气管灌洗治疗。近年来有人认为重症 MP 肺炎的发病可能与人体免疫反应有关，因此，对急性期病情较重者，或肺部病变迁延而出现肺不张、肺间质纤维化，支气管扩张者，或有肺外并发症者，可应用肾上腺皮质激素口服或静脉用药，一般疗程为 3 ~5d。

（武　伟）

第九节　衣原体肺炎

衣原体是一种细胞内寄生的微生物，含 DNA 和 RNA。有沙眼衣原体、肺炎衣原体和鹦鹉热衣原体三种，均可引起上呼吸道感染和肺炎。

一、沙眼衣原体肺炎

沙眼衣原体肺炎（chlamydia trachomatis pneumonia）为沙眼衣原体（CT）引起。多由受染的母亲传染或眼部感染经鼻泪管传入呼吸道。国内研究表明，CT 占婴儿肺炎的18.4%。本病潜伏期2 ~3 周，症状多在出生后 3 ~12 周出现，起病缓慢，先有鼻塞，然后出现咳嗽和气促，一般不发热。肺部可有湿啰音。部分患儿有新生儿期患结合膜炎的病史。如病变侵犯细支气管，可出现喘息，偶见呼吸暂停。病程可持续数周或 1 个月以上，多可自愈。胸部 X 线检查可表现为肺间质性病变、斑片状浸润和肺气肿。血象中白细胞总数正常，50% ~70% 患儿可有轻、中度嗜酸性粒细胞增多。血 IgG、IgM 和 IgA 可增高。鼻咽拭子可分离到沙眼衣原体，经酶联免疫吸附试验和微量免疫荧光试验可检测沙眼衣原体抗体。PCR 或 DNA 杂交技术可直接检测沙眼衣原体 DNA，或通过 ELISA 等方法检测衣原体抗原。

新生儿出生后 3 ~12 周发生肺炎，尤其是无热性肺炎者应考虑本病，并及时送鼻咽部分泌物或血标本作病原学检测。治疗首选大环内酯类抗生素。重症或不能口服者静脉给药。疗程约 2 周。

二、肺炎衣原体肺炎

肺炎衣原体（chlamydia pneumoniae）能引起多种呼吸系统疾病，但以肺炎为主。已公认肺炎衣原体是 5 岁以上儿童肺炎的重要病原。其表现与肺炎支原体肺炎极为相似。起病缓慢，病程较长，一般症状轻，常伴发咽、喉炎及鼻窦炎为其特点。再感染和合并感染多见。如遇到不能以病毒、细菌或支原体解释的年长儿肺炎，应想到本病。治疗同沙眼衣原体肺炎。

三、鹦鹉热衣原体肺炎

鹦鹉热衣原体肺炎（chlamydia psittaci pneumonia）属人畜共患性疾病。鸟、猫等为终末宿主。多由吸入含衣原体的鸟类干燥排泄物或污染的尘埃等引起。多见于成人和年长儿。本病临床症状与支气管肺炎相似，但起病较急，全身症状明显如寒战、头痛、肌痛、乏力、发热等，咳嗽剧烈。肺部体征早期常不明显或缺如。胸部 X 线检查早期即有肺浸润，呈非典型性肺炎变化。如有上述症状及与鸟类、猫等密切接触史，应怀疑本病，并进行相应的病原学检查。本病国外首选四环素治疗。但由于其对小儿骨骼和牙齿发育的不良影响，8 岁以内小儿仍首选红霉素治疗，疗程延长至 3 周左右。

（武　伟）

第十节　吸入性肺炎

吸入性肺炎（aspiration pneumonia）是指呼吸道直接吸入有机或无机物质造成的肺部炎性病变。大多见于早产、弱小婴儿、重度营养不良或有腭裂的婴儿，如平卧喂奶或小儿哭叫时强迫服药易造成吸入；也见于用麻醉剂、中枢神经系统疾病等导致咽部反射或咳嗽反射失灵的患儿。少数可由于意外而引起，如工业事故、溺水等。

吸入物进入呼吸道后可产生物理或化学刺激，初期多为细支气管和毛细支气管痉挛，导致肺气肿或不张，以后可发生肺实质、肺间质、支气管的炎性病变。因吸入量的大小和吸入物的性质不同，临床症状及演变过程可能有较大的差异。

一、类脂性肺炎

类脂性肺炎（lipoid pneumonia）系鱼肝油、液状石蜡、油性滴鼻剂等油脂性物质吸入造成的一种肺炎，病理特征为慢性间质性肺炎。

多数患儿除咳嗽及轻度呼吸困难外，缺乏一般症状。重者可出现阵发性呼吸暂停及发绀。一般无发热。急性期外周血白细胞数增高。肺部可闻湿啰音、痰鸣音，亦可有肺实变体征。胸部X线检查常见肺门阴影增大、变浓，重症可见两肺气肿、肺门旁及肺野内有片絮状密度增深阴影，也可有条索状间质性浸润。

根据年龄及病史，病变不易吸收，痰中找到含油滴的巨噬细胞即可以确诊。

急性期应进行体位引流及气管吸引，排出油剂。必要时进行纤维支气管镜下吸引。注意防治感染。婴幼儿慎用油类口服药物，尤其勿强制灌药。半昏迷时更应避免，并禁止油剂滴鼻。

二、爽身粉吸入

婴幼儿使用爽身粉、痱子粉时误吸所致。多含有矽酸镁或其他矽酸盐。吸入肺部后造成细支气管阻塞。长期吸入可引起间质性肺炎、肺纤维变性。

主要症状为咳嗽伴气急。开始为干咳，以后有痰。可有低热。有的表现反复呼吸道感染。两肺听诊可闻及干湿啰音。大量吸入者可立即出现呛咳、气喘、进行性呼吸困难、发绀等，未经处理可在1~2d内死亡。胸部X线表现中下肺野有条索状、小片状、斑点状或网状阴影。病程长、出现纤维化时，表现两下肺野细小网状影。合并感染时可有片絮状阴影。

以对症处理为主，急性大量吸入者可采用支气管镜下冲洗，立即在高湿度下吸氧。早期使用肾上腺皮质激素可减轻炎症反应。合并感染时应给予适当抗生素治疗。

三、食物和呕吐物吸入

除食物本身的刺激外，反流的胃酸亦是肺损伤的重要决定因素。

吸入后可有短暂的无症状期，但90%以上患儿在吸入后1h内出现症状，主要表现咳嗽、气急、发热，重者发绀和休克。肺部可闻广泛湿啰音和哮鸣音。受累呼吸道黏膜易继发细菌感染。X线胸片多为两侧广泛肺泡性或网状浸润阴影，部分可伴局灶性实变。

应立即清理呼吸道，给氧。严重者气管内吸引和机械通气。继发感染者给予抗生素治疗。既往健康者常继发口腔寄生菌（尤其是厌氧菌）感染，可选用克林霉素或青霉素治疗；住院儿童则易发生大肠埃希菌、肺炎克雷白杆菌等革兰阴性菌感染，需加用第三代头孢菌素或复合β-内酰胺类等抗生素。

（武 伟）

第七章

循环系统疾病

第一节　房间隔缺损

一、概述

房间隔缺损（atrial septal defect，ASD）在成人先天性心脏病中位居首位，在儿科中占所有先天性心脏病的6%～10%，女性发病率多于男性，约为2：1。可以单独存在，也可合并其他畸形如肺静脉异常连接、肺动脉瓣狭窄及二尖瓣裂缺等。房间隔缺损有原发孔型和继发孔型，以继发孔型多见。本文讲述继发孔型。继发孔房间隔缺损可分为四个类型。

1. 卵圆孔型或中央型缺损　为临床上最常见的类型，占75%。缺损呈椭圆形，长2～4cm，位于冠状窦的后上方，周围有良好的边缘，缺损距离传导系统较远，容易缝合。个别病例的缺损呈筛孔形。

2. 下腔静脉型缺损　占2%。缺损位于卵圆窝的后下方右心房与下腔静脉连接处，位置较低，下缘缺如。

3. 上腔静脉型缺损　位于卵圆窝的后上方，右心房与上腔静脉的交界处。缺损一般不大，为1.5～1.75cm，其下缘为明显的新月形房间隔，上界缺如，常和上腔静脉连通，使上腔静脉血流至左、右两侧心房。这类病例几乎都伴有右上肺静脉异常回流。

4. 混合型　兼有上述两种以上的缺损，较少见。

房间隔缺损分流量除与缺损大小有关外，主要取决于左、右心室的相对顺应性和体肺循环的相对阻力。右室壁薄，顺应性比左室好，充盈阻力小，因此舒张期及收缩早期在房间隔缺损部位均有左向右分流。新生儿及婴儿早期，由于左、右两侧心室充盈压相似，通过房间隔缺损的分流量受到限制；随着体循环阻力增加，肺阻力和右心室压力的降低，心房水平左向右的分流增加，引起右心房、右心室和肺动脉扩大，左心房、左心室和主动脉则较小。大型房间隔缺损心房水平存在大量左向右分流，右心房同时接受腔静脉回流血和左心房分流血，导致右心室容量负荷过重，肺循环血流量可为体循环的2～4倍；肺循环血流量增加可导致肺小动脉发生痉挛，内膜和中层逐渐增生、增厚，管腔变窄，使肺动脉压力增高。当右心压力增高超过肺血管容量限度时，右心房内的部分血液可逆流入左心房，形成右向左分流，临床上产生青紫现象。

二、诊断思路

（一）病史要点

症状出现的早晚及轻重与缺损大小和分流量有关。缺损小，分流量小者，可长期没有症状，常在人幼儿园或上学体检体格检查时始被发现。一般到了成年期后，大多在21～40岁开始出现症状。缺损大，分流量大者，症状出现较早，易患呼吸道感染；因体循环血量不足影响生长发育，患儿体格瘦小、乏力、多汗、活动后气急，并因肺循环充血而易患支气管炎、肺炎。当哭闹、患肺炎或心力衰竭时，右心房压力可以超过左心房，出现暂时性右向左分流呈现青紫。在成人可继发肺动脉高压发生持续发绀和右心衰竭。

（二）查体要点

房间隔缺损属左向右分流的先天性心脏病，肺血增多，小儿易患呼吸道感染，生长发育因体循环血流量减少而缓慢。杂音在胸骨左缘最响。缺损小、分流量少者，症状可不明显。小型房间隔缺损患儿生长发育多正常；大型缺损者生长发育可受限，婴幼儿可出现体重不增、气急等，年长儿身材多瘦小。

心脏检查：右心室扩大，心前区较饱满，扪诊可有抬举性搏动，叩诊心浊音界扩大。随着年龄的增长，可使邻近的胸骨和左侧肋骨轮廓显示膨隆饱满，特别在左胸第2、3肋间因肺动脉扩张而更加明显。听诊肺动脉瓣区收缩期喷射性柔和杂音和肺动脉第二音固定分裂，对诊断有重要意义。收缩期杂音通常在婴幼儿期较轻或无，年龄越大越明显。杂音的响度多为Ⅱ～Ⅲ级，在左侧第2、3肋间靠近胸骨边缘处为最响亮，一般不伴有震颤。收缩期杂音的产生并非血流通过缺损所产生，而是由于大量的血液经过肺动脉，引起肺动脉瓣口相对狭窄所引起。肺动脉第二音（P_2）的分裂，系右心室大量血液进入肺动脉使肺动脉瓣关闭迟所形成。分流量大者，大量血液经三尖瓣口进入右心室，可在三尖瓣听诊区闻及相对狭窄产生的舒张期隆隆样杂音。肺动脉高压形成后；肺动脉瓣区收缩期杂音可减轻，但第二音更加响亮，而第二音分裂变窄或消失。晚期病例发生右心衰竭时，可有颈静脉怒张、肝大等体征。

（三）辅助检查

1. 常规检查　如下所述。

（1）胸部X线检查：主要表现为：①心脏扩大，右前斜位显示右心房和右心室扩大。②肺动脉段突出肺门阴影粗大，肺野充血，在透视下有时可见肺门舞蹈征。③主动脉结缩小。

（2）心电图检查：大部分病例可有电轴右偏、右心室肥大和（或）不完全性右束支传导阻滞，为rsR′型，P－R间期可延长，为室上嵴肥厚和右心室扩大所致。伴有肺动脉高压者可有右心室劳损。少数可有P波高尖。如有电轴左偏，提示原发孔型房间隔缺损。

2. 其他检查　心导管检查：大多数单纯房间隔缺损经超声心动图检查后可明确诊断，而不必进行心导管检查。但对可疑诊断房间隔缺损或考虑伴有严重肺动脉高压时，需要进行心导管检查。采用右心导管造影检查。行导管检查时，需要注意心导管的行程有无异常，心导管由右心房直接插入左心房时，即可明确诊断；同时还要测定各部位的压力和收集各部位的血液，检查其氧含量，从而推算有无分流存在及分流量多少、肺循环压力和阻力的情况，并估计缺损的大小。

（四）诊断标准

房间隔缺损的诊断一般不难。根据临床症状、心脏杂音、X线胸片和心电图检查，往往可以得出初步结论。超声心动图检查一般明确诊断。部分患者需行心导管检查明确诊断、了解合并畸形。

（五）鉴别诊断

1. 原发孔型房间隔缺损　原发孔型房间隔缺损症状出现较早且较严重。心电图除右束支传导阻滞外，因房室结向后下移和右心房扩大，常有Ⅰ度房室传导阻滞，P－R间期延长超过0.20s，电轴左偏，常在0°～－120°。超声心动图检查除了右心房、右心室和肺动脉内径增宽，室间隔与左心室后壁呈同向运动以及三尖瓣活动幅度增大外，尚可见二尖瓣波形异常，二尖瓣根部与缺损之间的残端较短，缺损与心房后壁之间的残端则较长。

2. 房间隔缺损伴肺动脉瓣狭窄　房间隔缺损时肺动脉瓣口相对狭窄，产生收缩期杂音，应注意与肺动脉瓣狭窄鉴别，前者肺动脉瓣第二音增强、分裂，后者则减弱；如果房间隔缺损伴有肺动脉瓣狭窄，则收缩期杂音更加响亮而粗糙，并常能扪及收缩期震颤，但肺动脉第二音反而减弱，甚至消失。超声心动图对鉴别诊断有重要价值。

3. 肺静脉异常连接　均有房间隔缺损存在，多于新生儿期或生后1个月左右出现症状，表现为呼吸急促、喂养困难，且常合并心力衰竭，患儿多于3～4个月内死亡。有肺静脉梗阻者，生后不久即有青紫。超声心动图显示肺静脉部分或完全不与左房连接，而直接或借道体静脉间接回流入右房。

（六）诊断注意点

由于继发孔型房间隔缺损者早期多无症状，因此对心脏听诊有肺动脉第二音分裂者和心电图检查有不完全右束支传导阻滞者，应考虑进一步行超声心动图检查。临床症状重、年龄小、有青紫者应注意有无肺静脉异常连接的存在。

三、治疗措施

单纯性房间隔缺损有明显症状或无症状但肺循环血流量为体循环血流量的 1 倍以上者，均应在 2 ~ 6 岁实施手术或介入治疗。婴幼儿症状明显并有心力衰竭者可早期手术治疗。手术或介入治疗疗效是肯定的。

四、预后

多数患者治疗后，症状消失，肺动脉瓣区收缩期杂音明显减轻或消失，胸片和心电图明显改善。患者日常活动多能恢复正常。

一般说来，继发孔型房间隔缺损预后较其他先天性心脏病为佳，其自然病程大致为：幼年或少年期活动多如常，青年期渐有活动后气急，至中年有呼吸困难、心房扑动、心房颤动和心力衰竭。平均寿命约为 35 岁。部分患者 1 岁内有自然关闭可能。

（武　伟）

第二节　室间隔缺损

一、概述

室间隔缺损（ventricular septal defect，VSI）是小儿先天性心脏病常见的类型之一，占 20% ~57%。可单独存在，亦可与其他心脏畸形并存，如法洛四联征、大动脉转位、完全性房室隔缺损、三尖瓣闭锁和主动脉弓离断等。本文仅叙述单纯性室间隔缺损。

室间隔各部分的胚胎发育来源不同。在胚胎发育第 4 周时，心管即有房、室之分。第5 ~ 7 周时，在房间隔形成的同时，心室底部出现原始室间隔肌部，部分地将左、右心室分开，所留未分隔部分称为室间孔；第 7 周末伸长的圆锥间隔、背侧的心内膜垫以及原始室间隔肌部发育相互融合将室间孔关闭，形成室间隔的膜部，此时，左、右心室完全隔开。若各部位室间隔在胚胎期发育不全或融合不好则出现相应部位的室间隔缺损。

室间隔缺损的分类方法较多，迄今尚无统一。临床多依据室间隔缺损的部位、大小及其与邻近重要组织结构如传导束、三尖瓣和主动脉瓣的关系等分类，这对手术或介入治疗等有很好的指导意义。

1. 膜周部室间隔缺损　最多见，占 60% ~70%。缺损常超过膜部室间隔范围延及邻近圆锥间隔和小梁部间隔之间。缺损的产生原因既有交界融合不全，又有该部间隔本身的缺损，根据缺损延伸部位可分为如下。

（1）膜周流入道型：膜部缺损向流入道部室间隔延伸。缺损的后缘为二尖瓣与三尖瓣连接部；前下缘为肌部室间隔嵴；上缘为圆锥间隔。

（2）膜周小梁部型：膜部缺损向心尖方向小梁部室间隔延伸，缺损的后缘为二尖瓣与三尖瓣连接部；下缘为流入道室间隔；前缘为小梁部室间隔；上缘为圆锥部室间隔。

（3）膜周流出道型：膜部室间隔缺损向流出道室间隔延伸。缺损的后缘为二尖瓣与三尖瓣连接部；前缘上部为圆锥部室间隔；前缘下部为小梁部室间隔。

2. 肌部室间隔缺损　缺损的边缘均为室间隔的肌肉，膜部室间隔完整。占 15% ~25%。依据与邻近结构的关系分为如下。

（1）肌小梁部型缺损：可在小梁部室间隔的任何部位，单个或多个，也可合并膜周型缺损。

（2）肌部流入道型缺损：位于流入道部室间隔肌部。

（3）肌部流出道型缺损：位于流出道室间隔肌部，有部分肌肉与肺动脉分隔。

3. 双动脉瓣下型室间隔缺损　缺损位于流出道，缺损的上缘为主动脉瓣环与肺动脉瓣环连接处，无肌肉组织。此类缺损的发生主要是由于漏斗部间隔各部融合不全所致，故缺损均位于融合线上。面积较大的主动脉瓣下缺损，可产生主动脉右冠瓣叶脱垂，造成主动脉关闭不全。该型约占3%～6%，但东方人发生率较高。

血流动力学改变主要取决于缺损的分流量、右室的顺应性及肺循环阻力的改变。分流量的多少与缺损大小有关：小型缺损左向右分流量小，肺循环和体循环的血流比值小于1.5：1。中等型缺损左向右分流量大，肺循环和体循环的血流比值约为（2～3）：1。大型缺损左向右分流量大，肺循环和体循环的血流比值大于或等于（3～5）：1。分流产生继发的血流动力学改变：由于右心室壁薄，呈圆形，其顺应性较左心室大，为低压容量腔，对容量负荷（前负荷）增加的耐受性好，但对压力负荷（后负荷）增加的耐受性差；左心室壁厚，为圆锥型，其顺应性远较右心室差，为高压腔，对压力负荷耐受性好，但对容量负荷的耐受性很差。因此，室间隔缺损左向右分流首先导致左心室扩大，只有在肺动脉压力（右心室后负荷）增高后才出现右心室肥大。

小型缺损者，因分流量小，所引起的肺血管继发性改变不明显。大型缺损分流量大，肺血流量远较体循环为多，早期肺血管痉挛，阻力增加，肺动脉压可升高至体循环水平；久之，肺动脉管壁的肌层逐渐肥厚，内膜纤维化，管腔变窄导致梗阻性肺动脉高压，出现双向分流、甚至右向左分流，临床出现发绀，称之为艾森门格综合征。大型缺损者，可能2～3岁时就出现严重肺动脉高压。

10%左右的婴幼儿可由于大量左向右分流发生充血性心力衰竭；部分患者由于血流冲击致心内膜受损，细菌等病原微生物滞留在受损处而产生感染性心内膜炎。膜部缺损边缘的心内膜可发生继发性纤维化，压迫邻近传导束，产生完全性或不完全性传导阻滞。

二、诊断思路

（一）病史要点

小型缺损分流量较少，一般无明显症状；缺损较大，分流量较多者，可有生长发育迟缓，活动耐力差、气急，反复出现呼吸道感染，10%的患者出现充血性心力衰竭。如果病情发展出现肺动脉阻力增高使分流量减小，肺部感染等发生次数减少，但气急、心悸、活动受限更为明显，并可出现发绀；这些患者往往在新生儿后期和婴儿期即可出现症状，如喂养困难，进乳时气急、苍白、多汗，体重不增，反复呼吸道感染，出生后半年内常出现充血性心力衰竭。

（二）查体要点

小型缺损生长发育多正常；大型缺损生长发育落后。出现动力型肺动脉高压时，哭闹后口唇发绀，严重肺动脉高压安静时即有明显发绀。分流量较大肺动脉高压者，扩大的右心室将胸骨推向前方致胸廓呈鸡胸样。杂音通常于出生后1周内发现，少数于出生2～3周时才出现。通常在胸骨左缘第三、四肋间闻及全收缩期Ⅲ～Ⅳ级杂音，可向心前区传导，亦可在左肩胛与脊柱间闻及。高位室间隔缺损杂音最响部位在胸骨左缘第二、三肋间。此外，尚可在心尖部听到相对性二尖瓣狭窄所致的舒张期隆隆样杂音。有肺动脉高压者收缩期杂音减轻或者消失，肺动脉瓣区可听到第二心音亢进、分裂。

（三）辅助检查

1. 常规检查　如下所述。

（1）X线检查：缺损小者，心脏和大血管的形态正常。缺损中等、分流量大者，左心室示轻度到显著扩大，主动脉结小，肺动脉段突出，肺血纹理增粗。缺损较大、分流量大者，则肺动脉段明显扩张，肺充血明显，可见肺门舞蹈征，左、右心室均扩大，左房亦可增大。艾森门格综合征者，原来扩大的心影缩小，而肺动脉段显著扩张，肺门血管影亦随扩大，但周围肺血管纹理减少。

（2）心电图检查：小型缺损者，心电图多正常，可有左侧心前导联R波电压增高、T波高耸，表示左心室的负荷轻度增加；右心室有轻度负荷增加时，则 V_1 呈 rSR′型。缺损较大、肺血管阻力升高者，右侧心前导联显示高 R 波；当左、右心室峰压相等时，右侧心前导联 R 波的上升支有切迹，S 波可加深，同时 P 波增宽、有切迹，表示左心房肥大。艾森门格综合征患者，心电图以右心室肥大和劳损为主，右侧心前导联 R 波高大、有切迹，左侧心前导联没有过度负荷，相反 R 波低于正常，Q 波消失，而 S 波很深。

(3) 超声心动图检查：二维超声可见室间隔回声中断，左心室扩大，室间隔和左心室后壁运动幅度增大，二尖瓣开放幅度和舒张关闭斜率增大等。二维彩色多普勒可显示分流及分流量的大小，估测肺动脉压力等。

2. 其他检查　心导管检查：心导管检查适合有重度肺动脉高压、主动脉瓣脱垂、继发型漏斗部狭窄等。一般按肺动脉压与体动脉压的比值判断肺动脉压升高程度：小于 40% 为轻度；40% ~70% 为中度，超过 70% 为重度。根据肺动脉压和心排指数换算出肺血管的阻力，肺小动脉压正常小于 16kPa · s/L，肺血管总阻力小于 24kPa · s/L。肺循环血流量的多少，能反映出分流量的大小和肺、体循环阻力的差异，比值大于 2.0 者为高分流量，介于 1.3 ~2.0 者为中等分流量，小于 1.3 者为低分流量。血氧含量测定右室高于右房。一般不需要心血管造影，当有重度肺动脉高压需与合并动脉导管未闭鉴别、明确有无多个室间隔缺损，或需要了解主动脉瓣脱垂情况时可以进行选择性造影检查。

（四）诊断标准

根据病史、心脏杂音、X 线胸片和心电图检查，再结合超声心电图检查一般可明确室间隔缺损诊断。少数病例需要心导管检查和心血管造影加以明确。

（五）鉴别诊断

1. 肺动脉狭窄　小型室间隔缺损位于室上嵴和肺动脉瓣之间或肺动脉瓣下者，杂音容易与肺动脉狭窄混淆，但后者肺动脉瓣区第二心音减弱。X 片胸片显示肺血减少。

2. 继发孔房间隔缺损　收缩期吹风样杂音较柔软，部位在胸骨左缘第 2 肋间，多半无震颤。心电图示不完全右束支传导阻滞或右心室肥大，而无左心室肥大，可与高位室间隔缺损鉴别。

3. 动脉导管未闭　高位室间隔缺损合并主动脉瓣脱垂和关闭不全者，易与典型动脉导管未闭混淆。前者杂音为双期，后者为连续性；前者 X 线胸片主动脉结不明显，后者增大。另一种情况是，动脉导管未闭伴有肺动脉高压时，仅有收缩期震颤和杂音者，与高位室间隔缺损鉴别较为困难。前者杂音位置较高，X 线胸片主动脉结显著。较可靠的鉴别方法是超声心动图检查或逆行主动脉造影。

4. 其他　室间隔缺损伴重度肺动脉高压时，应与其他发绀型先心病如法洛四联征、大动脉转位伴有室间隔缺损等先天性畸形相鉴别。超声心动图检查一般可以鉴别，必要时行心导管检查和心血管造影检查。

（六）诊断注意要点

大型室间隔缺损在新生儿及婴儿期就容易出现充血性心力衰竭，同时伴有肺部感染，此时杂音很轻或听不到，容易漏诊。故对新生儿及婴儿经抗感染治疗肺部湿性啰音吸收不佳者，应考虑室间隔缺损的可能，行超声心动图检查以明确诊断。

三、治疗措施

1. 内科治疗　主要是对室间隔缺损并发症的防治和手术前的准备。对大型室间隔缺损伴分流量大、反复肺部感染和心力衰竭者，积极控制肺部感染的同时，用洋地黄类药物、利尿剂及扩血管药物改善心功能。对有龋齿、扁桃体炎等的患者应清除可能诱发心内膜炎的一切因素，对病情严重者，创造条件进行手术治疗。

2. 手术治疗　小型缺损而无症状或缺损有自然闭合倾向，症状逐渐减轻者，暂不手术，进行观察。缺损小到中等大小，症状轻，无肺动脉高压，而肺循环与体循环血流比值在 2 ∶ 1 左右，随访中心脏杂音、心电图和胸片变化不大者，可等到学龄前施行手术；如在观察期间，肺动脉压升高，心脏杂音变短，心尖区舒张期杂音变低或消失者，应提早手术。大型缺损的新生儿或婴幼儿，分流量大，有反复呼吸道感染，严重充血性心力衰竭，药物不易控制者，应创造条件进行手术。室上嵴型室间隔缺损，主张早期治疗。肌部缺损单发者随着生长发育和肌束肥厚，有可能自行愈合，一般不主张手术。预后与手术年龄、有无肺动脉高压和肺血管阻力，病期早晚、围术期处理等有关。在术前就有严重肺动脉高压，而在术后持续不降甚至加重者，常在术后3～10年死亡。年龄愈小，肺血管阻力愈低，则预后相对好。

四、预后

大型室间隔缺损者，在出生后2～3周内可因肺循环血量增加，肺充血加重，导致急性左心衰竭、肺瘀血水肿而死亡。也有出生后肺血管阻力就严重升高丧失手术机会。部分存活至年长期，肺血管阻力严重升高，右向左分流，形成艾森门格综合征而失去手术机会。对于缺损较小患儿，随着年龄的增长和心脏的发育，缺损相对地变小，再加上缺损边缘部分为瓣膜所覆盖或纤维化，左向右分流逐渐减少，终身无症状或症状不明显。此外有40%左右的膜周部或肌部室间隔缺损可能自行闭合，6岁以上闭合的机会较少。

（张明开）

第三节 动脉导管未闭

一、概述

动脉导管未闭（patent ductus arteriosus，PDA）为小儿先天性心脏病常见类型之一，占15%。女性较男性多见，男女之比约为1∶2，约10%伴有其他心脏畸形如室间隔缺损、房间隔缺损、二尖瓣关闭不全、肺动脉狭窄、肺动脉闭锁、法洛四联征、主动脉瓣狭窄、主动脉弓离断等。早产儿发生动脉导管未闭者较多见，体重低于1 200g者发病率可高达80%，高原地区发生率相对较平原地区高30倍。

胎儿动脉导管从第六鳃弓背部发育而来，构成胎儿血循环主动脉、肺动脉间的生理性通道。胎儿期肺泡全部萎陷，不含空气，且无呼吸活动，因而肺血管阻力很大，故右心室排出的静脉血，大都不能进入肺循环进行氧合。由于肺动脉压力高于主动脉，因此，进入肺动脉的大部分血液经动脉导管流入主动脉再经脐动脉而达胎盘，在胎盘内与母体血液进行代谢交换，然后纳入脐静脉回流入胎儿血循环。出生后，动脉导管的闭合分为两期。第一期为功能闭合期，婴儿出生啼哭后肺泡膨胀，肺血管阻力随之下降，肺动脉血流直接进入肺脏，建立正常的肺循环，血氧含量升高，结果促使导管平滑肌环形收缩，管壁黏性物质凝固，内膜突入管腔，导管发生功能上闭合，一般在出生后10～15小时内完成，但在7～8天内有潜在性再开放的可能。第二期为解剖性闭合期。动脉导管管腔内膜垫弥漫性纤维增生，最后管腔完全封闭，形成纤维化导管韧带，8周内约88%的婴儿完成解剖性闭合。

前列腺素是动脉导管启闭的重要因素。研究发现动脉导管平滑肌对前列腺素的敏感性随孕期的增加而降低，足月儿在出生后对前列腺素的反应即消失。另一方面，胎儿时期动脉导管的血氧分压低，成熟胎儿出生后呼吸建立氧分压升高，则促使导管收缩。随胎龄增高，对血氧增高的动脉导管收缩程度增加，引起动脉导管收缩所要求的血氧分压降低。前列腺素在胎盘内合成，在肺内失活。因此，出生后前列腺素浓度迅速下降促使导管关闭。这种变化在未成熟婴儿则显著不同，与早产儿动脉导管开放有关。

动脉导管通常位于降主动脉近端距左锁骨下动脉起始部2～10mm处，靠近肺总动脉分叉或左肺动脉起始处，其上缘与降主动脉连接成锐角（<45°）。导管的长度一般为5～10mm，直径则由数毫米至1～2cm。其主动脉端开口往往大于肺动脉端开口，形状各异，大致可分为5型：①管状：外形如圆管或圆柱，最为常见。②漏斗状：导管的主动脉侧往往粗大，而肺动脉侧则较狭细，因而呈漏斗状，也较多见。③窗状：管腔较粗大但缺乏长度，酷似主肺动脉吻合口，较少见。④哑铃状：导管中段细，主、肺动脉两侧扩大，外形像哑铃，很少见。⑤动脉瘤状：导管本身呈瘤状膨大，壁薄而脆，张力高，容易

破裂，极少见。

动脉导管血流分流量的多少取决于导管的粗细、肺血管阻力的大小以及主、肺动脉压力阶差。导管越粗，动脉压力阶差越大则分流量越大；反之则分流量越小。出生后肺循环阻力和肺动脉压力下降，而主动脉压力无论收缩期还是舒张期均高于肺动脉，故血流方向由压力高的主动脉流向压力较低的肺动脉。由于肺动脉同时接受来自右心和动脉导管分流来的血液，因而肺血流量增加，从肺静脉回流入左心房和左心室的血流也相应增多，容量负荷增大，使左心房、左心室扩大。肺动脉压力正常时，动脉导管分流不增加右心室负荷。导管粗大分流量大者，肺循环血量增加后将使肺血管阻力增大，右心排血的阻力也随之增大，右心室压力负荷加重亦可导致右心肥大增厚。当肺动脉压升高至降主动脉压力，则分流仅发生在收缩期。若肺动脉压升高超过主动脉压时，左向右分流遂消失，产生逆向分流，临床上出差异性发绀。下半身青紫，左上肢轻度青紫，右上肢正常。分流量大者，左心房血量大量增加，流经二尖瓣口的血量过多可产生相对性二尖瓣功能性狭窄。

二、诊断思路

（一）病史要点

动脉导管未闭的症状取决于导管的粗细、分流量的大小、肺血管阻力的高低、患者年龄以及合并的心内畸形。导管细小者，临床可无症状，直至二十多岁剧烈活动后才出现气急、心悸等心功能失代偿症状。导管粗大者，患婴症状往往在出生后 2 ~ 3 个月肺血管阻力下降后才出现，可产生左心衰竭。发育欠佳，身材瘦小，在劳累后易感到疲乏、心悸。早产儿由于肺小动脉平滑肌较少，血管阻力较早下降，故于第一周即可有症状，往往出现气促、心动过速和呼吸困难等，于哺乳时更为明显，且易患上呼吸道感染、肺炎等。有明显肺动脉高压者，出现头晕、气促、咯血，差异性发绀。若并发感染性心内膜炎，则有发热、食欲不振、出汗等全身症状。心内膜炎在儿童期很少发生，而以青年期多见。

（二）查体要点

导管细小者，患儿生长发育多正常；粗大者，生长发育可受限。

心脏检查：分流量大的患者，左侧胸廓隆起，心尖冲动增强。胸骨左缘第 2、第 3 肋间扪及局限性震颤，同时可闻及响亮的连续性机器样杂音，杂音向左锁骨下、左颈部和背部传导。舒张期杂音成分的响度随着肺动脉压的升高而递减，严重肺动脉高压时仅留有收缩期杂音，伴随震颤而见减弱，甚至消失。此外，分流量大者，在心尖区尚可听到相对性二尖瓣狭窄产生的柔和舒张期杂音。肺动脉高压者肺动脉瓣区第二心音亢进，但常被机器样杂音所掩盖。肺动脉高压使肺动脉扩张引起关闭不全者，尚可在胸骨左缘上方听到肺动脉瓣反流的叹息样杂音。婴幼儿期因肺动脉压力较高，主肺动脉压力差在舒张期不显著，往往仅有收缩期杂音；合并肺动脉高压和心力衰竭时，多仅有收缩期杂音。

分流量大者因舒张压下降，脉压增大，可出现周围血管征：脉搏洪大、颈动脉搏动增强、水冲脉、指甲床或皮肤内有毛细血管搏动现象，并可听到枪击音。

（三）辅助检查

1. 常规检查　如下所述。

（1）胸部 X 线检查：导管细小者心影在正常范围。分流量大者，后前位胸片可示心脏阴影轻至中度扩大，左心缘向下、向左外侧延长，左房可轻度增大。主动脉结突出可呈漏斗状或逗号形。肺血增多，肺动脉段突出、肺门血管影增粗。肺动脉高压时，右心室有扩大征象。

（2）心电图检查：分流量不大者电轴可以正常或左偏，分流量大者则左心室高电压或左心室肥大，偶有左心房肥大。明显肺动脉高压者则示左、右心室肥大，严重者，仅有右心室肥大。

（3）超声心动图检查：二维超声心动图可以直接显示沟通主、肺动脉的未闭动脉导管，脉冲多普勒在动脉导管开口处也可探及典型的连续性湍流频谱。叠加彩色多普勒可见红色流柱出自降主动脉，通过未闭动脉导管沿肺动脉外侧壁向前延伸；重度肺动脉高压超过主动脉压时，可见蓝色流柱自肺动脉经未闭导管进入降主动脉。

2. 其他检查　心导管检查：绝大多数动脉导管未闭经超声心动图检查后可明确诊断。但肺动脉高压、肺血管阻力增加或怀疑有其他合并畸形时仍有必要进行心导管检查。检查发现肺动脉血含氧量如高于右心室1.0%以上者，有诊断意义，提示肺动脉有自左向右分流，且血氧含量差异越大，分流量越大。如右心导管由右室进入肺动脉继而进入降主动脉可明确诊断。逆行主动脉造影检查对复杂病例的诊断有重要价值。在主动脉根部注入造影剂可见主动脉与肺动脉同时显影，未闭动脉导管也显影。

（四）诊断标准

凡在胸骨左缘第2、3肋间听到响亮的连续性机器样杂音伴局限性震颤，向左胸外侧、颈部或锁骨下传导，心电图示电轴左偏，左心室高电压或肥大，胸片示心影向左向下轻中度扩大，肺部充血，一般即可做出动脉导管未闭的初步诊断；彩色多普勒超声心动图检查加以证实。对可疑病例需行升主动脉造影和心导管检查。导管检查还可测定肺血管阻力判别动力性或梗阻性肺动脉高压，这对选择手术方案有决定性作用。

（五）鉴别诊断

有许多左向右分流心内畸形在胸骨左缘可听到同样的连续性机器样杂音或接近连续的双期心脏杂音，在建立动脉导管未闭诊断前必须予以鉴别。

1. 高位室间隔缺损合并主动脉瓣脱垂　动脉导管粗大合并心力衰竭或肺动脉高压时，患者可仅有收缩期杂音。而高位室间隔缺损收缩期杂音在胸骨左缘第2～3肋间处最响。若高位室间隔缺损伴有主动脉瓣脱垂，致主动脉瓣关闭不全，在胸骨左缘第2～3肋间还可听到双期杂音，舒张期为泼水样，不向上传导，但有时与连续性杂音相仿，难以区分。彩色多普勒超声心动图可进一步明确诊断，必要时可施行逆行主动脉和左心室造影，前者可示升主动脉造影剂反流入左心室，后者则示左心室造影剂通过室间隔缺损分流入右心室和肺动脉。据此不难做出鉴别诊断。

2. 主动脉窦瘤破裂　主动脉窦瘤破裂杂音性质为连续性，但部位和传导方向稍有差异；破入右心室者偏下偏外，向心尖传导；破入右心房者偏向右侧传导。主动脉窦瘤破时有突发的休克样症状。彩色多普勒超声心动图显示主动脉窦畸形以及其向室腔和肺动脉或房腔分流即可判明。再加上逆行性升主动脉造影更可确立诊断。

3. 冠状动脉瘘　可听到与动脉导管未闭相同的连续性杂音伴震颤，但部位较低，且偏向内侧。彩色多普勒超声心动图能显示动脉瘘口位置及其沟通的房室腔。逆行性升主动脉造影更能显示扩大的冠状动脉主支或分支的走向和瘘。

4. 主-肺动脉隔缺损　常与动脉导管未闭同时存在，且有相同的连续性杂音和周围血管特征，但杂音部位偏低偏内侧。超声心动图检查可发现其分流部位在升主动脉根部。逆行性升主动脉造影可进一步证实。

5. 冠状动脉开口异位　冠状动脉起源于肺动脉是比较罕见的先天性心脏病。其心脏杂音亦为连续性，但较轻且较表浅。多普勒超声心动图检查有助于鉴别诊断。逆行性升主动脉造影连续摄片显示冠状动脉异常开口和走向以及迂回曲张的侧支循环，可明确诊断。

6. 静脉杂音　颈静脉回锁骨下静脉的流向急转，可产生连续性的呜呜声，但头颈的转动、体位和呼吸均可有影响，压迫颈静脉和平卧可使杂音消失。

（六）诊断注意点

临床从杂音性质考虑有动脉导管未闭时，要进一步行超声心动图检查有无其他合并畸形。如有肺动脉狭窄和闭锁，其肺循环和体循环血源完全要依靠动脉导管供血。在此情况下，动脉导管成了患儿的生命线，不但不可切断，即使吸氧也要慎重考虑。此外合并法洛四联征、主动脉狭窄、主动脉弓离断等，这一通道在功能上起着宛如肺血少的先天性心脏病采用体-肺分流术的效果。动脉导管未闭者，临床如有较长时间发热，要警惕感染性心内膜炎的可能。床上心杂音很轻或消失，静止状态下血氧饱和度低于90%，右心导管检查肺血管阻力大于10Wood单位，则不宜手术。

早产儿动脉导管未闭：纠正贫血、增加血液携氧能力，同时采用非甾体类抗炎药物吲哚美辛抑制环氧合酶阻止前列腺素合成，以抵消其扩张动脉导管的作用，促使导管收缩闭合；虽然可能再开放，70%以上的动脉导管最终可得到闭合。目前，在用药的时机、剂量和疗程等方面尚无统一的意见。出生当天不必给药，因有自行关闭的可能。如体重不足1 000g。出生后72h即有症状者，应立即进行治疗。吲哚美辛最好在出生后10天内给药。一般首次剂量为0.2mg/kg，静脉滴注或口服均可，隔24h再给药一次，共三次，亦可减少剂量，每天0.1mg/kg，为期7天。一次投药，即可能使导管闭合，但可能再开放，需再度服药。超过8天则需加大剂量至0.25～0.3mg/kg，共3剂，疗效也较差。总的有效率在70%以上。如对吲哚美辛治疗48～72h心力衰竭不控制，则需行结扎手术。吲哚美辛的不良反应有肾功能不全、低钠血症、血小板功能不全、胃肠道出血、左心室舒张功能受损以致肺水肿等。

三、预后

早产儿动脉导管未闭者，常同时伴有呼吸窘迫综合征、坏死性小肠结肠炎、颅内出血、肾功能不全等，动脉导管的存在可进一步加重病情，故往往发生左心衰竭，内科治疗很难奏效，死亡率甚高。足月儿动脉导管未闭，如分流量大，未经治疗第一年有30%死于左心衰竭。过了婴儿期，心功能获得代偿，死亡率剧减。能存活至成人者有可能发生充血性心力衰竭、肺动脉高压，严重者可有艾森门格综合征。年长儿分流量不大，可无症状，但未治疗的患者亦有40%在45岁前死亡。

（张明开）

第四节　肺动脉狭窄

一、概述

肺动脉狭窄（pulmonary stenosis，PS）指右心室漏斗部、肺动脉瓣或肺动脉总干及其分支等处的狭窄，它可单独存在或作为其他心脏畸形的组成部分，如法洛四联征等。其发病率占先天性心脏病的8%～10%，以肺动脉瓣狭窄最为常见，约占90%，其次为漏斗部狭窄，肺动脉干及其分支狭窄则很少见。本病男女之比约为3∶2。

不同部位肺动脉狭窄其胚胎发育障碍原因不一，在胚胎发育第6～9周，动脉干开始分隔成为主动脉与肺动脉，在肺动脉腔内膜开始形成三个瓣膜的原始结节，并向腔内生长，继而吸收变薄形成三个肺动脉瓣，如瓣膜发育过程发生障碍，可导致三个瓣叶交界融合，形成肺动脉瓣狭窄。在肺动脉瓣发育的同时，心球的圆锥部被吸收成为右心室流出道（即漏斗部），如发育障碍形成流出道环状肌肉肥厚或肥大肌束横跨室壁与间隔，即形成右心室流出道漏斗型狭窄。另外，胚胎发育过程中，第6对鳃弓发育成为左、右肺动脉，其远端与肺小动脉相连接，近端与肺动脉主干相连，如发育障碍即形成脉动脉分支或肺动脉狭窄。

肺动脉瓣狭窄：三个瓣叶交界融合成圆顶状增厚的隔膜，瓣孔呈鱼嘴状，可位于中心或偏向一侧，小者瓣孔仅2～3mm，一般瓣孔在5～12mm。大多数三个瓣叶互相融合，少数为双瓣叶融合，瓣缘常增厚，有疣状小结节，偶可形成钙化斑，肺动脉瓣环可有不同程度的狭窄。右心室因血流向肺动脉流出受阻，可产生继发性右心室流出道肥厚、右室扩大及三尖瓣相对性关闭不全。肺动脉总干可呈现狭窄后梭形扩张，常可延伸至左肺动脉，肺动脉主干明显大于主动脉。

漏斗部狭窄：呈纤维性、肌性和纤维肌性改变，有两种类型，第一类为环状狭窄，梗阻纤维肌束位于右心室主腔与漏斗部近侧结合处，形成环状狭窄，把右心室分隔成为大小不一的两个腔，其上方壁薄稍为膨大的漏斗部称为第三心室，下方为肌肉肥厚的右心室。第二类为管状狭窄，主要表现为右心室流出道壁层弥漫性肥厚，形成一个较长的狭窄通道，常伴有肺动脉瓣环和肺动脉总干发育不良，故无肺动脉狭窄后扩张。

二、诊断思路

（一）病史要点

肺动脉狭窄程度越重，症状也越重。轻度肺动脉狭窄临床上无症状，生长发育可正常，只在体检时被发现。轻至中度患者，随着年龄的增大症状逐渐显现，表现为活动耐力差、乏力、心悸、气急等。长期的右心室严重梗阻，导致右心衰竭，表现为颈静脉怒张、肝脏肿大和下肢浮肿等。重度狭窄者可有头晕或昏厥发作，可因合并房间隔缺损或卵圆孔未闭，出现口唇或末梢指（趾）端发绀和杵状指（趾）。重度或极重度肺动脉狭窄常在婴儿期出现明显症状，如不及时治疗常可在幼儿期死亡。

（二）查体要点

狭窄严重者发育落后。当心房内血流出现右向左分流时，患者出现发绀。心脏检查可见因右心室肥厚心前区隆起，胸骨左缘下方搏动较强，且在上缘可触及收缩期震颤。特征性杂音是在肺动脉瓣区胸骨左缘第 2～3 肋间听到Ⅲ～Ⅳ级响亮粗糙的喷射性收缩期杂音，向左颈部或左锁骨下区传导。极重度狭窄杂音反而减轻。肺动脉瓣区第 2 音常减弱、分裂。杂音部位与狭窄类型有关。瓣膜型以第二肋间最响；漏斗部狭窄的杂音与震颤部位一般在左第 3 或第 4 肋间处，强度较轻，肺动脉瓣区第 2 心音可能不减轻，有时呈现分裂。重度肺动脉狭窄患者，三尖瓣区因三尖瓣相对性关闭不全，在该处可听到吹风样收缩期杂音。

（三）辅助检查

1. 常规检查　如下所述。

（1）胸部 X 线检查：轻度肺动脉狭窄胸部 X 线检查可无异常表现；中、重度狭窄病例则显示心影轻度或中度扩大，以右室和右房肥大为主，心尖因右室肥大呈球形向上抬起。肺门血管阴影减少，肺野血管细小，尤以肺野外围 1/3 区域为甚，故肺野清晰。肺动脉瓣狭窄者可见狭窄后肺动脉及左肺动脉扩张，扩大的肺动脉段呈圆隆状向外突出。而漏斗部狭窄患者该段则呈平坦甚至凹陷。

（2）心电图检查：心电图改变视狭窄程度而异。轻度肺动脉狭窄患者心电图在正常范围；中度狭窄以上则示电轴右偏、右心室肥大伴劳损，T 波倒置，ST 段压低；重度狭窄者可出现心房肥大的高尖 P 波。

（3）超声心动图检查：二维超声心动图结合连续波多普勒技术可以评估梗阻的部位及严重程度。右心房、右心室内径可增宽，右心室前游离壁及室间隔增厚，肺动脉瓣增厚，瓣叶开放受限制，瓣叶呈圆顶形突起，瓣口狭小。严重者可见肺动脉瓣于收缩期提前开放，漏斗部狭窄还可见右心室流出道狭小。尚能测量肺动脉及其左右分支内径，根据肺动脉血流速度估测跨瓣压差，三尖瓣反流压差估测右心室压力。

2. 其他检查　心导管检查及选择性右心室造影：大多数患者经临床检查及超声心动图可明确诊断，只有少数情况下需行右心导管检查和心血管造影。心导管检查根据右心室收缩压和跨肺动脉瓣压力阶差进行分级。正常右心室收缩压为 2.0～4.0kPa（15～30mmHg），舒张压为 0～0.7kPa（0～5mmHg），肺动脉收缩压与右心室收缩压相一致。如存在跨瓣压力差，阶差为 1.33～3.99kPa（10～30mmHg）示轻度狭窄；压力阶差为 3.99～7.89kPa（30～60mmHg）为中度狭窄；压力阶差大于 7.89kPa（60mmHg）以上为重度狭窄，由此确切评估狭窄程度。此外，右心导管从肺动脉拉出至右心室过程中，进行连续记录压力，根据压力曲线图形变化和有无出现第三种类型曲线，可判断肺动脉狭窄系单纯肺动脉瓣狭窄或漏斗部狭窄或二者兼有的混合型狭窄。右心室造影于心室内注入造影剂，在肺动脉瓣部位造影剂排出受阻，瓣膜融合呈圆顶状突入肺动脉腔内，造影剂经狭小的瓣口喷射入肺动脉后呈扇状散开，漏斗部狭窄则可在右心室流出道呈现狭长的造影剂影像，据此判断有无漏斗部狭窄，观察肺动脉干及其分支的变化，并发现合并畸形等。

（四）诊断标准

根据心脏杂音、心电图、X 线胸片以及超声心动图检查，一般不难对肺动脉狭窄做出诊断。但对无症状的轻、中度肺动脉瓣狭窄需与轻度主动脉瓣狭窄、房间隔缺损等心脏杂音进行鉴别。

（五）鉴别诊断

1. 室间隔缺损　肺血量增多而不像肺动脉狭窄肺血量减少，室缺的杂音占全收缩期。在心音图上呈一贯形，肺动脉狭窄的杂音为喷射性，在心音图上呈菱形，心导管检查可协助鉴别。

2. 房间隔缺损　杂音相对柔和，P_2 增强且呈固定分裂，心电图表现右心室舒张期负荷增大，X 线胸片示肺血增多。

3. 原发性肺动脉扩张　X 线胸片提示肺血不减少，且超声心动图及心电图均无右心室增大表现。

三、治疗措施

治疗的目的是解除狭窄。包括内科介入治疗及手术治疗。目前，经皮球囊扩张肺动脉瓣成形术已逐渐替代了外科手术治疗，中、重度狭窄者大多数首选介入经皮球囊扩张肺动脉瓣成形术，但当肺动脉瓣增厚或合并有其他心脏结构异常时宜采用外科手术治疗。有心力衰竭者需应用洋地黄和利尿剂等常规治疗，但如狭窄不解除，心力衰竭难以控制，遇此情况不必久等内科治疗发挥作用，而应采用经皮球囊扩张肺动脉瓣成形术或外科瓣膜切开手术治疗。

四、预后

肺动脉瓣狭窄是一种进展性疾病。预后及进展速度与狭窄程度密切关联。轻度肺动脉瓣狭窄很少出现症状，病情进展慢，寿命可延续至青壮年。新生儿重度肺动脉瓣狭窄可表现为进行性加重的低氧血症、酸中毒和心力衰竭。约 15% 在出生后 1 个月内死亡。肺动脉瓣轻度狭窄者，需定期随访和预防心内膜炎发生。

（张明开）

第五节　法洛四联征

一、概述

法洛四联征（tetralogy of fallot，TOF）是 1 岁以后小儿最常见的发绀型先天性心脏病，占 12% ~14%。1888 年，Fallot 对此症的四种病理特征作了全面的描述。近年来，随着对法洛四联征的病理解剖、病理生理的深入研究，以及心血管外科技术的迅速发展，目前从婴儿到成人均可对该病进行手术治疗，手术死亡率已降至 5% 以下，晚期死亡率为 2% ~6%；长期效果满意和良好者的比例达 80% ~90%。

法洛四联征是属于圆锥动脉干畸形，在胚胎 5 ~6 周时圆锥动脉干的旋转不充分，结果主动脉瓣未能完全与左心室连接，而骑跨在室间隔之上，与左、右心室均相通。由于圆锥隔未能与膜部室间隔和肌部室间隔共同闭合室间孔，而残留主动脉瓣下室间隔缺损。其病理改变包括：右心室流出道狭窄、室间隔缺损、主动脉骑跨和右心室肥厚。最基本的改变是漏斗隔向前、向右移位，导致右心室流出道狭窄或者同时并发肺动脉瓣狭窄，也可能并发肺动脉主干或分支狭窄，程度轻重不一。肺动脉瓣口可闭锁，肺血依靠动脉导管或主动脉侧支，供应。室间隔缺损属于对合不良型，膜周部缺损约占 80%，为大型、非限制性缺损。多发性室间隔缺损占 3% ~4%。主动脉骑跨：主动脉起源于左、右心室，骑跨于室间隔缺损之上。右心室肥厚是肺动脉狭窄的后果，呈进行性改变。在婴幼儿右心室肥厚较轻；年龄愈大肥厚愈重，甚至超过左心室厚度；在成人右心室肥厚严重，常因长期缺氧和供血不足而变硬和纤维化，造成心内修复手术的困难。

法洛四联征常见的并发畸形为房间隔缺损和卵圆孔未闭，其次为右位主动脉弓和永存左上腔静脉，少数并发动脉导管未闭、右位心、完全性房室隔缺损、冠状动静脉瘘等。

因严重低氧血症红细胞增多，血液黏滞度增加，并发症多有脑血栓形成、脑栓塞、脑脓肿，也可出现感染性心内膜炎。

二、诊断思路

（一）病史要点

大多数病例于1岁以内出现发绀。多见于毛细血管丰富的浅表部位，如唇、指（趾）甲床、球结膜部等。因血氧含量下降，活动耐力差，稍一活动，如哭闹、情绪激动、体力劳动、寒冷等，即可出现气急及青紫加重。肺动脉流出道狭窄或闭锁者，早期即可发生低氧血症。运动后有蹲踞症状，下肢屈曲使静脉回心血流减少，减轻心脏负荷；同时下肢动脉受压，体循环阻力增加，使右向左分流减少，从而使缺氧症状暂时得以缓解。婴儿则喜欢蜷曲体位。2～9个月婴儿可发生缺氧发作，甚至出现晕厥、抽搐等。这是由于肺动脉漏斗部突然发生痉挛，引起一过性肺动脉梗阻。发作频繁时期为生后6～18个月，之后发作减少，可能与侧支循环建立有关。此外，因红细胞增多、血黏稠度高、血流变慢，引起脑血栓，若为细菌性血栓易形成脑脓肿。一般而言，法洛四联征很少发生心力衰竭，如有发生多见于婴儿期伴有轻度肺动脉狭窄并且心室分流主要为左向右分流。

（二）查体要点

1. 生长和发育　严重肺动脉狭窄的患者生长发育缓慢，身高体重低于同龄儿，但智力往往正常。

2. 青紫、杵状指（趾）　典型患者全身皮肤发绀，眼结膜充血，咽部及口腔黏膜青紫，牙釉质钙化不良。缺氧持续6个月以上，指（趾）端毛细血管扩张与增生，局部软组织增生、肥大，出现杵状指（趾），呈棒槌状，逐渐加重。严重程度与低氧血症有关。

3. 心脏检查　大多数患者无心前区隆起，胸骨左缘扪诊有肥厚右心室的抬举性搏动。听诊肺动脉动脉瓣第二心音的成分往往延长、减弱，甚至听不清楚。如果肺动脉第二心音增强或呈单音者，是主动脉瓣第二心音的成分，在胸骨左缘第3肋间听得最响。而右心室流出道梗阻引起的典型收缩期射血性杂音，常在胸骨左缘第3～4肋间闻及。通常杂音的高低与肺动脉狭窄的严重程度有关。杂音越长、越响，说明狭窄越轻，右室到肺动脉的血流也越多，发绀越轻。如在胸前部或背部听到传导广泛的连续性杂音时，说明有丰富的侧支循环血管。

（三）辅助检查

1. 常规检查　如下所述。

（1）实验室检查：法洛四联征往往有红细胞计数、血红蛋白和血细胞比容升高，并与发绀轻重成比例。血细胞比容可增加在60%～70%，血红蛋白可达170～230g/L；体循环动脉血氧饱和度下降为60%～80%。有严重发绀的患者，血小板计数和全血纤维蛋白原明显减少，血块收缩能力差，有时凝血和凝血酶原时间延长。但以上凝血检查的异常大多不影响手术治疗。尿蛋白可阳性，+～++++，多见于成人，特别是有高血压者。

（2）X线检查：典型者心影大小一般正常，右房可增大，上纵隔影由于扩大的主动脉弓可以增宽。中重度患者，胸部后前摄片显示肺部血管影细小，右心室肥厚使心尖上翘、圆钝，肺动脉段内凹使心影轮廓呈“靴形”。肺动脉段内凹愈深和肺部血管纹理愈细，提示肺动脉狭窄越重。若双侧肺血管影不对称，提示左、右肺动脉狭窄程度不一致。两肺内有丰富的侧支循环血管所构成的网状结构，说明周围肺动脉发育差。

（3）心电图检查：法洛四联征的心电图特点为电轴右偏和右心室肥厚，且这种改变可以多年无进展，此点与单纯性肺动脉狭窄有所不同。典型法洛四联征的肺部血流减少，左心室腔小，因此左心前导联显示无Q波。轻型患者有双向等量分流者，肺部血流、左心室腔正常，所以左心前导联常有小的Q波或接近正常的R波。无发绀者肺部血流和左心室血流增多，以及左心室腔较大，则左心前导联出现高的R波和T波直立高峰。右房大在婴幼儿少见，但2/3可在较大儿童出现。

（4）超声心动图检查：二维超声心动图可显示右心室流出道狭窄，肺动脉及其分支发育不良。大型室间隔缺损一般位于三尖瓣下和主动脉瓣下。彩色多普勒血流显像可见室间隔水平双向分流，右心室将血流直接注入骑跨的主动脉。此外，还可以显示右心房和右心室增大，而左心室小。

（5）心导管术和选择性右心室造影检查：心导管术和选择性右心室造影检查是诊断法洛四联征的

重要方法，不仅能确定诊断，而且可了解右室流出道狭窄的部位、程度，特别是肺动脉狭窄的部位和严重程度以及周围肺动脉发育情况，计算出心内分流部位及分流量。这对制定手术计划、术后估计等都具有重要意义。

选择性右心室造影可显示右心室流出道的病理解剖、室间隔缺损的位置和大小、主动脉骑跨的程度、肺动脉发育情况、冠状动脉畸形和肺部侧支循环等。

2. 其他检查　超高速 CT 和 MRI 检查能对肺动脉干和左、右肺动脉内径进行准确测量，并可直接观察肺动脉的形态及其与主动脉的关系。

（四）诊断标准

根据以下情况一般可以做出诊断：出生后数月出现青紫伴有缺氧发作、蹲踞等；胸骨左缘有收缩期射血性杂音和肺动脉区第二心音减弱；心电图电轴右偏和右心室肥厚；胸片心脏呈靴状影，肺部血管纹理细小；红细胞计数、血红蛋白和血细胞比容升高；动脉血氧饱和度降低；超声心动图显示有肺动脉狭窄、主动脉骑跨和室间隔缺损等。

（五）鉴别诊断

1. 完全性大动脉换位　出生后即出现严重青紫，1～2 周内有心力衰竭，胸片多示肺部血管增多、心影扩大有时呈蛋形。

2. 三尖瓣闭锁　有特征性心电图，电轴左偏 -30°以上和左心室肥厚。

3. 右心室双出口合并肺动脉狭窄　症状与法洛四联征极相似，但较少蹲踞，胸片示心影大，但本病与法洛四联征可同时存在。上述病变行超声心动图或心导管造影可进一步明确。

（六）诊断注意要点

判断肺血管发育情况，包括肺动脉干及其分支、冠状动脉起源及走行等是法洛四联征诊断中的重要组成部分，应给予重视，这对选择手术治疗方案以及手术近期和远期预后估计都十分重要。

三、治疗措施

严重法洛四联征患者，新生儿期就需要内、外科治疗，包括纠正代谢性酸中毒，用前列腺素保持动脉导管的开放。另外，由于患者血黏度高，在夏天或有吐泻、高热等情况，应注意防止脱水。有感染时及时抗感染治疗，以防感染性心内膜炎发生。有缺氧发作时，即置小儿于胸膝位，并吸氧，发作严重者可皮下或静脉注射吗啡 0.1～0.2mg/kg，或普萘洛尔 0.05～0.1mg/kg，缓解或解除缺氧发作。

婴儿时期施行一期或二期心内修复手术迄今尚有争论。随着体外循环的装置和灌注技术的完善，以及心肌保护方法和手术技巧的改进，愈来愈多的单位主张对有症状的婴儿施行一期心内修复手术。其理由为：①早期手术的结果能保存正常数量的肺泡和促进肺动脉及其周围肺血管正常生长。②随着年龄的增长，右心室纤维组织迅速增生，可导致心律失常和心室功能障碍。③在婴儿进行心内修复可减少室性心律失常的发生率。④晚期室性心律与手术早晚较与手术本身和残留血流动力学的关系更加密切，心肌肉纤维组织可产生微折返环，瘢痕组织产生大折返环。一般认为反映肺动脉远端狭窄程度的 Mc Goon 比值 >1.2 和肺动脉指数即 Nakata 指数 $\geq 150mm^2/m^2$ 时以可以考虑一期手术。如两侧肺动脉细小，周围肺动脉纤细并伴有丰富的侧支循环，则应作姑息性手术。

在国内外开展法洛四联征矫正性手术的初期，手术死亡率极高。经过不断提高认识和长期实践，目前手术死亡率已明显下降，疗效明显提高，再较先进的心脏中心法洛四联征手术死亡率仅为 1% 左右。

四、预后

未治疗的法洛四联征患者预后差，25% 死于 1 岁以内，40% 死于 3 岁以内，70% 死于 10 岁以内；合并肺动脉闭锁或无肺动脉瓣者有 50% 死于 1 岁以内，这就要求早期在婴儿施行手术。可选择姑息性体 - 肺分流术增加肺血流量等治疗。

（张明开）

第六节 感染性心内膜炎

一、概述

感染性心内膜炎（infective endocarditis，IE）是由于致病微生物直接侵袭心内膜而引起的炎症性疾病，在心瓣膜表面形成的赘生物中含有病原微生物。引起心内膜感染的因素有：①病原菌侵入血流，引起菌血症、败血症或脓毒血症，并侵袭心内膜。②先天性或后天性心脏病患儿，尤其在心脏手术后，有人工瓣膜和心内膜补片者，有利于病原菌的寄居繁殖。③免疫功能低下如应用免疫抑制剂、器官移植应用细胞毒性药物者易发病。致病微生物主要为细菌，偶见霉菌、病毒、立克次体。近二十年来，本病在小儿有显著增多的趋势。根据起病缓急和病情程度，本病可分 2 类：①急性感染性心内膜炎：原无心脏病，发生于败血症时，细菌毒力强，病程 <6 周。②亚急性感染性心内膜炎：在原有心脏病的基础上感染毒力较弱的细菌，病程 >6 周。随着抗生素的广泛应用和病原微生物的变化，前者已大为减少。

二、诊断思路

（一）病史要点

1. 现病史　询问患儿有无发热、乏力、食欲低下、全身不适、盗汗、关节痛、肌痛、皮肤瘀点、腹痛、恶心、呕吐、腰痛、血尿、便血、头痛、偏瘫、失语、抽搐、昏迷等。发病前有无扁桃体炎、龋齿、皮肤感染、败血症、拔牙等小手术、静脉插管、心内手术等。

2. 过去史　询问有无室间隔缺损、动脉导管未闭等先天性心脏病及后天性心脏病病史，有无心脏手术、人工瓣膜或心内膜补片等病史，询问患儿有无外伤史。

3. 个人史　询问出生时喂养及生长发育情况。

4. 家族史　询问家属中有无心脏病患者。

（二）查体要点

1. 一般表现　注意有无体温升高、苍白、精神不振。寻找各器官有无栓塞表现，如指、趾尖有无红色疼痛性 Osler 结，手、脚掌有无出血性红斑（Janeway 斑），有无指甲下条纹状出血，眼结膜出血，有无脾肿大及压痛等。有无杵状指、趾。有无肾区叩击痛、脑膜刺激征、偏瘫。视网膜有无卵圆形出血红斑。有无心力衰竭表现如肝大、水肿等。

2. 心脏检查　对原有先天性心脏病或风湿性心脏病等患者，听诊时注意心脏有无出现新杂音或心脏杂音性质改变。原有杂音可变响变粗，原无杂音者可出现乐鸣性杂音且易多变。

（三）辅助检查

1. 常规检查　如下所述。

（1）外周血象表现为白细胞增多、中性粒细胞升高、进行性贫血，可有血小板减少。

（2）血沉增快，CRP 升高。

（3）血培养阳性。

（4）特殊检查：原有心脏病者心电图、X 线胸片等有相应异常。超声心动图检查可确定赘生物的大小、数量、位置及心瓣膜损坏情况。

2. 其他检查　尿常规中可出现蛋白及红细胞。血清球蛋白、γ 球蛋白可升高，循环免疫复合物、类风湿因子、抗心内膜抗体、抗核抗体可升高。

（四）诊断标准

1. 临床指标　如下所述。

（1）主要指标

1）血培养阳性：分别 2 次血培养有相同的感染性心内膜炎常见的致病菌（如草绿色链球菌、金黄色葡萄球菌、肠球菌等)。

2) 心内膜受累证据：应用超声心动图检查有心内膜受累证据（有以下征象之一）：①附着于心脏瓣膜或瓣膜装置、心脏、大血管内膜、置入人工材料上的赘生物。②心内脓肿。③瓣膜穿孔、人工瓣膜或缺损补片有新的部分裂开。

3) 血管征象：重要动脉栓塞，脓毒性肺梗死或感染性动脉瘤。

(2) 次要指标

1) 易感染条件：基础心脏疾病、心脏手术、心导管术或中心静脉内插管。

2) 症状：较长时间的发热（≥38℃），伴贫血。

3) 心脏检查：原有心脏杂音加重，出现新的反流杂音或心功能不全。

4) 血管征象：瘀斑、脾肿大、颅内出血、结膜出血，镜下血尿或 Janeway 斑（手掌和足底有直径 1～4mm 的出血红斑)。

5) 免疫学征象：肾小球肾炎，Osler 结（指和趾尖豌豆大的红或紫色痛性结节），Roth 斑（视网膜的卵圆形出血红斑，中心呈白色)，或类风湿因子阳性。

6) 微生物学证据：血培养阳性，但未符合主要指标中的要求。

2. 病理学指标　如下所述。

(1) 赘生物（包括已形成的栓塞）或心内脓肿经培养或镜检发现微生物。

(2) 存在赘生物或心内脓肿，并经病理检查证实伴活动性心内膜炎。

3. 诊断依据　如下所述。

(1) 具备以下①～⑤项中任何之一者可确诊为感染性心内膜炎。①符合临床指标中主要指标 2 项。②符合临床主要指标 1 项和次要指标 3 项。③有心内膜受累证据并符合临床次要指标 2 项。④符合临床次要指标 5 项。⑤符合病理学指标 1 项。

(2) 有以下情况时可排除感染性心内膜炎诊断：①有明确的其他诊断可解释临床表现。②经抗生素治疗≤4 天临床表现消除。③抗生素治疗≤4 天，手术或尸检无感染性心内膜炎的病理证据。

(3) 临床考虑感染性心内膜炎，但不具备确诊依据时仍应进行治疗，根据临床观察及进一步的检查结果确诊或排除感染性心内膜炎。

(五) 诊断步骤

诊断步骤见图 7－1。

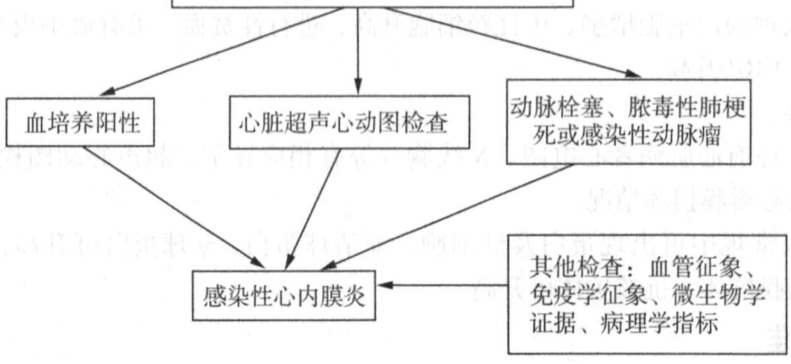

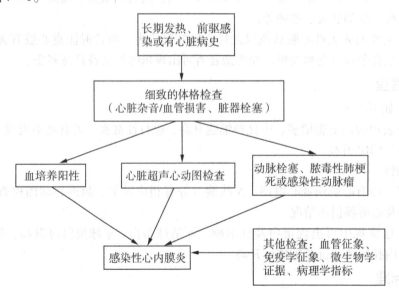

图 7－1　感染性心内膜炎诊断流程

（六）鉴别诊断

（1）本病如以发热为主要表现者须与伤寒、败血症、结核、风湿热和系统性红斑狼疮等鉴别。

（2）本病如以心力衰竭为主要表现者须与伴有低热者的先天性或后天性心脏病并发心力衰竭者相鉴别。

（3）与活动性风湿性心脏炎的鉴别比较困难，但感染性心内膜炎有栓塞、脾大、杵状指及血培养阳性，特别是二维超声心动图检查发现较大赘生物等均可与上述诸病相鉴别。

（4）手术后感染性心内膜炎须与心包切开综合征及术后灌注综合征鉴别，后二者均为自限性疾病，经休息、服用阿司匹林或糖皮质激素治疗后可痊愈。

三、治疗措施

（一）经典治疗

1. 一般治疗　卧床休息，加强营养，维持水、电解质平衡，补充维生素及铁剂，对病情严重或一般情况较差者可输血、血浆及静脉滴注免疫球蛋白等支持治疗。

2. 药物治疗　应尽早、足量、足疗程、联合、静脉应用具有杀菌作用的抗生素，然后再根据血培养结果及药物敏感情况改用敏感而有效的抗生素，最好选用药物敏感试验阳性的两种抗生素，疗程至少4～6周。对伴有严重并发症或病情顽固者疗程可达8周。

（1）致病菌不明者：青霉素与苯唑西林及奈替米星三者联用，前二者剂量、疗程见下述，奈替米星每日6～7.5mg/kg，每日静脉滴注1次，疗程为6～8周。根据卫生部医政司建议，<6岁不用氨基糖苷类抗生素，≥6岁者应用时须监测听力或测定血药浓度。

（2）草绿色链球菌：青霉素与氨基糖苷类抗生素如奈替米星等联用，青霉素每日30万U/kg，每4小时静脉推注或静脉滴注1次，疗程4～6周。也可选用头孢菌素如头孢呋辛、头孢曲松。对青霉素耐药者应用万古霉素（或去甲万古霉素），但有较大不良反应，万古霉素剂量为每日40mg/kg，分2～4次静脉滴注。替考拉宁（壁霉素）不良反应少，每次12mg/kg，第1日每12小时1次，以后每次6mg/kg，每日1次。

（3）葡萄球菌：对青霉素敏感者用青霉素与利福平联用，青霉素剂量、疗程同前，利福平每日10mg/kg，分2次口服，疗程6～8周。对青霉素耐药者选用苯唑西林（新青霉素Ⅱ）或奈夫西林（新青霉素Ⅲ），均为每日200mg/kg，分4～6次静脉推注或静脉滴注，疗程4～6周。耐甲氧西林金黄色葡萄球菌（MRSA）感染者可用万古霉素或去甲万古霉素、替考拉宁，与利福平联用。

（4）肠球菌：可应用青霉素、氨苄西林+舒巴坦，对青霉素耐药者选用头孢匹罗、亚胺培南、万古霉素，可与氨基糖苷类抗生素如奈替米星等联用。疗程4～6周。耐万古霉素肠球菌（VRE）感染者可用替考拉宁。

（5）真菌：两性霉素B每日1mg/kg静脉滴注，并用5-氟胞嘧啶每日150mg/kg，分4次口服，疗程6～8周。

3. 其他治疗　手术治疗指征：①瓣膜功能不全导致难治性心力衰竭。②主动脉瓣或二尖瓣人造瓣膜置换术后感染性心内膜炎，经内科治疗不能控制感染者，应手术切除感染的人造组织或瓣膜。③先天性心脏病患者，如动脉导管未闭、室间隔缺损等合并感染性心内膜炎经内科治疗无效者，应进行导管结扎或缺损修补术。④反复发生的严重或多发性栓塞，或巨大赘生物（直径1cm以上），或赘生物阻塞瓣口。⑤内科疗法不能控制的心力衰竭，或最佳抗生素治疗无效，或霉菌感染。⑥新发生的心脏传导阻滞。

（二）治疗步骤

治疗步骤见图7-2。

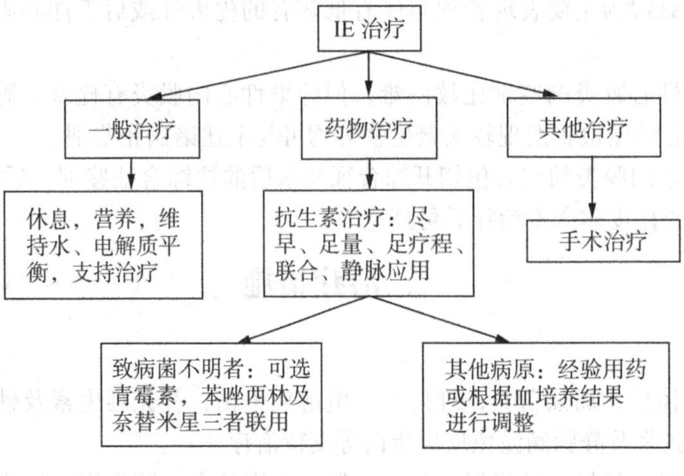

图7-2 感染性心内膜炎治疗流程

四、预后

本病小儿的病死率为20%～40%。预后取决于下列因素：①治疗的早晚，治疗越早，治愈率越高。②致病菌的毒性及破坏性，金黄色葡萄球菌及真菌性心内膜炎的预后较差。③免疫功能低下或经治疗后免疫复合物滴度不下降者预后差。④抗生素治疗后赘生物不消失者预后差。治愈者由于心内膜瘢痕形成而造成严重的瓣膜变形和腱索增粗、缩短，可导致瓣膜狭窄和（或）关闭不全。

用药后体温逐渐降至正常，心脏杂音减弱甚至消失，栓塞征减轻或消失，血沉常在治疗后1个月或疗程结束时恢复正常，停药后血培养3次均无菌生长，临床上即达到治愈标准可给予出院，定期随访。

五、预防

本病复发率达10%，复发与下列情况有关：①治疗前病程长。②对抗生素不敏感或疗程不足。③有严重肺、脑或心内膜的损害。复发病例再治疗时应联合用药，加大剂量和延长疗程。故需积极治疗原发病，疗程要足。必要时使用长效青霉素预防性治疗。

（张明开）

第七节 病毒性心肌炎

心肌炎（myocarditis）是指心肌局灶性或弥漫性炎性病变，其特征为间质炎性细胞浸润以及心肌细胞的变性和坏死。炎症可累及心肌细胞、间质组织、血管成分及心包。心肌炎可由多种病因引起，感染性心肌炎最常见，其中最主要的病原为病毒感染，其他如细菌、支原体、寄生虫、真菌、衣原体等病原的感染也可导致心肌炎。此外，免疫介导疾病、中毒和过敏等因素也可引起心肌炎。本章介绍病毒性心肌炎。

病毒性心肌炎（viral myocarditis）是指病毒感染心肌后，通过对心肌细胞产生直接损伤和（或）通过自身免疫反应引起的心肌细胞坏死、变性和间质炎性细胞及纤维素渗出过程。有时病变也可累及心内膜或心包。临床可呈暴发性、急性和慢性过程。大多预后良好，少数可转为慢性，发展为扩张性心肌病。

一、流行病学

儿童期病毒性心肌炎的发病率尚不确切，由于到目前为止没有统一的病毒性心肌炎临床诊断标准，而病理组织学检查敏感性又有不同，病毒性心肌炎的发病率的统计差异很大。并且由于心肌炎临床表现差异很大，许多患者隐匿起病，甚至临床没有表现，故临床检出的心肌炎和病理诊断的心肌炎发病率差异很大。国外资料显示，对因意外事故死亡的年轻人进行尸检心肌炎的检出率为4%～5%，6%～21%猝死儿童尸检有心肌炎表现。有研究者认为临床诊断的心肌炎发病率约0.012%。柯萨奇病毒感染后心肌炎在男性比女性更常见。

二、病因

许多病毒都可以引起病毒性心肌炎，其中肠道病毒是最常见的病毒，尤其是柯萨奇病毒B1～B6型多见。最近研究资料表明，腺病毒也是病毒性心肌炎的主要病因之一。其他还包括细小病毒B19、人类疱疹病毒6、呼吸道流感病毒、巨细胞病毒、EB病毒、轮状病毒、丙型肝炎病毒、HIV等。近年，日本学者连续报道，感染在心肌炎中也起重要作用。此外的感染与心肌疾病的发生也有关联。

三、发病机制

病毒性心肌炎的发病机制尚未完全阐明。目前认为病毒性心肌炎的发病机制主要包括病毒直接损伤心肌；病毒触发机体免疫反应损伤心肌细胞；可能与遗传有关。

1. 病毒心肌的直接损伤作用　病毒与心肌细胞膜上的病毒受体结合，进入心肌细胞进行复制，通过损伤心肌细胞膜功能、干扰心肌代谢等导致心肌细胞溶解。此外，柯萨奇病毒还能够产生蛋白酶溶解细胞－细胞间或者细胞－基质间连接，导致心肌细胞完整性破坏，促进病毒进入宿主心肌细胞进行复制，也促进病毒从心肌细胞释放，并导致心肌细胞损伤。

2. 病毒对心肌的间接免疫损伤作用　病毒感染后触发的自身免疫反应是把“双刃剑”。一方面，免疫系统的适当激活可增强机体清除病毒的能力，病毒感染后NK细胞和巨噬细胞被激活，清除病毒感染的心肌细胞并且抑制病毒复制；另一方面，免疫系统过度激活能够导致炎症浸润，反而破坏心肌细胞。

（1）体液免疫：目前研究已从病毒性心肌炎患者和动物体内检测出多种抗心肌成分的自身抗体，包括抗肌球蛋白抗体、抗心磷脂抗体、抗肌凝蛋白抗体等。目前一般认为抗心肌肌凝蛋白等自身抗体的产生可能主要通过抗原模拟机制，即病毒与心肌肌凝蛋白等有相同的抗原表位，病毒感染刺激产生的抗病毒抗体也可作用于肌凝蛋白等自身抗原，从而造成心肌损伤。

（2）细胞免疫：在病毒性心肌炎发病中具有重要作用。T细胞过度激活，CD_4/CD_8 T细胞比例失调、Th1/Th2细胞比例失调。细胞毒性T细胞通过穿孔素－颗粒酶介导的细胞毒作用和Fas/FasL途径介导的细胞毒作用损伤心肌细胞。

（3）细胞因子：由巨噬细胞、NK细胞和T细胞等分泌的细胞因子是体液免疫和细胞免疫的介质，研究证实肿瘤坏死因子、白介素和干扰素等多种细胞因子在病毒诱发的炎症和感染后免疫反应的产生及进展过程中起重要作用。此外，激活的免疫细胞产生细胞因子，引起诱导型NO合成酶产生NO增加，促进心肌损伤。

3. 遗传因素　具有遗传易感性的患者容易发生心肌炎。不同研究发现HLA－DR4、DR12、DR15和DQ8阳性可能与心肌炎发生相关。此外，具有特殊遗传背景的心肌炎患者易发生DCM，如CD_{45}和编码心肌蛋白的基因可能也与慢性心肌炎/扩张性心肌病的发生有关。

四、病理

心脏可显示不同程度的扩大，心肌苍白松弛。心肌纤维之间和血管周围的结缔组织中有单核细胞、淋巴细胞等炎性细胞浸润。心肌纤维不同程度变性、横纹消失、肌浆溶解，呈小灶性、斑点性或大片状坏死。可伴浆液纤维素性心包炎和心内膜炎。慢性病例晚期除心肌纤维变性坏死外，可见纤维细胞增生，胶原纤维增多，瘢痕形成。

五、临床表现

病毒性心肌炎的临床表现轻重不一，有无任何临床表现隐性发病者，也有重症暴发起病者，还有猝死者。取决于病变的范围和严重程度。起病前常有呼吸道感染或消化道感染等前驱病毒感染史。

症状轻重相差悬殊。轻型可无自觉症状或表现为心悸、胸痛、胸闷、心前区不适、乏力、多汗、气短、头晕、面色苍白、腹痛、恶心、呕吐等。体检心脏大小正常或轻微扩大，常有窦性心动过速、第一心音低钝，时有奔马律或各种心律失常（以期前收缩多见）。

重型起病较急，可表现为：①心力衰竭：呼吸急促，呼吸困难，肺底部可闻及细湿啰音，肝脏增大，水肿。②心源性休克：四肢发冷，脉搏细弱，血压下降，面色青灰。③严重心律失常：听诊心动过缓（完全性房室传导阻滞或病态窦房结综合征）或心动过速（室上性心动过速或室性心动过速）。临床常表现为突然晕厥，重者意识完全丧失，面色苍白，常伴有抽搐及大、小便失禁，阿－斯综合征发作。也可发生猝死。

部分患儿呈慢性过程，演变为扩张性心肌病，临床表现为心脏扩大、心力衰竭和心功能减低等。

新生儿病毒性心肌炎病情严重，进展迅猛，死亡率高，预后差，易有流行倾向。多在生后10d内发病，部分患儿起病前可先有发热、腹泻、呕吐和拒食等前驱症状。临床表现多为非特异症状，病情进展很快发展为心力衰竭和心源性休克。并累及多个脏器，累及神经系统引起惊厥和昏迷，累及肝引起肝增大、肝功能损害和黄疸，累及肺引起肺炎和呼吸衰竭。还可出现类似重症败血症的表现。新生儿心肌炎易有流行倾向，多个国家报道过柯萨奇B病毒引起新生儿心肌炎的流行。

六、辅助检查

1. X线胸片　心脏大小正常或不同程度增大。有心力衰竭时心脏明显增大，肺瘀血，心脏搏动减弱。

2. 心电图　急性期心电图多有异常改变，①窦性心动过速：很常见。②ST－T改变：ST段偏移，T波平坦、双向或倒置。有时ST－T形成单向曲线，酷似急性心肌梗死。③心律失常：期前收缩常见，尤其室性期前收缩最常见。亦可见室上性及室性心动过速、心房扑动和颤动等。传导阻滞可为窦房阻滞、房室传导阻滞、左或右束支阻滞、双束支阻滞甚至3束支阻滞，其中以三度房室传导阻滞最重要。④其他：尚可见QRS波群低电压（新生儿除外），Q－T间期延长及异常Q波等。

但是心电图改变缺乏特异性，强调动态观察的重要性。

3. 超声心动图　超声心动图检测不能特异性诊断心肌炎，但可除外先天性心脏病和瓣膜性心脏病、心脏肿瘤等心脏结构改变。急性心肌炎超声心动图最常见的表现是非特异性的节段性室壁运动异常。可因室壁水肿而表现一过性心室壁肥厚，但与肥厚性心肌病不同，心肌肥厚于数周或数月内恢复。可有少量心包积液和瓣膜关闭不全。慢性心肌炎可表现为类似扩张性心肌病改变，心腔扩大，心室收缩功能减低。

4. 心肌损伤的血清生化指标　如下所述。

（1）心肌酶谱：心肌受损时，血清中有十余种酶的活力可以增高，临床用于诊断病毒性心肌炎的酶主要为肌酸激酶（creatine kinase，CK）及其同工酶CK－MB。CK主要存在于骨骼肌、心肌及脑组织中。心肌受损时，一般在起病3～6h CK即可出现升高，2～5d达高峰，多数病例在2周内恢复正常。现已知CK有4种同工酶，即CK－MM（骨骼肌型）、CK－MB（心肌型）、CK－BB（脑型）和线粒体同工酶Mt。CK－MB主要来源于心肌，对早期诊断心肌炎价值较大。由于血清总CK活力值、CK－MB活力值与小儿年龄相关，因此，一般以血清CK－MB活性与CK总活性之比≥6%作为心肌损伤的特异性指标（正常人血清中CK－MB占CK总活性的5%以下）。CK－MB的定量分析（CK－MB质量，单位ng/ml）较活力分析（单位为U/ml）更为精确，且小儿正常参考值不受年龄因素的影响，≥5ng/ml为阳性，提示心肌损伤。

（2）心肌肌钙蛋白（cardiac troponin，cTn）：是心肌收缩和舒张过程中的一种调节蛋白，由3种亚单位（cTnT、cTnI和cTnC）组成。当心肌细胞受损时，cTnT（或cTnI）易透过细胞膜释放入血，使血中cTnT（或cTnI）明显升高。近年来发现，cTn这种非酶类蛋白血清标志物对于评价心肌损伤具有高度特异性和敏感性，并且出现早，持续时间长。

5. 抗心脏抗体　以免疫荧光或者 Western 等方法检测外周血或者心肌活检标本中的心脏抗体，如抗肌球蛋白抗体、抗肌凝蛋白抗体、抗线粒体腺苷酸转移酶抗体、抗心肌 G 蛋白耦联受体抗体、抗 β_1 受体抗体、抗热休克蛋白抗体等，如阳性支持心肌炎的诊断。如心脏抗体持续滴度升高，高度提示发展成扩张性心肌病（炎症性心肌病，慢性心肌炎）的可能。

6. 放射性核素心肌显像　如下所述。

（1）^{67}镓－心肌炎症显像：^{67}镓（^{67}Ga）具有被心肌炎症细胞（T 淋巴细胞及巨噬细胞等）摄取的性能，^{67}Ga 以离子或转铁蛋白结合形式易聚集到炎症部位（血管通透性增强）而显影。^{67}Ga 心肌显像对心肌炎有较高的诊断价值，特异性高，但敏感性差。

（2）^{111}铟－抗肌球蛋白抗体心肌坏死灶显像：心肌细胞坏死时，肌球蛋白轻链释放血循环中，而重链仍残留心肌细胞内。^{111}铟（^{111}In）标记的单克隆抗肌球蛋白抗体可与重链特异性结合使心肌坏死灶显像。结合量多少与坏死灶大小及程度成正比，与局部心肌血流量成反比。研究显示^{111}In－抗肌球蛋白显像对心肌炎的特异性较高为 86%，敏感性为 66%。但需注射后 48h 后延迟显像，放射性核素暴露时间长。

（3）^{99m}锝－MIBI（甲氧基异丁基异腈）心肌灌注显像：^{99m}锝（^{99m}Tc）－MIBI 静脉注射后能被正常心肌细胞摄取使心肌显影。心肌聚集放射性药物的量与该区冠状动脉血流灌注量呈正相关。心肌炎时，由于炎性细胞浸润，间质纤维组织增生，退行性变等，致使心肌缺血，正常心肌细胞减少，故核素心肌显像呈正常与减淡相间的放射性分布（呈花斑样改变），可做出心肌炎倾向性诊断，但特异性差。

7. 心脏磁共振显像　近十余年来，心脏磁共振显像（cardiac magnetic resonance imaging，CMR）以其安全、无创、准确、全面等优点在心血管系统疾病诊断中的应用越来越广泛。CMR 除能显示心脏的形态（心腔大小、室壁厚度、心包积液）和心脏功能（收缩功能和舒张功能）外，还能显示心肌损伤的组织病理学特征改变。CMR 显示心肌炎的组织病理学特征主要有 3 种表现。①水肿信号：炎症细胞损伤的重要特征是细胞膜通透性的增加，从而导致细胞内水肿。T_2 加权像对于组织水肿很敏感，水肿部位呈现高信号。②早期增强（充血和毛细血管渗漏）：血管扩张是组织炎症的特征。由于炎症部位血容量增加，注射轧喷酸葡胺（Gd－DT－PA）增强造影剂后在早期血管期（增强 T_1 像）其摄取增加。造影剂快速分布到间质，故早期增强仅持续几分钟。③晚期增强（坏死和纤维化）：晚期增强反映心肌坏死和纤维化等不可逆心肌损伤，可用于心肌梗死不可逆心肌损伤的诊断。晚期增强对于心肌炎的诊断特异性也很高。但是心肌梗死和心肌炎二者 CMR 显示的损伤部位不同：缺血损伤（心肌梗死）主要位于心内膜下；非缺血损伤（心肌炎）主要位于心外膜下，并且心室外侧游离壁更为常见。CMR 早期增强、晚期增强和水肿信号相结合，对心肌炎诊断的敏感性、特异性和准确性大大提高，可清楚显示炎症的位置、范围及严重程度，并且可长期随访观察严重的活动变化情况。

8. 心内膜心肌活检　心内膜心肌活检目前仍为病毒性心肌炎诊断的金标准。但由于炎症可呈局灶分布，取样部位的局限性使阳性率不高，而假阴性率高。并且心内膜心肌活检系有创性检查，有一定的危险性，在国内很难作为常规检查项目。美国心脏病学会推荐 11 种临床情况可以考虑行心内膜心肌活检，主要包括 2 种情况：①近 2 周内新出现的心力衰竭，伴左心室大小正常或扩张，血流动力学稳定；②近 2 周至 3 个月内新出现的心力衰竭，左室扩张，出现新的室性心律失常，二～三度房室传导阻滞或经 1～2 周常规治疗反应差者。

心内膜心肌活检主要包括 3 项。

（1）病理组织学诊断：目前仍沿用 1984 年 Dallas 病理组织学诊断标准，拟定心肌炎形态学的定义为：心肌炎性细胞浸润，并伴邻近心肌细胞坏死和（或）退行性病变。可分成以下 3 种。

1）活动性心肌炎：炎性细胞浸润和邻近心肌细胞不同程度损害和坏死。

2）临界心肌炎：有炎性细胞浸润，但无心肌细胞损害或坏死。需要心内膜心肌活检复查确认。

3）无心肌炎：组织学正常。

病理组织学诊断心肌炎阳性率很低，约 10%，而且病理观察容易受主观因素影响。

（2）免疫组织学诊断：近年来免疫组织学检查已成功应用于心肌炎的诊断。免疫组织学法是应用各种特异免疫组织学标志物的单克隆抗体来检测心肌组织中的炎症浸润淋巴细胞。由于炎症免疫组织学标记物分布于整个心肌，不易出现假阴性，因此，明显提高了诊断阳性率（50%以上）。并且有助于分辨炎症浸润细胞（T细胞，B细胞和巨噬细胞等）的类型和活性。免疫组织标记物包括主要组织相容性复合体（MHC）、人类白细胞抗原（HLA）、细胞黏附分子和CD_2、CD_3、CD_4和CD_8等。

采用特异单克隆抗体直接结合人淋巴细胞细胞表面抗原对心肌组织浸润炎症细胞做定量分析。淋巴细胞数>2.01高倍视野（×400），即相当于淋巴细胞数>$14.0/mm^2$为阳性。

（3）病毒检测：目前应用最多的为病毒基因检测，即应用原位杂交或PCR法检测病毒核酸，从而明确有无病毒感染和感染病毒的类型。

9. 病毒学检查　如下所述。

（1）病毒分离：在急性期从心内膜心肌活检或心包穿刺液中可分离出病毒，但检出率极低。

（2）病毒基因检测：应用原位杂交或PCR法检测病毒核酸，从而明确有无病毒感染和感染病毒的类型，意义最大，应用最多。

（3）血清学检查：病程早期血清特异性病毒IgM阳性或者恢复期血清抗体滴度较急性期升高4倍以上有意义，但只能说明近期有该型病毒感染，而不能将其定位在心脏。

七、诊断

病毒性心肌炎缺乏特异性诊断方法，主要依靠综合临床资料，并须排除其他疾病。心内膜心肌活检的病理组织学及免疫组织学诊断，提供了可靠的病理诊断依据，但系创伤性检查，一般不作为常规检查。目前国际上没有统一的诊断标准。

中华医学会儿科学分会心血管学组修订的病毒性心肌炎诊断标准如下。

1. 临床诊断依据　如下所述。

（1）心功能不全、心源性休克或心脑综合征。

（2）心脏扩大（X线、超声心动检查具有表现之一）。

（3）心电图显示以R波为主的2个或2个以上主要导联（Ⅰ、Ⅱ、aVF、V_5）的ST-T改变持续4天以上伴动态变化，窦房传导阻滞、房室传导阻滞、完全性右或左束支阻滞，成联律、多形、多源、成对或并行性期前收缩，非房室结及房室折返引起的异位心动过速，低电压（新生儿除外）及异常Q波。

（4）CK-MB升高或心肌肌钙蛋白（cTnI和cTnT）阳性。

2. 病原学诊断依据　如下所述。

（1）确诊指标：自患儿心内膜、心肌、心包（活检、病理）或心包穿刺液检查，发现以下之一者可确定心肌炎由病毒引起。

1）分离出病毒。

2）用病毒核酸探针查到病毒核酸。

3）特异性病毒抗体阳性。

（2）参考依据：有以下之一者结合临床可考虑心肌炎系病毒引起。

1）自患儿粪便、咽拭子或血液中分离到病毒，且恢复期血清同型抗体滴度较第一份血清升高或降低4倍以上。

2）病毒早期患儿血中特异性IgM抗体阳性。

3）用病毒核酸探针自患儿血中查到病毒核酸。

3. 确诊依据　如下所述。

（1）具备临床诊断依据2项，可临床诊断为心肌炎。发病同时或发病前1～3周有病毒感染的证据更支持诊断。

（2）同时具备病原学确诊依据之一，可确诊为病毒性心肌炎。具备病原学参考依据之一，可临床诊断为病毒性心肌炎。

（3）凡不具备确诊依据，应给予必要的治疗或随诊，根据病情变化，确诊或除外心肌炎。

（4）应除外风湿性心肌炎、中毒性心肌炎、先天性心脏病、结缔组织病以及代谢性疾病的心肌损害、甲状腺功能亢进症、原发性心肌病、原发性心内膜弹性纤维增生症、先天性房室传导阻滞、心脏自主神经功能异常、β受体功能亢进及药物引起的心电图改变。

八、分期

1. 急性期　新发病，症状及检查阳性发现明显且多变，一般病程在半年以内。

2. 迁延期　临床症状反复出现，客观检查指标迁延不愈，病程多在半年以上。

3. 慢性期　进行性心脏增大，反复心力衰竭或心律失常，病情时轻时重，病程在1年以上。

九、鉴别诊断

病毒性心肌炎主要需与以下疾病进行鉴别。

1. 扩张性心肌病　多隐匿起病，临床上主要表现心脏扩大、心力衰竭和心律失常，超声心动图显示为左心扩大为主的全心扩大，心脏收缩功能下降。心脏扩大和心脏收缩功能下降的程度较病毒性心肌炎严重。心肌酶谱多正常。多预后不良。但应注意病毒性心肌炎如不能痊愈后期将表现扩张性心肌病，即炎症性心肌病。

2. 风湿性心脏病　多有发热、关节炎等风湿热的病史，心脏表现以心脏瓣膜，尤其二尖瓣和主动脉瓣受累为主，心电图P－R间期延长最常见，ASO多升高。

3. 冠状动脉性心脏病　儿童少见，在儿童多为川崎病合并冠状动脉损害，少数为遗传性高胆固醇血症导致的冠状动脉粥样硬化性心脏病和先天性冠状动脉发育异常。心电图上具有异常Q波的病毒性心肌炎尤其需注意鉴别诊断。通过超声心动图、冠状动脉CT，必要时冠状动脉造影可确诊。

4. 心包炎　心电图会显示肢导低电压，超声心动图发现中到大量心包积液。

5. 先天性心脏病　多出生后即发现器质性心脏杂音和（或）发绀，超声心动图可发现心脏结构改变。

6. 功能性心血管疾病　包括β受体功能亢进和血管迷走性晕厥、体位性心动过速综合征等直立不耐受在内的一类疾病。这类疾病以学龄期儿童最常见，女孩多见，常常可以出现胸痛、胸闷、乏力、头晕、头痛等非特异症状，多有长时间直立、情绪激动、闷热环境等诱因。体检常常无阳性发现。心电图、超声心动图和生化心肌酶电解质等检查常常无阳性发现。部分β受体功能亢进症的儿童心电图可表现T波倒置，运动后或者给予普萘洛尔可使T波直立。直立试验或者直立倾斜试验有助于诊断，确诊前需除外器质性疾病。

十、治疗

本病目前尚无特效治疗，应结合患儿病情采取有效的综合措施，可使大部分患儿痊愈或好转。

1. 休息　卧床休息是心肌炎最重要的治疗。卧床休息可以减轻心脏负荷及减少心肌氧耗量。动物实验证实，运动可使病毒感染力增强，加重心肌损害。急性期至少卧床休息3～4周。有心功能不全或心脏扩大者更应强调绝对卧床休息3个月。恢复期也要避免剧烈运动。

2. 抗病毒治疗　对处于病毒血症阶段的早期患儿或者心肌活检证实有病毒复制的患儿，可选用抗病毒治疗。但病毒感染存在与否以及感染病毒的类型临床有时很难确定。干扰素（INF）对病毒性心肌炎有较好的疗效，它可以选择性抑制病毒mRNA与宿主细胞核蛋白体的结合，阻断病毒的复制，同时可抑制抗心肌抗体的产生，增强巨噬细胞的功能，调节机体免疫。利巴韦林与INF－α合用是HCV感染的标准治疗方案，并且对柯萨奇病毒感染有效。巨细胞病毒也是引起心肌炎的常见病毒，更昔洛韦对此病毒有效。pleconaril是一种能够与柯萨奇病毒B直接结合，并阻止其与靶细胞结合并感染靶细胞的药物，早期的小样本研究疗效满意，大规模临床研究正在进行。

3. 改善心肌营养与代谢药物　如下所述。

（1）大剂量维生素C：缓慢静脉推注，对促进心肌病变的恢复、改善心肌代谢、减轻症状和纠正心源性休克有一定疗效。研究表明，大剂量维生素 C 治疗心肌炎的机制可能与清除自由基有关。用法每次 100～200mg/kg，1 次/天，2～4 周 1 个疗程。

（2）辅酶 Q_{10}：参与氧化磷酸化及能量的生成过程，并有抗氧自由基及膜稳定作用，改善心肌的收缩力，保护缺血心肌。

（3）1，6 二磷酸果糖：可改善心肌细胞线粒体能量代谢，能稳定细胞膜和溶酶体膜，抑制氧自由基生成，减轻组织损伤，保护心肌。

（4）磷酸肌酸：能够更直接地提供能量，改善心肌代谢。

4. 免疫抑制药　一直以来，应用免疫抑制药治疗病毒性心肌炎是有争议的，免疫抑制药对于心肌炎的疗效还没有定论。免疫抑制药一方面可以抑制病毒诱导的对心肌组织造成损伤的自身免疫反应，但另一方面也会抑制机体对病毒的免疫反应，引起机体免疫力下降及病毒扩散，不恰当的使用有可能会加剧病情。因此，应把握好时间和剂量，不可盲目滥用。

一般病例不宜常规应用，主要用于暴发起病有心力衰竭、心源性休克或高度房室传导阻滞、室性心动过速、室颤等严重心律失常的危重患者，或者慢性持续性心功能不全、心肌活检证实慢性心肌炎伴免疫激活而病毒检测阴性的患者。

免疫抑制药常用甲泼尼龙或泼尼松，少数病例加用硫唑嘌呤。泼尼松开始剂量 1～2mg/（kg·d），分 3 次口服，2～4 周后逐渐减量，至 8 周左右减至 0.3mg/（kg·d），维持 2～3 个月后再逐渐减量停药，总疗程根据患者具体情况确定，约半年左右。硫唑嘌呤 2mg/（kg·d），分 2 次口服，疗程同前。对于危重病例可采用冲击疗法，甲泼尼龙 10～30mg/（kg·d），于1～2h 内静脉滴注，连用 3d，然后渐减量改为口服泼尼松。

5. 大剂量丙种球蛋白　疗效还没有定论，但多数研究显示静脉注射大剂量丙种球蛋白用于急性病毒性心肌炎有良好疗效。目前多用于急性起病有心力衰竭、心源性休克或高度房室传导阻滞和室性心动过速等严重心律失常的重症患儿，对于慢性心肌炎心肌活检证实伴免疫激活的患儿也可试用。总剂量为 2g/kg，于 2～3d 内静脉滴注。治疗机制可能为：①直接提供针对病毒的中和抗体；②阻断了 IgFc 段与心肌细胞上的病毒抗原 FcR 结合可改变免疫反应；③抑制炎症性细胞因子的产生，减轻补体介导的组织损伤；④影响细胞凋亡及调节细胞周期。

6. 对症治疗　如下所述。

（1）控制心力衰竭：心肌炎使心肌应激性增高，对强心苷耐受性差，易出现中毒而发生心律失常。一般病例用地高辛口服，饱和量用常规的 2/3 量。心力衰竭不重，发展不快者，可用每日口服维持量法。

（2）抢救心源性休克：及时应用血管活性药物，如多巴胺、多巴酚丁胺、氨力农、米力农等加强心肌收缩力，维持血压及改善微循环。必要时使用体外模式氧合。

（3）心律失常的治疗：仅有期前收缩而无明显症状者，可先观察而不一定给予抗心律失常药物治疗。快速型心律失常可选用抗心律失常药物，要注意选择对心肌收缩力影响不大的药物。室上性心动过速无血流动力学障碍者可静脉注射腺苷，血流动力学不稳定者应直接电转复。室性心动过速者应用胺碘酮临床有效并且提高了存活率。但对心率缓慢的三度房室传导阻滞，QRS 宽或出现阿－斯综合征者需要安装临时人工心脏起搏器，如心脏阻滞 2 周不恢复可考虑安装永久起搏器。

7. 中医中药　黄芪、麦冬、人参等具有抗病毒和调节免疫功能的作用，临床上可根据病情选择应用。

十一、预后

绝大多数患者预后良好，经适当治疗后可痊愈。少数患儿可发展成扩张性心肌病。极少数暴发起病者由于心肌弥漫性炎症和坏死，发生心力衰竭、心源性休克或者严重心律失常，在早期死亡。暴发起病者如能存活，多数预后良好，很少会发展成扩张性心肌病。新生儿病毒性心肌炎往往病情重，死亡率可高达 75%。

（张明开）

第八章

消化系统疾病

第一节　口　炎

口炎是指口腔黏膜的炎症，可单独发病也可继发于急性感染、腹泻、营养不良以及维生素 B、维生素 C 缺乏等全身性疾病，可由病毒、细菌、真菌引起，亦可因局部受理化刺激而引起，若病变仅局限于舌、牙龈、口角，亦可称为舌炎、牙龈炎、口角炎。婴幼儿时期口腔黏膜薄嫩、血管丰富，唾液分泌少，口腔黏膜较干燥，有利于微生物繁殖；不注意食具及口腔卫生、不适当擦拭口腔、食物过高温度刺激或各种疾病导致机体抵抗力下降等因素均可导致口腔炎的发生。

一、鹅口疮

鹅口疮又名雪口病，为白念珠菌感染所致的口炎。多见于新生儿和婴幼儿，营养不良、腹泻、长期应用广谱抗生素或激素的患儿。大多通过不洁食具感染，新生儿在出生时亦可经产道感染。

（一）临床表现

在口腔黏膜上出现白色奶块样点状或片状物，可融合成片，略高于黏膜表面，不易拭去，强行擦拭剥落后，局部黏膜潮红粗糙，可有溢血。患处不痛，不流涎，一般不影响吃奶，也无全身症状。常见于颊黏膜、舌、齿龈、上腭、唇内黏膜等处，可蔓延至咽部，偶尔可累及消化道或呼吸道，引起真菌性肠炎或真菌性肺炎。取白膜涂片，加 10% 氢氧化钠 1 滴，镜检可见真菌菌丝和孢子。

（二）治疗

用 2% 的碳酸氢钠溶液清洗口腔每日 2 ~4 次，以餐后 1h 左右为宜，动作应轻、快、准，以免引起呕吐。局部可涂抹 10 万 ~20 万 U/ml 制真菌素混悬液或 1% 甲紫溶液，每日2 ~3 次。

二、疱疹性口炎

疱疹性口炎为单纯疱疹病毒感染所致，多见于 1 ~3 岁的小儿，冬、春季多见，传染性强，常在卫生条件差的托幼机构引起小范围流行。

（一）临床表现

起病时发热体温达 38 ~40℃，1 ~2d 后唇红部及邻近口周皮肤和口腔黏膜出现散在或成簇的小水疱，直径 2 ~3mm，周围有红晕，可很快破裂形成浅溃疡，溃疡表面覆盖黄白色膜样渗出物，多个小溃疡可融合成不规则的较大溃疡。局部疼痛明显，出现流涎、拒食、烦躁、颌下淋巴结肿大。病程 1 ~2 周，发热可持续 5 ~7d，局部淋巴结肿大可持续 2 ~3 周。本病应与疱疹性咽峡炎鉴别，后者由柯萨奇病毒引起，多发生于夏季，常骤起发热及咽痛，疱疹主要发生在咽部和软腭，有时见于舌面，但不累及齿龈和颊黏膜。

（二）治疗

多饮水，用 3% 过氧化氢溶液 0.1% 依沙吖啶（利凡诺）溶液清洁口腔，较大儿童可含漱等保持口腔清洁和黏膜湿润。局部可涂碘苷（疱疹净），亦可喷洒西瓜霜、锡类散、冰硼散等。为预防感染可涂2.5%～5%金霉素鱼肝油软膏；伴口唇干裂可涂液状石蜡或抗生素软膏。疼痛重者，进食前用2%利多卡因涂抹局部，同时避免摄入刺激性食物。

三、溃疡性口炎

由链球菌、金黄色葡萄球菌、肺炎链球菌、铜绿假单胞菌或大肠杆菌等感染引起。多见于婴幼儿，常发生于急性感染、长期腹泻等体弱患儿，在口腔不洁有利于细菌繁殖而致病。

（一）临床表现

口腔各部均可发生，常见于舌、唇内及颊黏膜处，可蔓延到唇及咽喉部。初起时口腔黏膜充血、水肿，继而形成大小不等的糜烂和浅溃疡，溃疡表面有纤维素性炎症渗出物形成的，灰白色或黄色假膜，边界清楚，易拭去，拭去后遗留溢血的创面，但不久又被假膜覆盖。患儿常因局部疼痛而哭闹、烦躁、拒食、流涎。常有发热，体温可达39～40℃，伴颌下淋巴结肿大。溃疡性口炎假膜涂片染色可见大量细菌，血常规检查可有白细胞和中性粒细胞增高。

（二）治疗

1. 控制感染　注意口腔卫生，可用0.1%～0.3%依沙吖啶溶液等清洁口腔后涂2.5%～5%金霉素鱼肝油软膏，或用中药养阴生肌散等，1～2次/天。病情较重者可选择敏感的抗生素控制感染。

2. 止痛　疼痛明显，可局部涂2%利多卡因。

3. 饮食　给予温凉半流食或流食，富含足够营养和B族维生素及维生素C，有利于疮口愈合。

4. 对症治疗　对发热者给予对症处理，烦躁者可酌情给予镇静剂，有脱水、酸中毒者应予以积极纠正。

（张明开）

第二节　小儿厌食症

厌食，是指小儿长时期见食不贪，食欲减退或缺乏，甚至拒食，医学上称之为“小儿厌食症”。据调查资料表明，城镇中60%的学龄前儿童均有不同程度的厌食。随着独生子女的增多，小儿厌食症有增无减。究其原因，与饮食习惯和饮食方式有密切的关系。同时，与缺少某些微量元素也有一定的关系。

一、诊断

（一）病史

喂养不当，嗜食高蛋白高糖饮食史。

（二）症状及体征

（1）不思纳食，食之无味，甚或拒食，大便正常或干结。食量明显少于同年龄正常儿童。

（2）病程持续2个月以上。

（3）体重下降不增，毛发稀黄、干枯。

（4）并发症：严重者可并发中度以上贫血、营养不良、维生素D缺乏病、智力发育障碍、机体抗病能力降低而反复感染。

（5）排除其他外感染、内伤慢性疾病。

（三）辅助检查

D木糖吸收排泄率降低；尿淀粉酶降低；血、头发的锌、铜、铁等多种微量元素含量低。

二、治疗

（一）一般治疗

改变不规律的生活，尽可能改善或酌情改换生活境。

（二）消化酶制剂

多酶片，每次 0.3 ~0.6g，3 次/d，饭后服。含淀粉酶、胰酶、胃蛋白酶，可促进糖类的消化。

（三）锌制剂

1. 葡萄糖酸锌　儿童服用量为，3 岁以下 5 ~10mg，4 ~6 岁 10 ~15mg，6 岁以上 15 ~20mg。以上均为锌的剂量，1d 只需服 1 次，亦可以将 1d 量分 2 ~3 次服用。口服液：每瓶 10mL，含锌 10mg；冲剂：每袋 10g，含葡萄糖酸锌 70mg，相当于含锌 10mg。

2. 甘草锌　儿童服用量按锌元素计算，1d 每千克体重 0.5 ~1.5mg，相当于 80mg 规格片剂的 1/8 ~1/3。一般常用量为（80mg 片剂）1 ~2 片。

（四）维生素

复合维生素 B，每次 1 片，2 ~3 次/d，饭后服。

（张明开）

第三节　胃食管反流

胃食管反流病（GERD）是最常见的食管疾病，是因食管下端括约肌的功能缺陷，引起胃液或胆汁从胃反流入食管，是婴幼儿顽固性呕吐和生长发育迟缓的重要原因。病因与发病机制有：①食管下端括约肌抗反流屏障破坏食管下端环状肌有括约肌功能，因此能防止胃食管反流发生，其抗反流功能受神经及消化道激素的调节，如胃泌素、前列腺素等，当其抗反流因素受到破坏时，反流量增加，因此产生胃食管反流。②食管酸扩清延缓正常情况下，食管本身具有以下防御功能——食管下端括约肌能阻止反流作用；食管的蠕动向远端清除进入食管的反流液；吞咽含碳酸氢钠的唾液、中和酸度及清洗刺激物。当上述功能受到损伤时，使酸清除延缓。

一、诊断

（一）病史采集

1. 婴儿　婴儿胃食管反流症有四大症状，即吐奶、体重不增、出血和肺部症状，其中以吐奶最常见。正常情况下，食管下端括约肌保持一定的张力，形成一个高压带，将胃和食管分隔开来，阻止胃内容物反流入食管，而且食管的蠕动波还能将反流物推回胃中。刚出生不久的婴儿食管下端括约肌还未发育完善，张力较低，5 ~7 周后才能建立起有效的抗反流屏障，并随年龄增长逐渐完善。此外，婴儿的食管下端括约肌到咽部的距离相对成人为短，卧位时间较长，哭闹时腹压升高。如果喂养不当，吞气过多，引起胃扩张，就容易发生胃食管反流。患儿出生后不久即出现反复呕吐，随年龄增大而加重，严重者甚至每次喂奶后均呕吐。呕吐多不费力，非喷射性，但也有部分为喷射性呕吐，平卧位和嗳气时更易出现。也有患儿不喂奶时也常呕吐。反复呕吐引起营养不良、体重不增或下降。由于胃食管反流，胃酸等腐蚀食管黏膜，还可造成食管炎，甚至引起食管黏膜血管破损、出血。此外，胃食管反流时，若胃内容误入气管则可引起肺部反复感染。

（1）呕吐：新生儿及婴儿患者 85% 生后第 1 周即呕吐，逐渐成为食后呕吐，呈喷射状，吐出物为胃内容物，偶有呕血。

（2）生长发育落后：由于呕吐造成长期热量摄入不足而致营养不良、生长发育缓慢、消瘦。亦可因反流性食管炎引起痉挛与狭窄，少数病儿有贫血症状。

（3）其他：呕吐物或反流物如吸入肺部可致肺部感染，久之形成肺纤维化，产生原发性肺间质纤维化。个别患儿对酸性反流液高度敏感，可诱发支气管痉挛，引起哮喘发作。反流液刺激咽喉者，反射性喉痉挛，可造成窒息，甚至猝死。

2. 较大儿童　年长儿可诉胸骨后烧灼痛、嗳气、上腹部不适、胃灼热、反流、非心源性胸痛和吞咽困难及一些肺部症状是GERD的常见表现。一旦出现上述症状时应首先想到GERD的可能，但GERD有时可有完全不同的临床表现。患儿有食管症状可伴或不伴食管黏膜损害，有或未证实病理性酸反流的量；另一些患儿有食管黏膜损害但不一定伴有反流症状；还有患儿表现为各种各样食管外表现，可无或很少伴有食管症状，因而给GERD的诊断带来一定的困难。在较大儿童直至成人患者，胃灼热和反流是GERD的主要症状，这2个症状对于GERD有很高的特异性。

（1）胃灼热：胃灼热伴或不伴有胃内容物反流至口腔是最突出的症状。胃灼热典型者为胸骨后烧灼感，向咽喉或口放射，最常见于餐后，由于平躺、躯体弯曲过度或猛烈的抬举而发生，常因急剧进餐、吃柑橘、辛辣食品、高脂肪餐和饮酒而诱发。胃灼热的严重性与食管炎的严重度无关。在Barrett's食管或有食管外表现的GRED患者，胃灼热可能很轻或缺如。

（2）反流：反流是指胃内容物反流入食管，且常反流入口，应与呕吐相区别。反流常伴有胃灼热，反流物为典型的酸性物，更为重要的是反流可引起食管外表现。

（3）吞咽困难：是GERD的常见症状，若患者尚能吞咽肉食（肉片、牛排）、带皮的蔬菜和硬面食品等，吞咽困难的存在将被怀疑。吞咽困难可为机械性梗阻或非机械性梗阻引起。机械性梗阻可能继发于与反流有关的狭窄、癌（如Barrett's食管引起腺癌或鳞状上皮癌）或食管环；非机械性梗阻吞咽困难可继发于蠕动功能障碍含有低幅度收缩和传递不良，或继发于反流引起敏感性蠕动收缩和食管痉挛，糜烂性食管炎的存在和严重性也是重要的决定因素，糜烂性或溃疡性食管炎患者进硬食常有吞咽困难，给充分治疗后GERD可消失。

（4）非器质性上消化道症状表现：如消化不良、腹胀、嗳气或不消化，当缺乏胃灼热或酸反流主要症状时，上述症状对GERD无特异性，有些患者仅诉胃灼热。

（5）食管外表现：①哮喘：最为常见，抗反流治疗可改善哮喘症状。虽1/3哮喘患者有食管功能障碍而无食管症状，但询问有关反流和胃灼热史在哮喘患者是重要的。哮喘时存在GERD的线索包括缺乏过敏源、哮喘开始在少年、哮喘前存在反流症状、夜间咳嗽、肥胖、哮喘发作前有胃灼热或激烈进食后胃灼热、对常用的哮喘治疗有对抗。②心绞痛样胸痛：又称为非心源性胸痛，是GERD的另一个突出表现。为位于胸骨下方烧灼样或压榨样痛，以下几点应考虑源于食管引起的胸痛：伴有食管症状，如胃灼热、吞咽困难或反流；疾病发生在餐后或仰卧位置；用抗酸剂疼痛减轻；疼痛持续几小时或几天而无心肺恶化。但值得注意的是不少冠心病和心源性胸痛患者常并存有食管症状，因此建议诊断食管源性胸痛时应首先排除心源性胸痛。③耳鼻喉疾病：有喉症状而缺乏典型食管症状或症状轻微的患者，内镜检查有低的食管炎检出率，少量的酸即可引起喉病理改变。牙糜烂是GERD最流行的口表现，牙糜烂和齿质丢失可引起颞下肌筋膜疼痛综合征，也可有口臭、口烧灼、舌过敏等表现。

3. 并发症　胃食管反流病的并发症包括食管炎、消化性食管狭窄、食管溃疡及Barrett's食管化生。食管炎常可引起吞咽痛及大量出血；消化性食管狭窄可出现对固体食物的进行性吞咽困难；食管消化性溃疡可发生与胃或十二指肠溃疡同样的疼痛，但其部位常局限于剑突区或高位胸骨后区，这些溃疡愈合慢，易复发，在愈合后常遗留狭窄。

（二）体格检查

胃食管反流时由于酸性胃液反流，食管长期处于酸性环境中，可发生食管炎、食管溃疡、食管狭窄、反流物吸入气管可引起反复发作的支气管肺炎、肺不张，也可引起窒息、猝死综合征等。患儿常呕吐可出现体重不增、食管炎、食管糜烂或溃疡，表现为不安、激惹、拒食，重者呕血或便血，导致缺铁性贫血。反流物吸入后可有吸入症状，肺部合并证，呛咳、窒息、呼吸暂停、吸入肺炎，并伴精神运动发育迟缓。体格检查可见相应的体征。

（三）门诊资料分析

1. 食管测压　食管测压仅用于对可疑 GERD 的开始评价，不用于 GERD 的肯定诊断，反流食管炎往往伴有 LES 压力降低［正常 15～30mmHg（2.0～4.0kPa）］，LES 松弛时间也较正常明显延长（正常 2～7s），胃食管屏降压［正常 11～19mmHg（1.5～2.5kPa）］明显降低，因此 LES 低压可作为 GERD 严重度的评价指标。

2. 放射线检查　患者垂头仰卧位所做的 X 线钡餐检查可显示钡剂从胃反流至食管，也可采取腹部加压法。但 X 线照相的方法通常不能敏感地诊断胃食管反流病。吞钡后所做的 X 线检查很容易显示食管溃疡和消化性狭窄，但对因食管炎所致的出血患者则诊断价值不大。上消化道吞钡检查可提供食管蠕动情况，并可发现憩室、裂孔疝和肿瘤等病变；气钡双重对比检查，食管炎时可见黏膜粗糙、溃疡等病变。为了评价 GERD 及其并发症，临床用食管钡造影和同位素检查，钡检查对于评价有吞咽困难的 GERD 以及准确地诊断裂孔疝、食管狭窄、食管环等极有价值。放射线检查证实黏膜呈网状改变可提出存在 Barrett's 食管。但与 PH 监测相比，钡检查对 GERD 诊断的敏感性低，居于这个原因吞钡检查用于评价 GERD 患者受到限制。

（四）进一步检查项目

1. 食管镜检查　可对伴或不伴有出血的食管炎做出准确的诊断。食管镜结合细胞刷洗和直视下活检对鉴别食管的良性消化性狭窄和癌肿是必需的。疑有 GERD 患者一般进行内镜评价，检查指征包括：

（1）患者症状不明朗或有警报症状如出血、体重下降、吞咽困难征象，目的为排除其他疾病或并发病。

（2）有长期症状的患者，目的为排除 Barrett's 食管的筛选。

（3）用于食管炎的诊断和其严重度的评估。

（4）治疗目的：直接内镜治疗和预防慢性化。如果发现糜烂性食管炎或 Barrett's 食管，大部分 GERD 可通过内镜得到诊断，虽然糜烂性食管炎也可由感染或药物引起损伤所致。

内镜检查对于 GERD 的诊断缺乏可靠的敏感性，胃灼热患者内镜检查时仅 30%～40% 证实有黏膜破坏，包括黏膜红斑、组织脆和柱状鳞状上皮联节损害等。内镜检查提示严重食管炎的存在可指导治疗，且有助于预报对治疗的反应、复发率和慢性化。内镜检查阴性患者食管黏膜活检病理改变有助于 GERD 的诊断。反流症状持续久的患者可通过内镜筛选 Barrett's 食管，如果看不到 Barrett's 食管化生，将来患者不再需要用内镜筛选；而内镜发现有 Barrett's 食管者建议患者首选质子泵抑制剂治疗直至症状消失、食管糜烂或溃疡改变轻微。

2. 食管测压法　是在下食管括约肌处测定压力，并显示其强度，可区分正常与闭锁功能不全的括约肌。

3. 24h 食管 pH 监测　24h 食管 pH 监测是当前一个广为应用的研究和临床工具，对食管暴露酸量的判定、对 GERD 的认识有很大提高，可提供胃食管反流病的直接证据，了解反流的病因和异常程度，有助于肯定 GERD 诊断。24h pH 监测能很好地区别正常对照组和食管炎患者，pH 监测也有助于提高诊断有食管外表现存在的 GERD 患者。pH 监测受到各种限制，所有证实食管炎患者，25% 患者 24h pH 监测在正常范围内，正常对照组与有反流症状的患者也有很大的重叠。一般以 pH＜4（正常食管 pH 为 5.0～7.0）至少持续 5～10s 作为胃食管反流发生指标。现在国内多采用便携式食管 24h 连续 pH 监测，监测期间一般规定 pH＜4 持续 5s 或 10s 以上判定为有胃食管反流，一般采用 6 个参数：①总 pH＜4 的时间百分率（%）（正常人为 1.2%～5%）；②直立位 pH＜4 的时间百分率（%）；③卧位 pH＜4 的时间百分率（%）；④反流次数；⑤pH＜4 长于 5min 的次数；⑥最长反流持续时间。有认为正常人 pH＜4 长于 5min 的次数大于 3 次，而反流发作长时间大于 9min 即为病理性反流。24h pH 监测表明，每天站立位有反流者食管炎较轻，夜间卧位有反流者食管炎较重，而白天、夜间均有反流者食管炎最重。反流和症状之间的相互关系对于决定症状由反流引起是有帮助的。相互关系是通过统计学处理得出的。此相互关系可能决定于总酸暴露时间，严格的反流和症状间隔时间是不明了，多数作者认为出现间隔时间为

2～5min。反流和症状之间相互关系特别用于评价患者有不能解释的胸痛。

4. 双探针 pH 监测法　将一个探针（Probe）置于食管下端括约肌上 5cm 处，另一个探针置于近端食管或咽下部，此种方法有助于评价 GERD 患者的食管外表现。有各种各样耳鼻喉症状的患者食管近端 pH 监测常有异常，如喉痛、声嘶表现反流性喉炎或酸后喉炎患者，双探针 pH 监测也用于检查大多数有发作性喉痉挛的反流异常者，有些患者有反流性咽炎而远端食管总酸暴露时间正常，在评价哮喘或慢性咳嗽患者近端食管 pH 监测的重要性很少建立，研究仍有矛盾的结果。

5. Bern－stein 试验　与症状性胃食管反流的存在密切相关，灌酸可使症状迅速出现，但可被灌注盐水所缓解。

6. 食管活检　显示鳞状黏膜层变薄，基底细胞增生，这些组织学变化可见于内镜下肉眼见不到食管炎的患者。

内镜或 X 线检查的结果如何，活检或 Bern－stein 试验的阳性结果与反流所致的食管炎症状具有密切关系。内镜下活检还是能连续观察 Barrett 化生柱状黏膜改变的唯一方法。

7. 试验治疗　试验治疗在 GERD 评价上是有吸引力的。英国胃肠学会资料显示其敏感性 81%，特异性 85%。尤其是对 pH 监测（－）或内镜（－）的患者若用试验治疗症状改善时也可考虑 GERD 的诊断。应当指出，单纯试验治疗也可能造成误诊，如消化性溃疡、卓－艾综合征用强酸抑制剂治疗症状也明显减轻。目前临床上普遍认为用质子泵抑制剂（PPI）试验诊断反流病准确性高，实用于临床。最近美国胃肠学会推荐凡有典型 GERD 症状的患者，在行内镜检查之前，应接受 PPI 治疗。另一些专家推荐在大多数病例中，将 PPI 试验放在 24h 食管内 pH 监测之前进行，或者用其作为替代试验。

二、诊断对策

（一）诊断

早期诊断对减少胃食管反流并发症，降低病死率有重要临床价值。详尽细致的病史有利于诊断。食管钡餐造影 X 线检查、内镜、食管测压、24h pH 监测及 Bern－stein 灌酸试验有助于明确诊断和揭示可能发生的并发症（如 Barrett 食管）。较少应用的检查还有：①B 超检查：其优点是无损伤性，并能作长时间连续动态观察。②同位素扫描（^{99m}Tc）：此项检查是诊断胃食管反流的敏感方法之一，可以了解胃排空、食管廓清等情况，以及胃食管反流的发生与呼吸道症状间的关系。

（二）临床类型

胃食管反流病可有典型表现（如上述）和食管外表现，其食管外表现尤应重视胃食管反流病常可伴有呼吸系统症状与疾病（如哮喘、咳嗽和纤维化），耳鼻喉科症状和体征，其他食管外症状和体征（如非心源性胸痛、牙腐蚀、鼻窦炎和睡眠呼吸暂停）等。

1. 呼吸系统表现　GERD 的食管外表现，以呼吸系统为最多见。由于反流的轻重、持续时间长短、反流物的刺激性以及个人致反流因素等具体情况不同，可有不同的表现。

（1）夜间阵咳及支气管炎：为反流物进入气道直接刺激所致。轻者，患者常于夜间或熟睡中突然出现阵咳或呛咳，需立即坐起。若长期反流、持续刺激，则可引起支气管炎，咳嗽增重，但以夜间为主。如引致气管炎的其他病因因素不明显，或抗菌治疗效果不好，要想到有 GERD 的可能。

（2）反复发作性肺炎及肺间质纤维化：反流较重、反复吸入，可导致反复发作的肺炎。患者可有反复发作的咳嗽、咳痰、气喘，尤以夜间为著，有的伴有夜间阵发性呛咳。有的患者可有胸闷、胸痛、发热等症状。胸部 X 线检查，可提示炎症征象。虽经正规抗生素治疗，症状及 X 线表现常无明显改善，或易于复发。极少数患者可并发肺脓肿或肺不张。长期、反复吸入刺激，个别患者可进一步发展为肺间质纤维化。

（3）支气管哮喘：有学者证实，高酸反流物进入气道，可引起支气管痉挛。食管滴酸试验阳性者，也能引起支气管痉挛，食管酸刺激传入神经感觉机制触发呼吸道反应，因此在食管少量酸即可引起支气管痉挛。咽喉部存在着对酸超敏感的丰富的化学感受器，受反流酸刺激，亦能引起支气管痉挛，出现哮喘。GERD所的致哮喘，多于夜间发作，无季节性，常伴反流症状，亦可伴咳嗽、呛咳、声嘶，咽喉酸辣等症状。但约1/3的患者可无反流症状或不明显。解痉剂的应用常难奏效，甚至加重。此夜间哮喘须与心源性哮喘相鉴别。反过来，支气管哮喘也易诱发GERD，这是因为：①支气管痉挛时，肺充气过度，使膈肌下降，致LES功能减低，抗反流作用减弱；②哮喘发作时，胸内负压增大，腹内压增高，胸膜压差增长，更利于胃食管反流；③支气管扩张剂的应用，可降低LES张力。如原有GERD者，支气管哮喘可使其加重。

（4）夜间睡眠呼吸暂停：反流性食管炎可能是夜间睡眠呼吸暂停的原因之一。反流物吸入的主要机制是膈和腹部呼吸肌的突发收缩，胃压突然增高，使胃内容物通过食管进入气管引起。呼吸暂停发生在睡眠时，少数发生在白天饭后1h。

2. 非心源性胸痛　反流性食管炎或GERD是非心源性胸痛的主要原因。非心源性胸痛80%的患者是由胃食管反流引起。患者除了胸骨后、剑下疼痛的典型症状外，还可向胸骨两例、上胸、后背放射，甚至有的放射至颈部、耳部，个别还有表现为牙痛。易与心绞痛、胸膜炎、肺炎、肋软骨炎等相混。GERD所致胸痛也可间歇发作，有的呈剧烈刺痛，酷似心绞痛。

3. 慢性咽喉炎　为反流物刺激咽喉所致的化学性炎症。患者常有咽喉部不适，疼痛、咳嗽、喉部异物感或堵塞感，亦可有声音嘶哑。咽部检查可见充血、肿胀、淋巴滤泡增生，偶尔可见溃疡形成。喉部检查可见喉部、声带水肿，偶尔见溃疡或声带结节形成，病变常限于声带后1/3和舌状软骨间区域。咽喉炎是夜间食管喉反流的结果。喉咽与胃液接触引起水肿和炎症。

4. 口腔表现　反流物刺激，可有唇舌烧灼感，个别患者出现口腔溃疡。有的患者可有口酸、口苦、口臭及味觉损害等。有的患者唾液分泌增多，可能是酸刺激食管，反射引起的酸清除的保护性反应。与此相关，干燥综合征时，由于唾液分泌减少，对食管酸的中和清除能力减低，易诱发或加重反流物对黏膜的损害。

5. 婴儿食管外表现　婴儿食管短，LES尚未发育好，张力低下，且以流食为主，又多采取卧位，因而较易出现胃食管反流，也更易累及食管邻近器官，食管外表现更为突出。由于小儿不能主诉，如警惕性不高，易被忽略或误诊。常见表现为呼吸道症状，如夜间阵咳、哮喘、肺炎等。由于反流的痛苦，食管炎及食管外并发症的折磨，患儿亦可表现为哭闹、睡眠不好、拒食等。久之，可出现缺铁性贫血、营养不良及发育障碍。偶尔，患儿可出现间歇性斜颈或姿势怪异（Sandifer综合征）。

（三）鉴别诊断要点

1. 婴儿溢奶　婴儿在吃完奶后，变动体位或刚躺下，就会马上吐奶，这种情况为溢奶，是一种生理现象。是因为婴儿的胃成水平状，一变动体位，使胃无法保持水平位置，就会发生溢奶现象。待婴儿长到6个月以后，会自然好转。

2. 幽门痉挛　婴儿无论躺着或抱着，每次吃奶以后10min左右就会呕吐，这种现象大多由于幽门痉挛引起。幽门痉挛使乳汁不能顺利地流入十二指肠，就会出现呕吐。

3. 先天性幽门肥厚性狭窄　婴儿每次吃完奶，马上就呕吐，而且不论是改变体位，改变饮食，还是使用药物都不能使其症状得到缓解。体格检查在婴儿胃上中部偏右处，摸到像红枣大小的硬块，则可能是先天性幽门肥厚性狭窄，必须手术治疗。

4. 其他　GERD所致非心源性胸痛易与心绞痛、胸膜炎、肺炎、肋软骨炎等相混。食管源性心绞痛样胸痛，多与体位有关，仰卧、弯腰易发生，坐起站立可缓解；冷饮或刺激性饮料食物亦可诱发等可资鉴别。

三、治疗对策

（一）治疗原则

首选非手术疗法包括饮食控制、体位疗法和药物疗法，新生儿、婴儿胃食管反流经内科治疗绝大部分数月后可明显改善。若经上述治疗6个月后仍有吐奶或其他症状，可考虑手术治疗。

（二）治疗计划

应根据婴儿胃食管反流的不同程度采取相应措施，无并发症者的治疗包括：

1. 饮食控制　饮食宜少量多次，选择质地柔软而营养丰富的食物，避免吃过热或过冷的食物。由于胃食管反流与胃的充盈度关系较大，因此，食品应稠厚，以减少容量。

2. 体位疗法　对轻、中度的胃食管反流婴儿，喂奶时应将婴儿抱在半直立位，喂奶后维持半卧位 1 小时左右，睡眠时床头抬高 20～30cm，保持头高脚低位。通常在 2 周内就可使呕吐减轻。重度患儿应 24h 持续维持体位治疗，可让患儿睡在倾斜 30°的床板上（头高脚低），取俯卧位（趴着睡），以背带固定，或抬高床头 20～30cm。

3. 药物治疗　目前用于胃食管反流的药物主要有 2 大类：①抗酸剂：不仅能中和胃酸，还可促进幽门窦胃泌素的产生，升高血清胃泌素的浓度，从而增加食管下端括约肌的压力；②H_2 受体拮抗剂：如西咪替丁，其机制是抑制胃酸分泌，减少胃酸反流至食管，从而减轻症状。具体用药包括：

（1）餐后 1h 和临睡时予以制酸剂：可中和胃酸，并可能增加食管下段括约肌张力。

（2）应用 H_2 阻滞剂以降低胃液酸度（有时合并应用其他药物）。

（3）应用胆碱能激动剂：如氯贝胆碱、甲氧氯普胺餐前 30min 和临睡前口服。

（4）西沙比利。

（5）质子泵抑制剂：如奥美拉唑或兰索拉唑，是促进消化性食管炎快速愈合的最有效药物。研究证实有严重食管炎患者用质子泵抑制剂治疗可预防黏膜并发症尤其是狭窄的发生。奥美拉唑已被获准长期应用于腐蚀性食管炎再复发的预防。

4. 其他

（1）避免应用引起胃酸分泌的强刺激剂：如咖啡、酒精。

（2）避免应用降低下食管括约肌张力的药物：如抗胆碱能药物、食物（脂肪、巧克力）和吸烟（被动）。

5. 并发症的治疗　除大量出血外，由食管炎引起的出血无须紧急手术，但可复发。食管狭窄应采用积极的内科治疗，并反复扩张（如在内镜下采用气囊或探条）以达到和维持食管的畅通，若扩张恰当，不会严重影响患者的进食。奥美拉唑、兰索拉唑或抗反流手术（如 Belsey、Hill、Nissen 等）常用于有严重食管炎、出血、狭窄、溃疡或难治性症状的患者，而不管是否有裂孔疝的存在。该类手术也可应用电视辅助下的腹腔镜进行。内科或外科治疗对 Barrett 化生的效果并不一致，目前推荐内镜检查（每 1～2 年一次）以监视这种化生恶变的可能。

（三）治疗方案的选择

1. 内科治疗

（1）体位：使病儿处于 45°～60°半坐位，有的主张至少应保持在 60°，多数病儿呕吐即可消失。对较大儿童，轻者进食后 1h 保持直立位；严重者可用 30°倾斜的床上俯卧位，或 50°角仰卧。

（2）喂养：饮食以少量多餐为主，喂稠厚乳汁防止呕吐。治疗期禁食酸果汁，食物用米糊调稠喂饲。

（3）药物：药物治疗主要是应用 H_2 受体拮抗剂来抑制胃酸分泌。一般 1～2 周可缓解症状。合并有食管炎时，予西咪替丁每日 30～40mg/kg，分 4 次口服；可在食后 15～30min 加服抗酸药，同时用甲氧氯普胺每次 0.1mg/kg，每日 4 次。多潘立酮可使胃肠道上部的蠕动和张力恢复正常，促进胃排空，增强胃窦和十二指肠运动，协调幽门的收缩，还可增强食管的蠕动和食管下部括约肌的张力，因此对本病有较好疗效。儿童每次 0.6mg/kg，每日 3～4 次；不能口服者，可使用栓剂，6 个月以下小儿用时需密切监护。十六角蒙脱石可保护食管黏膜，促进受损上皮修复与再生，还因其对 H^+ 的缓冲作用，对胃蛋白酶的抵抗作用及对胆盐、胆酸的螯合作用等，亦可用于本病的治疗。

2. 外科治疗　经内科治疗 6～8 周无效者，有严重并发症、严重食管炎或缩窄形成的，可考虑手术治疗，一般采用胃底折叠术，效果良好。

（张明开）

第四节 胃炎和消化性溃疡

一、急性胃炎

（一）概述

急性胃炎是指由物理性、化学性或生物性有害因子引起的胃黏膜急性炎症，其病变可仅局限于胃底、胃体或胃窦，也可弥漫分布于全胃。病变深度大多局限于黏膜层，严重时则可累及黏膜下层或肌层，甚至达到浆膜层。急性胃炎可因服用药物（如非甾类抗炎药、抗肿瘤化疗药、洋地黄、氯化钾等）、误服腐蚀性化学物质（如强酸、强碱等）、应激因素（严重创伤、大面积烧伤、大手术、中枢神经系统肿瘤和外伤、败血症等）、酒精、感染、十二指肠液反流、摄入由细菌及其毒素污染的食物、胃壁的机械损伤、各种因素所致的变态反应所引起。

（二）诊断标准

1. 诊断依据

（1）有摄入细菌及其毒素污染的食物、服药、吞食腐蚀性化学物质、酗酒、应激和放射线照射等明显的诱因。

（2）急性上腹痛、恶心、呕吐和食欲减退。严重者可有呕血、黑便、电解质紊乱与酸碱平衡失调。可有原发病的临床表现，如严重烧伤、败血症、休克等，或在全身严重疾病基础上发生消化道出血。

（3）胃镜检查表现为胃黏膜的充血、水肿和糜烂。胃镜检查应尽早进行，否则待胃黏膜修复、病灶愈合后胃镜检查可为阴性。

（4）上消化道的气钡双重造影可用于急性胃炎的诊断，但由于本病的病变一般较表浅，上消化道X线钡餐检查多为阴性。

（5）以出血为主要表现者，大便潜血试验阳性；呕吐物潜血试验也可为阳性，血常规检查红细胞和血红蛋白均可降低。

具有上述第（1）、（2）项可临床诊断为急性胃炎，如同时具有第（3）项则可确诊。

2. 鉴别诊断

（1）消化性溃疡：消化性溃疡也可有上腹痛、恶心、呕吐等症状，但消化性溃疡者多有溃疡病的特殊症状，如上腹部的疼痛具有节律性、季节性、与进食有关等特点。一旦发生胃穿孔则会突然出现剧烈的上腹痛并迅速遍及全腹，体格检查时发现腹肌呈板状强直，全腹均有压痛及反跳痛。

（2）急性胰腺炎：有突然发作的上腹部剧烈疼痛，放射至背部及腰部，早期呕吐物为胃内容物，以后为胆汁。血清淀粉酶常增高，有时腹腔内可抽出血性液体。

（3）急性胆囊炎：本病特点是右上腹持续性疼痛，阵发性加重，可放射至右肩背部，Murphy征阳性，B超检查可协助诊断。

（三）治疗方案

治疗原则为去除病因，保护胃黏膜，合理饮食，对症处理。

1. 一般治疗

（1）去除诱因：停用致病的药物，治疗相关疾病。

（2）饮食：以清淡流质饮食为主，多饮水，必要时酌情禁食。

（3）支持治疗：纠正因呕吐、腹泻导致的失水及水、电解质紊乱，一般用口服补液法，病情重者可静脉补液。

2. 基本药物治疗

（1）保护胃黏膜药物：硫糖铝（胃溃宁），每日10～25mg/kg，分4次，饭后2h服用，疗程4～8

周。枸橼酸铋钾（德诺，胶体铋），每日6~8mg/kg，分3次口服，疗程4~6周。蒙脱石粉（思密达），每次3g，每日3次，餐前空腹服用。

（2）H_2受体拮抗剂：西咪替丁（甲氰咪胍，泰胃美，cimetidine），每日20~40mg/kg，分4次于饭前10~30min口服。雷尼替丁（呋喃硝胺，ranitidine），每日3~5mg/kg，每12h 1次，或每晚1次口服；或将上述剂量分2~3次，用5%~10%葡萄糖液稀释后静脉滴注，肾功能不全者剂量减半，疗程为4~6周。

（3）质子泵抑制剂：奥美拉唑（洛赛克），每日0.7mg/kg，清晨顿服，4~6周为一疗程。兰索拉唑（达克普隆），15~30mg，每日1~2次。

（4）促进胃蠕动：甲氧氯普胺（胃复安），每次0.1mg/kg，每日2~3次，餐前半小时服（由于服用后部分患者可出现锥体外系的不良反应，现已少用）。多潘利酮（吗丁啉），每次0.3mg/kg，每日3次，餐前半小时服。

（5）抗生素：一般不用抗生素，但若是由细菌引起，特别是伴有腹泻者，可用吡哌酸等。

（6）对症治疗：腹痛者可用解痉剂，如阿托品、丙胺太林、山莨菪碱等药物。

（四）疗效评估

一般来说急性胃炎是一种可逆性疾病，经过治疗症状消失、无并发症者为痊愈。该病症状虽可在短期内消失，但组织学改变可能持续数月之久。偶尔也可出现持续的、危及生命的上消化道出血，这时须采取进一步措施加以治疗，这些措施包括胃左动脉栓塞或滴注血管加压素，或外科手术治疗。

（五）预后评估

急性单纯性胃炎的预后好，病程短，可自限，症状多在数天内消失。急性腐蚀性胃炎可能会发生穿孔，出现急性腹膜炎，急性期过后往往出现食管瘢痕狭窄，此时可行食管扩张术或胃造瘘术。急性化脓性胃炎也可发生胃穿孔、休克和急性腹膜炎，一旦确诊，应立即给予手术，并用大剂量抗生素控制感染，治疗一定要积极，否则预后较差。

（六）评述

急性胃炎除了胃镜检查外，主要靠患儿和家属提供的病史，因此必需详细询问病史，以防误诊和漏诊。为了预防急性胃炎，应注意饮食卫生，勿暴饮暴食，并慎用或忌用易损伤胃黏膜的药物和食物。

（七）摘要

急性胃炎是胃黏膜的急性炎症，可因药物、误服腐蚀性化学物质、应激因素、食物、变态反应等引起。临床主要特征为上腹痛、恶心、呕吐、胃镜下见胃黏膜充血、水肿和糜烂。须与消化性溃疡、急性胰腺炎和急性胆囊炎进行鉴别。主要治疗包括去除病因、保护胃黏膜、合理饮食和对症处理。单纯性急性胃炎的预后好，急性腐蚀性胃炎可能会发生诸如穿孔、急性腹膜炎、食管狭窄等并发症。

二、慢性胃炎

（一）概述

慢性胃炎是有害因子长期反复作用于胃黏膜引起损伤的结果，胃黏膜病变以淋巴细胞和浆细胞的浸润为主，中性粒细胞和嗜酸粒细胞可存在，但数量少。病变分布不均匀。本病是一种常见病，任何年龄都可发病，但随着年龄的增加发病率亦逐渐增加。小儿慢性胃炎中以浅表性胃炎最常见，约占90%以上，常与消化性溃疡伴发，胃窦炎占70%，萎缩性胃炎极少。慢性胃炎的病因至今尚未完全明确，可能与以下因素有关：①胃黏膜损伤因子（机械性、温度、化学性、放射性和生物性损伤因子）长期反复损伤胃黏膜；②细菌、病毒或幽门螺杆菌感染；③自身免疫因素；④胆汁反流；⑤长期服用刺激性食物和药物；⑥精神神经因素；⑦遗传因素；⑧多种慢性病的影响，如慢性肾炎、糖尿病、类风湿性关节炎、系统性红斑狼疮、肝胆系统疾病等。

（二）诊断标准

1. 诊断依据

（1）反复发作的中上腹不适、饱胀、钝痛、烧灼痛，疼痛无明显规律，一般进食后加重。常见食欲不振、反酸、嗳气、恶心等。有胃黏膜长期少量出血者可引起缺铁性贫血，并可出现头晕、心慌、乏力等症状，大便隐血试验阳性。

（2）有时可有上腹轻压痛，严重时可有舌炎和贫血。胃窦炎的症状有时与消化性溃疡相似，除偶有上腹部压痛外无其他明显阳性体征。

（3）胃镜检查可见：①黏液斑；②充血；③水肿；④微小结节形成；⑤糜烂；⑥花斑；⑦出血斑点（前5项中符合1项即可诊断，第⑥、⑦项须结合胃黏膜病理学检查诊断）。

（4）X线气钡双重造影很好地显示胃黏膜相，可见胃窦部激惹征、黏膜增粗、迂曲、锯齿状。

（5）幽门螺杆菌检测阳性，目前有6种方法检测幽门螺杆菌，包括胃黏膜直接涂片后革兰染色后镜检、胃黏膜切片后免疫组化法染色、胃黏膜培养、尿素酶快速试验、血清幽门螺杆菌抗体测定和13C尿素呼气试验。

（6）血清胃泌素的增高与胃黏膜屏障受损有关。

具有上述（1）（2）项，同时具有（3）或（4）项，伴或不伴（5）（6）项，排除消化性溃疡等疾病后，可确诊为慢性胃炎。

2. 鉴别诊断

（1）胃溃疡：两者的症状有某些相似之处，但胃溃疡患者的上腹痛多有节律性、周期发作特点，进食后疼痛减轻，胃镜检查或X线钡餐检查可发现溃疡征象。

（2）胃癌：小儿少见。早期胃癌可无临床症状或虽有症状但无特异性，容易与慢性胃炎混淆。胃癌常与慢性胃炎同时存在，胃镜检查是最好的鉴别方法。

（3）肠蛔虫症：常有不固定的腹痛、偏食、异食癖、恶心、呕吐等症状，且有全身过敏症状，往往有大便排出蛔虫虫体或虫卵史，粪便中找到蛔虫卵即可确诊。

（4）肠痉挛：婴儿多见，可出现反复发作的阵发性腹痛，排气、排便后可缓解。

（5）腹型癫痫：反复发作的不固定腹痛，腹部无异常体征，脑电图多有异常改变。

（三）治疗方案

1. 一般治疗

（1）积极寻找病因：有鼻腔和口咽部慢性感染灶的应予以清除，慢性支气管炎者应避免将痰液咽下。避免服用对胃有刺激的药物。

（2）饮食：饮食宜软、易消化，避免进食过于粗糙或过热的食物。进食要养成细嚼慢咽的习惯，以减少对胃的刺激。要少食盐渍、烟熏、不新鲜食物。

2. 基本药物治疗

（1）加强屏障功能、促进上皮生长：硫糖铝（胃溃宁），每日10～25mg/kg，分4次，饭后2h服疗程4～8周。枸橼酸铋钾（德诺，胶体铋），每日6～8mg/kg，分3次口服，疗程4～6周。

（2）促进胃蠕动、减少肠液反流：甲氧氯普胺（胃复安），每次0.1～0.2mg/kg，每日3次，餐前半小时服（由于服用后部分患者可出现锥体外系的不良反应现已很少使用）。多潘立酮（吗丁啉），每次0.3mg/kg，每日3次，餐前半小时服。

（3）制酸剂和碱性药物：①H_2受体拮抗剂：西咪替丁（甲氰咪胍，泰胃美，cimetidine），每日10～15mg/kg，分4次于饭前10～30min口服，或按每次0.2g，用5%～10%葡萄糖液稀释后静脉滴注。雷尼替丁（呋喃硝胺，ranitidine），每日3～5mg/kg，每12h 1次，或每晚1次口服；或将上述剂量分2次用5%～10%葡萄糖液稀释后静脉滴注，肾功能不全者剂量减半，疗程为4～6周。②质子泵抑制剂：奥美拉唑（洛赛克），每日0.7mg/kg，清晨顿服，4～6周为一疗程。③碱性药物：氢氧化铝，5岁以上小儿0.15～0.3mg/kg，每日3次，餐后1h服。此外还可应用复方氢氧化铝片（胃舒平）、铝碳酸镁片

（达喜）或复方碳酸咀嚼片（罗内）。

（4）消除幽门螺杆菌感染：可同时使用枸橼酸铋钾、抗生素和甲硝唑3种药治疗，合用2周为一疗程。

（5）其他：缺铁性贫血者可补充铁剂，有大细胞贫血者可使用维生素 B_{12}。有些研究发现慢性萎缩性胃炎患者血清中的微量元素锌、硒等含量均降低，可适当给予补充。

（四）疗效评估

对慢性胃炎疗效的评价应以临床症状缓解或消失与否为主，不应以胃黏膜病理检查中病变程度轻重为唯一标准。经治疗症状消失，随访3年无复发者为治愈。由于幽门螺杆菌与慢性胃炎的发生有关，应注意清除幽门螺杆菌以改善组织学的变化。

（五）预后评估

一般情况下慢性胃炎的预后较好，儿童的慢性胃炎患者其病变主要累及胃窦，如不治疗则影响到全胃，这个变化过程估计需要20年以上。伴有中度、重度不典型增生者的慢性胃炎，至成人阶段后其胃癌发生率比普通人群高，因此须长期随访复查。

（六）评述

慢性胃炎的诊断主要依靠胃镜和胃黏膜活检进行组织学检查，同时应注意排除胃的其他疾病（如胃溃疡）和胃外疾病（如慢性胆囊炎）。慢性胃炎的发病率很高，一般来讲，凡有上消化道症状者，在做胃镜检查后都可得到慢性胃炎的诊断，因为胃壁每日在不断地接受食物刺激和受到咽下的细菌侵入，其存在一些轻度炎症和小的糜烂是理所当然之事，胃黏膜每日就处在这种损伤和修复的动态平衡之中。因此对无症状或症状轻微的慢性胃炎可以不加治疗。

（七）摘要

慢性胃炎是一种常见病，任何年龄都可发病，小儿以浅表性胃炎最常见。临床主要特征为中上腹不适、饱胀、疼痛和出现消化不良症状，有胃黏膜长期少量出血者可引起缺铁性贫血。胃镜检查和胃黏膜组织病理学检查是诊断慢性胃炎最可靠的手段。本病须与胃溃疡、肠蛔虫症、肠痉挛和腹型癫痫鉴别。主要治疗为清除致病因素、强固屏障功能、促进胃蠕动以减少肠液反流等，并可使用抑酸剂和碱性药物，若合并有幽门螺杆菌感染者应消除幽门螺杆菌。儿童期本病的预后良好。

三、消化性溃疡

（一）概述

消化性溃疡是一种常见的消化系统疾病，凡是能与胃酸接触的胃肠道任何部位均可发生溃疡，但主要还是胃和十二指肠这两处的溃疡，两者占全部消化性溃疡的98%。消化性溃疡的发病机制较为复杂，一般讲本病是因致溃疡因素（胃、十二指肠黏膜损害）和黏膜抵抗因素（黏膜保护）之间失去平衡所致。致溃疡因素包括胃酸－胃蛋白酶的消化作用、情绪应激、胃泌素和胃窦部滞留、幽门螺杆菌（Hp）的存在、胃和十二指肠的炎症、遗传因素、饮食失调及药物等；黏膜抵抗因素则包括黏液－黏膜屏障、黏膜血流量、前列腺素、表皮生长因子及细胞更新等。本病分布于全世界，发病率较高，一般认为人群中的10%在其一生中曾患过本病。十二指肠溃疡较胃溃疡多见，两者之比约为3∶1。10%～15%的消化性溃疡患者可终身无症状，称为“沉默性溃疡”，此类患者以胃溃疡多见。各年龄均可发病，婴幼儿多为继发性溃疡，年长儿则多为原发性溃疡，以十二指肠溃疡多见，男孩多于女孩，男女之比约为2∶1。胃溃疡和十二指肠溃疡的发病率相近。消化性溃疡的发作有季节性，秋末冬初或冬末春初的发病远比夏季常见。

（二）诊断标准

1. 诊断依据

（1）症状：①剑突下有烧灼感或饥饿痛；出现反复发作、进食可缓解的上腹痛，夜间和凌晨症状明显；可伴反酸、嗳气、呕吐、食欲不振等，病史可达数年。②发作时上腹部疼痛呈节律性，进食、饥饿、气候变化及精神紧张均可诱发；发作呈周期性，缓解期与发作期相互交替。③有原因不明的呕血、便血、胃或十二指肠穿孔。④有些患儿的家族中有类似的消化性溃疡患者。

（2）体征：①上腹部的局限性压痛，压痛的部位基本反映溃疡的位置；②当十二指肠球部溃疡发生后壁穿孔时，可在胸椎10、11和12棘突两侧出现压痛点，即Boss压痛点；③发生胃肠道穿孔、幽门梗阻等并发症时，可出现腹膜炎体征、上腹部振水音及胃型，患者可因出血而有面色苍白或心率增快。

（3）胃镜检查：查见溃疡，根据部位分为胃溃疡、十二指肠溃疡、复合性溃疡。胃镜下将溃疡分为活动期、愈合期和瘢痕期，各期又可分为两个阶段。疑有Hp感染可做胃黏膜直接涂片、革兰染色后镜检，胃黏膜切片后免疫组化法染色，胃黏膜细菌培养。

（4）上消化道钡餐检查：以气钡双重对比造影为佳，其直接征象有龛影和浓钡点，间接征象包括十二指肠球部的变形、缩小、激惹、球部大弯侧的痉挛性切迹、幽门管移位等。

凡具有上述症状中之一和（或）体征中之一者，同时具有第（3）或第（4）项，可确诊为消化性溃疡。

2. 合并幽门螺杆菌（Hp）感染的诊断标准

（1）细菌培养阳性。

（2）组织切片染色见到大量典型细菌者。

（3）组织切片见到少量细菌、尿素酶试验、Bc尿素呼气试验、血清Hp-IgG或Hp核酸，任意2项阳性。

2周内服用抗生素者，上述检查可呈假阴性。2周未服用抗生素者，具有上述3项之一可诊断为合并幽门螺杆菌感染。

3. 鉴别诊断

（1）其他腹痛疾病：应与肠痉挛、蛔虫症、腹腔内脏器感染、胆管结石等鉴别。

（2）其他呕血疾病：新生儿和小婴儿呕血可见于新生儿自然出血症、食管裂孔疝、败血症等；年长儿须与肝硬化所致食管静脉曲张破裂出血和全身出血性疾病鉴别。

（3）慢性胃炎：本病常有上腹痛和其他消化不良症状，易与消化性溃疡相混淆，两者的鉴别主要依靠胃镜检查。

（4）急性坏死性肠炎：血便呈暗红色糊状便或赤豆汤样便，具有特殊的腥臭味，同时伴有高热。

（5）肠套叠：本病的典型症状有阵发性哭闹、呕吐、腹部包块、果酱样大便或血便。

（6）钩虫病：钩虫寄居于十二指肠，可引起十二指肠炎、渗血甚至黑便，症状可酷似十二指肠球部溃疡。胃镜下在十二指肠降部可见到钩虫和出血点。凡来自农村而有消化不良及贫血的儿童，应常规做粪便检查以寻找钩虫卵，阳性者应做驱虫治疗。

（三）治疗方案

治疗目的在于缓解症状，促进溃疡愈合，预防复发，防止并发症。

1. 一般治疗

（1）休息：急性期要注意休息，培养良好的生活习惯，避免过度疲劳，保持乐观情绪。

（2）饮食：避免食用具有刺激性、对胃黏膜有损害的食物和药物，如含咖啡因的饮料、非甾类抗炎药、糖皮质激素等。

（3）去除病因：继发性溃疡应积极治疗原发病。

2. 基本药物治疗　治疗原理为抑制胃酸分泌、强化黏膜防御能力和抗Hp治疗。

（1）抗酸和抑酸剂：①H_2受体拮抗剂（H_2RA）：治疗中选用一种，疗程6～8周，此后改为维持治疗。西咪替丁（甲氰咪胍，泰胃美，cimetidine），每日10～15mg/kg，分4次于饭前10～30min口服，或按每次0.2g，用5%～10%葡萄糖液稀释后静脉滴注。雷尼替丁（呋喃硝胺，ranitidine），每日3～5mg/kg，每12h 1次，或每晚睡前1次口服，或将上述剂量分2～3次，用5%～10%葡萄糖液稀释后静脉滴注，肾功能不全者剂量减半。法莫替丁，每日0.9mg/kg，睡前1次日服，疗程2～4周。其他尚有尼扎替丁、罗沙替丁。②质子泵抑制剂（PPI）：奥美拉唑（洛赛克，omeprazole），每日0.6～0.8mg/kg，清晨顿服，2～4周为一疗程。其他尚有兰索拉唑、泮托拉唑、雷贝拉唑。③中和胃酸药：目前多采用复合制剂，以加强疗效和减少不良反应，剂型以液态和粉剂较好，片剂欠佳。片剂宜嚼（或研）碎后服用。氢氧化铝，5岁以上小儿0.15～0.3mg/kg，每日3次，餐后1h服。此外还可应用复方氢氧化铝片（胃舒平）、铝碳酸镁片（胃达喜）或复方碳酸咀嚼片（罗内）。④前列腺素拟似药：米索前列醇（喜克溃，misoprostol），不良反应多，用于正在服用非甾类抗炎药者，预防和治疗胃溃疡。⑤G受体拮抗剂：丙谷胺，可用于PPI等停药后的维持治疗，抑制胃酸反跳，防止复发。

（2）胃黏膜保护剂：①硫糖铝：每日10～25mg/kg，分4次，饭后2h服，疗程4～8周。②枸橼酸铋钾（德诺，胶体铋，CBS）：每日6～8mg/kg，分3次口服，疗程4～6周。③呋喃唑酮：每日3～5mg/kg，分3次口服，疗程2周。④柱状细胞稳定剂：麦滋林－S、替普瑞酮、吉法酯等。

（3）抗幽门螺杆菌治疗：①药物与剂量：枸橼酸铋钾（CBS），每日6～8mg/kg口服。阿莫西林，每日30～50mg/kg分2～3次口服。甲硝唑（灭滴灵），每日15～20mg/kg口服。替硝唑，每日10mg/kg口服。呋喃唑酮，每日3～5mg/kg口服。克拉霉素，每日15～20mg/kg口服。②初期治疗：幽门螺杆菌的初期治疗目前强调联合用药，即上述药物加PPI或H_2RA。常用的有以下几种，初期治疗应选用有PPI或H_2RA的方案。a. CBS（4～6周）＋H_2RA（4～8周）＋一种抗生素（阿莫西林4周、甲硝唑2周、替硝唑2周、呋喃唑酮2周或克拉霉素2周）。b. PPI（2～4周）＋阿莫西林（4周）或克拉霉素（2周）＋甲硝唑或替硝唑（2周）。c. CBS（4～6周）＋阿莫西林（4周）或克拉霉素（2周）＋甲硝唑或替硝唑（2周）。d. H_2RA（4～8周）＋阿莫西林（4周）或克拉霉素（2周）＋甲硝唑或替硝唑（2周）。③维持治疗：停用抗酸药后可用柱状细胞稳定剂、丙谷胺维持治疗。对以下患者可继续用PPI或H_2RA维持治疗：a. 多次复发；b. 症状持续不缓解；c. 有并发症；d. 合并危险因素如胃酸高分泌、持续服非甾类抗炎药、Hp感染未根治。

3. 外科治疗　如有以下情况者可考虑外科治疗：①上消化道大出血内科治疗无效；②合并有胃肠道急性穿孔；③器质性幽门梗阻；④复发较频繁的难治性溃疡。

（四）疗效评估

消化性溃疡的治疗目的，在于消除病因、控制症状、促进溃疡愈合、预防复发和避免并发症。经过治疗，十二指肠球部溃疡可在4～6周愈合，胃溃疡可在8周愈合，经胃镜或上消化道钡餐检查证实溃疡愈合后，继续药物治疗1年，经随访3年无复发者治愈。

（五）预后评估

本病的预后良好，关键问题不在于溃疡能不能愈合，而在于是不是会复发。不论用何种药物治疗，溃疡的复发率均可高达70%左右，这是一个尚未完全解决的难题。当前预防溃疡复发的主要措施是口服抗溃疡药物维持量，即当溃疡愈合后继续服药半年或1年。

（六）评述

消化性溃疡基本上是一种内科疾病，绝大多数患者在药物的治疗下溃疡即可愈合，不需要外科治疗，特别是H_2受体拮抗剂和质子泵抑制剂应用于临床后，溃疡病的内科治疗又有了突破性的进展。在内科治疗中要特别注意抗溃疡药物的不良反应，一旦发现不良反应出现应立即停药并对症治疗。常见的不良反应包括因服用大量可吸收的碱性药物的同时长期进食牛奶而引起高钙血症与代谢性碱中毒；长期服用西咪替丁可出现白细胞减少、男性乳房发育等；抗胆碱能药物可引起口干、心悸、排尿困难等。还应注意一些特殊类型溃疡，这些患儿的临床特点缺乏规律，治疗也较困难，如胃和十二指肠复合性溃疡、幽门管溃疡球后十二指肠溃疡等。

（七）摘要

消化性溃疡主要发生于胃及十二指肠，各年龄均可发病，但以学龄儿童多见，婴幼儿则以继发性溃疡多见。常因致溃疡因素和黏膜抵抗因素失衡所致。临床特点为出现反复发作、呈周期性和节律性的上腹部疼痛，胃镜检查可明确诊断。鉴别诊断应考虑肠痉挛、蛔虫症、钩虫病、腹腔内脏器感染、胆管结石、食管裂孔疝、慢性胃炎、功能性消化不良等。治疗原则为消除病因、控制症状、促进溃疡愈合、预防复发和避免并发症。本病预后良好。

（张明开）

第五节　肝脏和胰腺疾病

一、肝脓肿

肝脓肿是指细菌进入肝脏引起的局限性化脓性病灶，在儿童中不常见，男多于女。随着医疗条件改善，发病率逐年下降。主要的致病菌为金黄色葡萄球菌、大肠杆菌、链球菌，溶组织阿米巴也可引起此病，真菌和结核引起肝脓肿很少见。感染途径多为血源性，逆行性感染以胆管为主，亦可通过肝门静脉或淋巴系统感染，另可通过附近感染组织直接播散至肝。新生儿时期病菌经脐静脉入肝。

（一）诊断要点

1. 临床表现　主要症状有弛张热，伴有寒战，部分患儿表现长期低热、厌食、呕吐、腹泻、消瘦。右上腹腹痛和压痛，季肋部及肝区有明显叩击痛，肝脏肿大并有触痛。肝脓肿向上方增大，刺激膈肌引起咳嗽、胸痛和呼吸困难，感染也可直接累及或破入右侧胸腔及肺。偶见黄疸或腹水。

2. 实验室及辅助检查

（1）血常规：白细胞计数增高，少数可出现类白血病反应，分类以中性粒细胞为主。

（2）血清谷丙转氨酶和胆红素升高。

（3）X线检查：可见右膈升高和活动受限，及反应性胸膜炎。

（4）B超检查：当病灶>1cm时，可见到典型回声暗区及脓肿液平面，诊断阳性率高达85%～100%。

（5）CT或MRI检查：能显示1cm以下的病灶，准确确定脓肿所在的位置，MRI的诊断价值更高，但价格较贵，只有当B超诊断不清时才考虑应用。

（6）选择性动脉造影：为有创检查，当与肝癌难以鉴别时，有较高的价值。

（7）B超引导下穿刺：能帮助明确诊断，亦是一种治疗措施，脓液培养有助于治疗。但对多发性脓肿此方法不适用。

（二）治疗

1. 内科治疗

（1）支持疗法：注意给予高蛋白、高热量、富含维生素的食物。适量输注白蛋白、血浆、氨基酸。纠正水、电解质紊乱及酸碱平衡失调。注意补充维生素，尤其是B族维生素。

（2）合理使用抗生素：选用抗生素的原则是针对性强、剂量充足、疗程完整。如考虑为金黄色葡萄球菌、链球菌等革兰阳性细菌感染，可选用新型青霉素以及第三、第四代头孢菌素；如为肠道革兰阴性杆菌感染，可选用阿莫西林+克拉维酸，氨基糖苷类抗生素，第三，第四代头孢菌素以及氟喹诺酮类抗生素；如疑为厌氧菌感染可使用甲硝唑、利福平等。一般抗生素疗程为6～8周。

2. 外科治疗　在内科治疗的基础上，对反复积脓的脓肿，全身中毒症状严重，或脓肿已破或有穿破可能时，应选择外科治疗。其方法有：脓肿抽吸、经皮穿刺引流、经腹腔切开引流、肝脏部分或肝叶切除。

二、急性胰腺炎

急性胰腺炎是指胰腺的急性炎症及胰腺以外的器官的急性损害。在儿童中比较少见，在婴幼儿中罕见，因此，在临床研究和诊治过程中常参考成人的诊治经验。

导致儿童急性胰腺炎的病因较多，主要因素有：①腹部外伤。②系统性疾病：如SLE、川崎病、溶血尿毒综合征。③药物及毒素：如磺胺咪唑硫嘌呤、6-巯基嘌呤、天门冬酰胺。④感染：如腮腺炎病毒、甲型肝炎病毒、柯萨奇病毒、巨细胞病毒、水痘病毒、HIV、支原体。⑤先天性畸形：如胆总管囊肿、重复胰腺、奥狄括约肌运动障碍、胰胆管畸形。⑥阻塞性疾病：如胰管结石、胆囊或胆管结石、ERCP术后。⑦代谢性疾病：如高钙血症、高脂血症、尿毒症、抗胰蛋白酶缺乏。急性胰腺炎按病理变化分为水肿型、出血型、坏死型；按临床表现分为亚临床型、轻型和重型。

（一）诊断要点

1. 临床表现　为突发的腹部剧痛，呈持续性或阵发性加重，以上中腹和脐周为主，可放射到背、下腹或胸部；呕吐，呕吐物为胃内容物或胆汁，疼痛和呕吐可因进食后加重；无继发感染时体温一般不超过39℃；严重病例可出现消化道出血。腹部体征主要有压痛、反跳痛、腹胀，严重病例可出现腹膜刺激征、移动性浊音、Cullen（脐周皮肤出现蓝色瘀斑）征和Greyturner征（两侧或左侧腰部出现蓝-绿-棕色瘀斑）。胰外器官损害的表现有烦躁不安、精神异常、嗜睡、谵妄，严重病例昏迷、神志不清、呼吸增快、心动过速、心律失常或心源性休克；部分可出现黄疸、皮下广泛出血点或片状瘀斑，可能发展为DIC；在补液充分的情况下出现少尿或无尿，可能是肾功能损害的表现。

2. 实验室及辅助检查

（1）酶学检查：血尿淀粉酶的测定，约90℃患者升高。病后血淀粉酶于6~8h增高，持续4~5d，增高达3倍时具有诊断意义。而尿淀粉酶在病后24h增高，可持续1~2周；此外，腹水和胸水淀粉酶升高提示胰腺出血性坏死。血脂肪酶在病后24h升高，持续8~14d，其对急性胰腺炎的诊断价值较淀粉酶高。血清胰弹性蛋白酶-1、粪便弹性蛋白酶、磷脂酶A2及尿胰蛋白酶原-2的检测对诊断有一定的帮助，其价值有待于进一步研究。

（2）血常规：白细胞计数、红细胞压积、血小板计数对病情判断具有重要的意义。

（3）血电解质、酸碱平衡及血生化检查：病后2~3d出现低血钙症，可持续2周左右；血气分析、血糖、尿素氮、肌酐、肝功能等检查可反映胰腺炎的严重程度。

（4）影像学检查：B超是诊断胰腺炎最方便的方法，如发现胰腺肿大、胰周积液即可诊断为急性胰腺炎，由于胃肠道影响，其阳性率为70%~80%。腹部CT是诊断急性胰腺炎较为准确的方法，其阳性率为80%~90%。近年来，国外报道经内镜逆行胰胆管造影（ERCP）诊断急性胰腺炎，尤其是对胰胆管畸形及阻塞所致胰腺炎、复发性胰腺炎、移植后胰腺炎、外伤后胰腺炎的诊断具有较高的价值，但国内关于儿童的尚未见报道。

（二）治疗

1. 非手术治疗

（1）一般治疗：禁食，胃肠减压，补液，纠正水、电解质及酸碱平衡紊乱，应用止痛药。

（2）抑制胰腺分泌：过去常用药物有抑肽酶、胰高血糖素、5-FU、胰酶抑制剂，现在使用生长抑素合成衍生物，主要有八肽的奥曲肽及十四肽的施他宁，其主要作用机制：①抑制胰腺分泌、胰腺外分泌、胰腺的促分泌素、胃液分泌，阻止血小板活化因子产生后引起的毛细血管渗漏综合征。②刺激肝、脾及循环中网状内皮细胞系统的活性。③松弛奥狄括约肌。④保护胰腺细胞。

（3）对症处理：改善微循环、静脉高营养、促进胃肠蠕动、减少胃肠道细菌。

（4）胰外器官损害的治疗：循环系统、呼吸系统、肾脏、肝脏损害及胰性脑病的治疗。

2. 手术治疗　急性胰腺炎无坏死时非手术治疗，多可治愈。坏死性胰腺炎早期可采用非手术治疗，如有下列情况则应行手术治疗：①继发感染或形成脓肿。②消化道梗阻、腹腔出血、消化道瘘。③较大的假性囊肿。近年来国外在成人中开展内镜治疗，但儿童方面经验很少。

（张明开）

第六节 急性坏死性肠炎

急性坏死性肠炎是以小肠为主的急性炎症，主要症状为腹痛、腹泻、便血、呕吐和毒血症等，严重者出现感染性休克。好发于4～10岁小儿，夏秋季多见，农村发病率高。

一、病因

目前尚不明确。有人认为与肠道产气荚膜杆菌及其所产生的肠毒素有关。同时胰蛋白酶能破坏肠毒素，而蛋白质营养不良，胰蛋白酶分泌减少；长期食用玉米、甘薯等含有丰富抑肽酶的食物，可使肠内胰蛋白酶活性降低；使小儿易于发病。这可解释为什么本病在农村贫困地区发病率高。

二、病理

典型病理变化为坏死性炎症改变。从食管到结肠均受累，但多见于空肠和回肠。病变呈散在灶性或节段性，与正常肠段分界清楚。肠管多积气，黏膜表面有散在的坏死灶，脱落后形成浅表溃疡。镜下见充血、水肿、出血、坏死，小动脉壁纤维蛋白样坏死，血流停滞、血栓形成和炎症细胞浸润。病变恢复后不遗留慢性病变。

三、临床表现

（一）症状

起病急，常以腹痛开始，呈持续性钝痛，伴阵发性加剧。早期上腹部及脐周疼痛明显，晚期常涉及全腹。发病不久即开始腹泻，初为黄色稀便，少量黏液，以后呈暗红色糊状或呈赤豆汤样血水便，有特殊腥臭味。常伴恶心、呕吐，为胃内容物及黄绿色胆汁，甚至呈咖啡样物。多有不同程度的腹胀。发病早期即有不同程度的毒血症症状，如寒战、高热、疲倦、嗜睡、面色发灰、食欲不振等。部分患儿在起病1～3d内出现严重中毒症状，甚至休克。病程一般为7～14d。

（二）腹部体征

早期和轻症患者腹稍胀、柔软，轻压痛、但无固定压痛点，肠鸣音亢进，晚期肠鸣音减弱或消失。当病变累及浆膜或肠穿孔时，出现腹膜炎体征，腹肌紧张、压痛和反跳痛、肝浊音界消失。

四、实验室检查

（一）血常规

白细胞和中性粒细胞增多，有核左移，中毒颗粒，血小板减少。

（二）粪便

镜检有大量红细胞和少量白细胞，隐血试验强阳性。涂片可见革兰阳性粗短杆菌。厌氧菌培养可见产气荚膜杆菌生长。

五、诊断

根据病史，临床表现，实验室、X线检查（局限性小肠扩张，直立位散在短小液平，肠壁增厚，肠间隙宽度>5mm为诊断本病的主要征象。肠壁积气“双轨征”对新生儿坏死性肠炎的诊断十分重要。）即可作出诊断。对不典型病例，应严密观察病情变化以明确诊断。

六、治疗

（1）禁食：为主要治疗措施。疑诊本病即应禁食。必要时可行胃肠减压。待腹胀缓解，无肉眼血便，粪便潜血试验阴性方可逐渐恢复饮食。

（2）支持疗法：及时补充水和电解质。病程长应注意补充营养，如葡萄糖和复方氨基酸溶液及维生素等。便血多者，可予以输血。

（3）抗休克。

（4）抗生素：选用甲硝唑、氨苄西林、头孢菌素类等药物静脉滴注。

（5）胰蛋白酶：每次0.1mg/kg，每天3次。以破坏产气荚膜杆菌的肠毒素。

（6）抗毒血清：产气荚膜杆菌抗毒血清静脉注射。

（7）对症治疗：腹痛剧烈而腹胀不明显可肌注山莨菪碱或针刺足三里、合谷、内关。腹胀严重应早做胃肠减压。出血量多，静脉注射维生素C或口服云南白药等。高热可用物理降温或解热药。

（8）手术治疗：如出现腹膜炎、休克加重、明显肠梗阻，疑有肠穿孔、肠坏死者应考虑手术。

（邵岩世）

第七节　急性阑尾炎

急性阑尾炎是儿童最常见的急腹症，可发生在小儿任何年龄，3岁以下婴幼儿的患病率为5.0%～9.6%，1岁以内的小儿阑尾炎很少见，随年龄增长，患病率逐渐增多。在小儿由于病情进展较快，加以早期诊断困难，年龄越小，症状越不典型，并以穿孔性阑尾炎的发生率较高，术后并发症多，因此，及时诊断和正确处理非常重要。男女患病率基本相等。

阑尾炎的主要原因是由于管腔梗阻、细菌感染、神经反射等因素相互影响和作用。急性阑尾分为4种类型：单纯性阑尾炎；化脓性阑尾炎；坏疽性阑尾炎；梗阻性阑尾炎。

一、诊断

（一）病史

由于小儿年龄和临床各型阑尾炎的病理表现不同，症状也有其特点和规律。

1. 腹痛　腹痛是最常见、最早出现的症状，腹痛为阵发性，从上腹部或脐部开始，由轻到重，数小时后疼痛渐转移至右下腹的阑尾部位，为持续性钝痛，阵发性加剧。当阑尾腔有阻塞时可表现为阵发性绞痛，阑尾发生穿孔形成弥漫性腹膜炎时，则全腹都有持续性的腹痛。活动时腹痛加重，病儿喜欢卧于右侧，双腿稍曲，并保持该体位以减少疼痛。如盲肠游离时，阑尾位置不固定，压痛点可偏离麦氏点，在其下方或脐部周围，有的疼痛可位于盆腔。

2. 恶心及呕吐　是常见的症状，较成人多见，呕吐常发生在腹痛开始后的数小时，也有的病儿先出现呕吐。早期的呕吐多是反射性的，呕吐物多为食物，晚期病儿呕吐系腹膜炎肠麻痹所致，呕吐物为黄绿色的胆汁及肠液，呕吐量多。

3. 腹泻及便秘　如阑尾病变侵及盆腔，炎症刺激乙状结肠促使排便次数增加，有的患儿开始仅表现为腹泻，易误诊为肠炎。

4. 发热　体温在38℃左右，大多为先腹痛后发热，并且随着病情加重而逐渐升高，如早期就有高热和腹痛的病儿，应注意是否有全身的感染。体温呈持续性不断升高，提示阑尾可能有穿孔。

5. 精神异常　由于腹痛和感染的刺激作用，大多病儿呈嗜睡状、活动减少、无力、反应迟钝、腹肌紧张减轻等。也有的表现为烦躁不安、哭闹等。

（二）查体

1. 全身体征　病儿喜右侧屈髋卧位，以减少腹壁的张力，选择疼痛最轻的位置。呈急性病容，有的病儿有脱水征。

2. 腹部体征

（1）腹部压痛：右下腹麦氏点固定压痛是急性阑尾炎的典型体征。但小儿阑尾位置不固定，故压痛点可在右中腹、脐部附近、下腹中部等。病初时压痛可能在右下腹，弥漫性腹膜炎时全腹均有压痛，腹部呼吸运动可不同程度的受限。盆腔位的阑尾炎压痛点在下腹部。

（2）腹肌紧张：是腹壁腹膜受刺激、腹肌反射性收缩所致。压痛部位出现腹肌紧张提示阑尾已化脓坏死而形成阑尾周围炎或腹膜炎。弥漫性腹膜炎时，全腹性腹肌紧张，但仍以右下腹最为明显。但小儿腹壁肌层薄弱，腹肌紧张不足以反应腹膜受刺激情况，即使阑尾穿孔腹肌仍可不紧张，尤其是婴幼儿。

（3）反跳痛：由于阑尾炎症对腹膜的刺激，可出现右下腹反跳痛，即轻压右下腹逐渐至深处，迅速抬手时病儿有剧痛，可波及下腹甚至全腹。

（4）腹部包块：阑尾周围脓肿的病儿右下腹可触及包块。

（5）皮肤过敏：急性阑尾炎合并梗阻时，右下腹皮肤可出现感觉过敏，蛲虫性阑尾炎时更明显。

（6）结肠充气试验：用手从左下腹推压降结肠移向横结肠，因气体压力传至盲肠，产生疼痛为阳性。

（7）腰大肌刺激征和举腿试验：盲肠后位阑尾炎时二者均可阳性，腰大肌刺激征即是病儿左侧卧位，右髋关节过伸，腰大肌受到刺激疼痛。

（8）肛门指诊：直肠右前方有炎性浸润和增厚，黏膜水肿、肥厚，甚至可触及索条状的尾，有盆腔脓肿形成时有触痛及波动感。

（三）辅助检查

1. 血液检查　单纯性阑尾炎的白细胞总数和中性粒细胞增多，白细胞总数可升高到（1.0～1.2）$\times 10^9$ 个/L，化脓性阑尾炎可达（1.2～1.4）$\times 10^9$ 个/L 以上，有脓肿形成或弥漫性腹膜炎时则在 2.0 $\times 10^9$ 个/L 以上，并且中性粒细胞占 85%～95%，如中性粒细胞增多至 85% 以上多反应病情较重。也有少数阑尾炎病儿白细胞升高不明显。

2. 尿及大便常规检查　一般无特殊改变。

3. B 超检查　B 超下正常阑尾无影像显示，当阑尾炎时可见阑尾显影，阑尾的直径增大，≥6mm 则可以确定阑尾炎诊断，对异位阑尾也能作出正确诊断。有报道 B 超诊断符合率大于 96%。

（四）诊断要点

（1）患者有腹痛、呕吐、发热。

（2）腹部查体表现为右下腹固定压痛、肌紧张及反跳痛。

（3）血常规：白细胞升高，中性粒细胞升高。

（五）鉴别诊断

1. 肠痉挛　小儿腹痛的常见原因，患病率高于阑尾炎。典型的症状是突然发生阵发性腹痛，但每次仅持续 10～20min，无明显压痛点，疼痛可自行缓解，无发热，一般不需特殊治疗。

2. 急性胃肠炎　有的患儿在腹泻出现前有腹痛、呕吐及发热，可误诊阑尾炎。胃肠炎有不洁饮食史，开始有发热、痉挛性腹痛和多次腹泻，腹痛多无固定部位，压痛和腹肌紧张不明显，便常规检查可见白细胞和脓球。

3. 急性肠系膜淋巴结炎　该病的发生与上呼吸道感染有关，当回盲部的淋巴结受炎症累及时，可与急性阑尾炎相混淆。本病可有体温升高，胃肠道症状不明显，右下腹虽有不固定的轻微压痛，但无腹肌紧张。白细胞计数略有升高。

4. 过敏性紫癜　早期有腹痛出现，但不局限在右下腹，随后可出现散在的斑点，关节肿胀，有时便血。腹部的压痛与腹壁的肌紧张相一致，有时要经过反复多次的检查方能确定。

5. 卵巢囊肿扭转　右侧的卵巢囊肿扭转可引起右下腹疼痛、压痛、反跳痛及肌紧张，易误诊为阑尾炎。该病虽然腹部体征比较明显，但白细胞升高不明显。做腹部直肠双合诊可触及球形包块，右下腹穿刺抽出血性液体可确诊。B 超可以协助诊断。

二、治疗

小儿阑尾炎穿孔率高，延误治疗可发生腹膜炎，特别是婴幼儿阑尾壁薄，大网膜短，穿孔时间短，可发生于腹痛后6h。所以不论何种类型的急性阑尾炎原则上均行早期手术治疗。有下列情况可试行保守治疗：①发病超过3d，病情比较稳定，局部有炎性包块，有阑尾脓肿形成者。②腹膜炎有局限趋势，下腹部压痛及右下腹炎性浸润已有减轻者。对急性单纯性阑尾炎，炎症较轻，病儿家长不同意手术或阑尾周围脓肿已局限，可采用非手术疗法。

（一）中草药疗法

常用的方剂为大黄牡丹皮汤加减：大黄、牡丹皮、桃仁各10g，金银花、冬瓜子、败酱草、薏苡仁各25g，枳壳、桔梗、甘草各5g。

（二）抗生素的全身治疗

阑尾炎60%以上为需氧菌与厌氧菌混合感染，首选联合用药。先锋霉素及甲硝唑合用，亦可用氨苄西林、庆大霉素和甲硝唑。输液纠正脱水和电解质紊乱。密切观察病情的发展，如炎性包块不断扩大或软化，疼痛未见减轻，高热不退，中毒症状日趋严重，需手术将阑尾脓肿切开引流。

三、诊疗体会

（一）诊断方面

根据典型的转移性右下腹痛史，固定的右下腹压痛、肌紧张及反跳痛，可诊断为阑尾炎。但准确的查出有无腹部压痛、肌紧张，腹痛的部位和范围是非常重要的。所以查体时动作要轻柔，并随时注意病儿的面部表情。在触诊时对比检查两侧腹部，观察触不同部位时的病儿反应，有时要经过反复多次的检查方能确定。检查时从左侧腹→上腹部→右下腹，由浅到深，由轻到重。浅层触诊时了解腹部皮肤有无敏感区，中层触诊时可了解到腹部的压痛、反跳痛及肌紧张，深层检查可判断局部有无炎性包块和脓肿。对疑有阑尾炎而诊断困难，可试行腹部穿刺，穿刺麦氏点，将穿刺液做镜检，细菌涂片及生化检查。肛门指诊，在直肠右前方有炎性浸润和增厚，盆腔有脓肿时有触痛及包块。有的患者表现为腹泻为主，往往误诊为肠炎，经抗生素治疗也能有所好转，炎症局限，形成脓肿，所以当腹泻患者经治疗腹痛不见明显好转，应注意腹部查体，有下腹压痛。有的患者表现为尿痛，腹部压痛位于脐下，这是阑尾与膀胱粘连所致。

（二）治疗方面

单纯性阑尾炎保守治疗多能治愈，化脓性和穿孔性阑尾炎抗生素治疗效果较差，主张早期手术治疗，以免抗生素治疗无效，形成阑尾周围脓肿和肠管粘连，增加手术难度。

四、患者教育

该病早期治疗，尤其早期手术，并发症少，治疗效果良好。

（邵岩世）

第九章

泌尿系统疾病

第一节　急性肾小球肾炎

急性肾小球肾炎是由细菌或病毒等多种病因引起的免疫性疾病。尤以A组β溶血性链球菌至肾炎菌株引起者多。该菌的M蛋白内链球菌素或该菌产生的一种阳离子蛋白使人体B细胞产生相应的抗体，通过循环免疫复合物或原位免疫复合物在补体参与下使肾小球产生弥漫性炎症，主要是毛细血管内皮细胞和系膜细胞增生，肾小球内多核及单核细胞浸润，严重者可至毛细血管阻塞，从而使肾小球微循环障碍，影响肾小球的滤过膜的功能和器质性异常。临床上以水肿、血尿、高血压少尿为主要临床表现。

一、病因

（1）感染因素：主要与A组β溶血性链球菌至肾炎菌株感染有关。该菌的所有致肾炎菌株均有共同的致肾炎抗原性，包括菌壁上的M蛋白内链球菌素和肾炎菌株协同蛋白，使人体B细胞产生相应的抗体，通过循环免疫复合物使肾小球产生弥散性炎症，主要是毛细血管内皮细胞和系膜细胞增生，肾小球内多核及单核细胞浸润，严重者可至毛细血管阻塞，从而使肾小球微循环障碍，影响肾小球的滤过膜的功能和器质性异常。此外，某些链球菌株通过神经氨酸苷酶的作用或产物与机体免疫球蛋白（IgG）结合，改变其抗原性，产生自身抗体和免疫复合物而致病；还有人认为链球菌抗原与肾小球基膜糖蛋白间具有交叉抗原性可使少数病例呈抗肾抗体型肾炎。其他如绿色链球菌、金黄色葡萄球菌、伤寒杆菌、流感杆菌，柯萨奇病毒B_4型、ECHO病毒9型、EB病毒、麻疹病毒、腮腺炎病毒、乙型肝炎病毒、疟原虫、弓形虫等寄生虫、钩端螺旋体、肺炎支原体等感染也可引起肾炎。

（2）非感染因素：某些全身性疾病如系统性红斑狼疮、过敏性紫癜等也可通过免疫反应导致急性肾小球肾炎。

二、诊断

1. 临床表现　具体如下。

（1）发病年龄5～10岁为多，发病前1～4周有猩红热、扁桃体炎、脓疱疮等链球菌感染病史；亦可有病毒或其他微生物感染史。

（2）水肿及少尿水肿呈轻、中度，多在眼睑、面部及下肢，呈非凹陷性，水肿时伴少尿，严重时无尿；如有胸水、腹水或阴部水肿为高度水肿。

（3）血尿几乎每例均有血尿，肉眼血尿约为30%，余为镜下血尿。如尿呈酸性时则呈棕色或暗黑色。

（4）高血压血压升高是肾炎早期征象，以轻、中度高血压居多，血压超过相应年龄正常血压的2.66kPa。

（5）严重病例在起病1周内表现下列并发症：①循环充血状态：因水钠潴留，细胞外液容量增大所致。临床表现为气促，平卧呼吸困难，心率增快，收缩期杂音和（或）奔马律，肺底湿啰音，肝脏增大，少数可出现急性肺水肿表现，一般1~2周内上述症状消退。②高血压脑病：一般认为在全身性高血压基础上，脑血管痉挛，导致脑缺氧、脑水肿，出现剧烈头痛、惊厥，甚至昏迷等神经系统症状，持续1~2周可完全缓解。③急性肾功能不全：少尿时可出现暂时性氮质血症，持续少尿可发生肾功能不全，此时出现电解质紊乱、酸中毒、血尿素氮（BUN）及肌酐（SCr）升高。呕吐、恶心、抽搐或昏迷等症状。

2. 辅助检查　具体如下。

（1）尿常规镜检：红细胞增多，可见管型；尿蛋白+~++；病初1~2周内可见少量白细胞，但找不到细菌。

（2）血液检查：白细胞轻度上升，可有轻度贫血；血沉增快，一般2~3个月恢复正常。

（3）链球菌感染的免疫检查：抗链球菌DNA酶B抗体阳性率可达90%以上；二磷酸吡啶核苷酸酶抗体在咽部感染时阳性率较高；透明质酸酶抗体则在皮肤感染时阳性率较高。抗链球菌溶血素“O”（ASO）增高，因皮肤感染发病者可不高，C_3下降，一般1~2个月恢复正常。

（4）血清补体：测定IgG及IgA增高。

（5）肾功能检查：肾小球滤过率（GFR）均有所下降，但BUN及SCr不一定升高。

链球菌感染经1~3周无症状间歇期，有高血压、血尿或水肿，伴有C_3动态变化即可诊断急性肾小球肾炎，病程不超过0.5年，应除外慢性肾炎急性发作及继发性肾炎等。

3. 鉴别诊断　具体如下。

（1）IgA肾病：该病以血尿为主要症状，表现为反复发作性肉眼血尿，无水肿、高血压、血C_3正常，多在上呼吸道感染后24~48小时出现血尿；确诊靠肾活检免疫病理诊断。

（2）特发性肾病综合征：具有肾病综合征表现的急性肾炎易与特发性肾病综合征混淆，前者有后者的表现，但患儿起病急，有明确的链球菌感染的证据，血清C_3降低，肾活检为毛细血管内增生性肾炎。

三、治疗

1. 一般治疗　具体如下。

（1）休息：严重病例应卧床休息1~2周。

（2）饮食：少尿、水肿时应限制水、钠摄入。

2. 药物治疗　具体如下。

（1）抗生素：选用青霉素或头孢氨苄静脉注射，用1~2周。

（2）利尿剂：轻症患儿不用，如少尿，水肿明显者，给予呋塞米每次1~2mg/kg。

（3）循环充血状态：硝普钠循环充血伴有高血压者首选。硝普钠10~20mg加入5%葡萄糖100mL，以1~2μg/（kg·min）静脉滴注，最大不超过8μg/（kg·min）（注意避光）。一般连用3~5日。还可选用酚妥拉明每次0.1~0.2mg/kg加入5%葡萄糖10~20mL，10分钟内缓慢静脉注射；烦躁者，给予地西泮；心衰时给予强心药。

（4）高血压及高血压脑病治疗：①降血压：卡托普利每次0.5~1mg/kg，每日2~3次口服，血压正常后3日停药；高血压脑病首选药物，利舍平0.02~0.04mg/（kg·d），分3次口服，或每次0.02~0.07mg/kg肌内注射，最大量不超过1.5mg，二氮嗪（低压唑）3~5mg/kg静脉滴注；心痛定片（硝苯地平）每次5~10mg，每日3次口服，一般疗程2~3周；特拉唑嗪初始剂量1mg晚睡前服，以后渐增每日1~5mg，清晨服。注意测血压，预防体位性低血压，血压正常后停药；硫酸镁每次0.1~0.15g/kg，配成5%~10%液体静脉滴注，注意血压、呼吸、脉搏、神经反射变化。备钙剂1支急用。上述药可任选1~2种。②抗惊厥：应给予苯巴比妥钠肌内注射，每次5~10mg/kg，最大量不超过200mg或10%水合氯醛灌肠，每次0.5~1mL/kg，最大量不超过10mL。③降颅压：呋塞米每次1~2mg/kg静脉滴注；20%甘露醇0.5~1g/kg快速静脉滴注，必要时4~6小时可重复。

（5）急性肾功能不全的处理：控制水、钠的入量。合理饮食，蛋白质应限制在0.5~0.75g/（kg·

d）。应用改善微循环的药物。控制高血钾：根据患儿情况和条件可以进行直肠、腹膜及血透析。控制氮质血症合理饮食：氧化淀粉是淀粉与碘酸钠的一种聚合物，在肠内溶解无毒性。1g 可以结合尿素约 50mg。抗凝疗法：无论是肾炎还是肾病，有高凝倾向时或急进性肾炎病情较重，均可试用抗凝疗法。

（邵岩世）

第二节　肾病综合征

肾病综合征（NS）是由多种原因诱发的肾小球基膜通透性增高，导致血浆内大量蛋白从尿中丢失的临床综合征的一种免疫性疾病。临床主要表现为水肿、蛋白尿、高脂血症和低蛋白血症。本节重点叙述原发性肾病综合征、单纯性肾病，肾炎性肾病。

一、病因

原发性肾病病因目前尚不明确，今年研究已证实下列事实。

（1）球毛细血管壁结构或电化学的改变可导致蛋白尿。

（2）非微小病变型常见免疫球蛋白和/或补体成分沉积，局部免疫病理过程可损伤滤过膜正常屏障作用而发生蛋白尿。

（3）微小病变型肾小球未见以上沉积，其滤过膜的电屏障损伤原因可能与细胞免疫失调有关。

（4）T 淋巴细胞异常参与本病的发病。

二、诊断

（一）单纯性肾病

1. 临床表现　具体如下。

（1）多见于 3～7 岁小儿，起病多较缓慢，面色苍白，精神萎靡，食欲不振。

（2）高度浮肿，呈凹陷性水肿，与体位有关，可伴有胸水、腹水、阴部水肿。

2. 辅助检查　具体如下。

（1）尿蛋白定性 + + + ～ + + + +；24 小时尿蛋白总量 >0.05～0.1g/kg；血清总蛋白及白蛋白降低，后者可 <30g/L，血清蛋白电泳白蛋白降低，α_2 球蛋白增高，γ 球蛋白降低。

（2）血浆胆固醇增高 >5～7mmol/L。

（3）血沉增快，IgG 降低，肌酐清除率及尿素氮正常。具备临床表现高度怀疑本病，加尿及血脂改变可确诊。

（二）肾炎性肾病

1. 临床表现　具体如下。

（1）具备单纯性肾病表现。

（2）反复出现高血压，学龄儿童 >17.33/12.00kPa，学龄前儿童，血压 >16.00/10.67kPa，并排除糖皮质激素因素所致。

2. 辅助检查　具体如下。

（1）持续性氮质血症 BUN >10.7mmol/L，并排除血容量不足所致者。

（2）持续性低补体血症 C_3 或血总补体（CH_{50}）下降。

（3）持续血尿，尿 RBC >10 个/HP，超过 0.5 个月。

具备单纯性肾病表现加血压及辅助检查中任 1 条或多条即可确诊。

3. 鉴别诊断　具体如下。

（1）肾炎性肾病：该病属急性肾小球肾炎的一个类型，虽然有肾病综合征的表现，但多见于溶血型链球菌感染后，有非指凹性水肿、高血压。

（2）狼疮性肾炎：该病可有肾病综合征的表现，但主要表现为浮肿、蛋白尿、血尿及氮质血症，常伴有发热、皮疹、关节痛、贫血，血清抗核抗体抗双链 DNA 抗体阳性。

三、治疗

1. 一般治疗　具体如下。

（1）注意休息，无须卧床，以防血管栓塞。

（2）水肿严重时低盐饮食，一般不限制盐、水。本病不宜高蛋白饮食。

（3）积极预防和控制感染。

（4）利尿剂用双氢克尿噻 1mg/kg，每日 2 ~ 3 次口服，若 2 日内水肿不消可增至 2mg/kg，并加用螺内酯，如仍无效可改用呋塞米等强利尿剂；对利尿剂无效且血浆蛋白过低者以低分子右旋糖酐 5 ~ 10mL/kg 先扩容，内加多巴胺2 ~ 3μg/（kg・min），滴后再给呋塞米 1 ~ 1. 5mg/kg，重度水肿可用 5 ~ 10 日，每日 1 次；白蛋白仅在利尿措施无效及血白蛋白 $<15g/L$ 时给予，并随后予以呋塞米。

（5）输血浆每次 5 ~ 10mL/kg。

2. 泼尼松治疗　具体如下。

（1）泼尼松短程疗法：全疗程 8 ~ 10 周，国内很少采用。

（2）泼尼松中、长程疗法：泼尼松 2mg/（kg・d），分 3 ~ 4 次口服，若 4 周内尿蛋白转阴，自转阴日起，改隔日 2mg/kg，晨顿服 4 周，之后每 2 ~ 4 周减量 1 次，至停药。若开始治疗后 4 周内尿蛋白未转阴，继续服至尿蛋白转阴后 2 周，一般不超过 10 周，再改隔日 2mg/kg，顿服，4 ~ 6 个月后均匀递减，直至停药。总疗程 6 个月为中疗程，9 个月为长疗程。

（3）对复发和反复病例的治疗方案

1）复发病例：尿蛋白已转阴，停用激素 4 周以上，尿蛋白又 + + 以上即为复发。泼尼松短程或中长程疗法初次复发或多次非频繁发作，可重新试用中长程疗法；经正规中长程疗法治疗后，发生频繁复发和治疗中频繁反复者，可考虑使用免疫抑制剂。

2）反复病例：反复指在治疗过程中尿蛋白转阴后又出现蛋白尿。在中、长程治疗过程中反复的病例，要查找原因，在除外感染后，可适当增加泼尼松剂量或暂时改为多次口服，待尿蛋白转阴后酌情减量，也可将疗程延长。如尿蛋白持续在 2 ~ 3 周内未好转或尿蛋白量增加，甚至出现血生化改变，即应重新开始另一中、长程治疗。在治疗中频繁反复或呈现激素耐药情况，可考虑加用免疫抑制剂联合治疗。中、长程治疗过程中，隔日顿服逐渐减量时呈现激素依赖者，也可找出维持缓解的最小隔日量长期服用。

（4）泼尼松的副作用及观察：每周测体重 1 次；每周测血压 2 次；口服维生素 D_2 3 万 ~ 10 万单位/周，口服，防止肾性骨病发生；用药前及以后每 0. 5 个月查血清钙、血磷、碱性磷酸酶。用药前及改隔日口服时，测骨质密度或摄右手、右前臂、右半侧骨盆正位像。

3. 免疫抑制剂治疗　适用于对泼尼松初治有效，复发后再治无效或初治即无效病例；对频繁反复或复发者及对激素依赖者等难治性肾病应用免疫抑制剂。

（1）雷公藤总甙片剂量 1 ~ 1. 5mg/（kg・d），分 3 次口服，疗程 2 ~ 4 个月，每周查白细胞 1 次。

（2）环磷酰胺（CTX）剂量 2mg/（kg・d），分 3 次口服，疗程 2 ~ 3 个月，累积量不超过 300mg/kg。副作用有恶心、呕吐，血白细胞下降，脱发，出血性膀胱炎，性腺损伤。

（3）苯丁酸氮芥（瘤可宁）剂量 0. 2mg/（kg・d），分 3 次口服，剂量不超过 0. 3mg/（kg・d），疗程不超过 12 周。

（4）左旋咪唑剂量 2. 5mg/（kg・d），隔日 1 次口服连用 1 ~ 1. 5 年。

（邵岩世）

第三节 IgA 肾病

IgA 肾病是由于感染及免疫功能紊乱使肾组织系膜区有较多的 IgA 沉积及少量 IgG、C_3 沉积所致的一种肾小球疾病。临床主要表现为反复发作性血尿，多数不伴水肿、高血压、大量蛋白尿及肾衰竭，近期预后良好，少数预后不良。

一、病因

该病病因机制目前尚不清楚，多数学者认为本病是含有 IgA 的循环免疫复合物在肾内沉积所致。复合物中的抗原可能与呼吸道或胃肠道黏膜处感染的病毒、细菌或食物中的某些成分有关；近年研究发现 IgA 肾病患者循环中 IgA 较正常血清 IgA 呈阴性电荷，与系膜有更强的亲和力；还有患者 IgA 本身有糖基化异常；此外，本病中还有免疫调节功能异常和细胞免疫的参与。

二、诊断

1. 临床表现　具体如下。

(1) 较多见于年长儿，有前驱感染史，一般只有 24～72 小时。

(2) 主要表现为反复发作性血尿，亦可有不同程度的蛋白尿，多数无水肿和高血压。

2. 辅助检查　血清 IgA 可能升高；A/G、胆固醇在肾病综合征时，有典型改变；血清蛋白电泳在肾病型则有 α_2 球蛋白升高。

具备临床表现可以高度怀疑；加辅助检查结果可以临床诊断，确诊还要肾组织活检免疫荧光检查结果。

三、治疗

(1) 大量蛋白尿类似于肾病综合征者，可用糖皮质激素治疗。

(2) 类似于急进性肾炎者，可用甲基泼尼松龙冲击疗法剂量为 15～30mg/kg（总量不大于 1 000mg），以 5%～10% 葡萄糖液 100～200mL 稀释后静脉滴注 1～2 小时，每日或隔日 1 次，3 次 1 疗程，必要时 1 周后重复。冲击后 48 小时，继以激素隔日口服。辅以抗凝和免疫抑制剂疗法。

(3) 有人试用苯妥英钠治疗，可降低血清 IgA 水平。

(4) 有人试用色甘酸钠治疗，每日 1 200mg，疗程 16 周，可降低尿蛋白。

（邵岩世）

第四节 尿路感染

尿路感染（UTI）是小儿最常见的疾病之一，它是小儿内外科医师经常遇到的问题，也是泌尿系内部结构异常的最常见表现。在小儿感染性疾患中，泌尿系感染仅次于呼吸系感染而居第二位。约 2/3 男孩和 1/3 女孩在泌尿系结构异常的基础上并发感染，3/4 以上女孩患泌尿系感染后复发。感染可累及尿道、膀胱、肾盂及肾实质。婴幼儿症状多不典型、诊断困难，而且在不同的性别、不同的年龄，其发病率不同。尽管抗生素的发展迅速，品种繁多，但是这种非特异性尿路感染发病率仍然很高，而且时常反复发作。小儿尿路感染对肾脏的损害重于成人，反复感染可致肾瘢痕形成，造成不可逆性肾脏损害。因此积极治疗尿路感染以及防止对肾脏的损害更为重要。

一、病因

小儿尿路感染分为梗阻性和非梗阻性两大类。前者在小儿尿路感染中占有重要地位。完全正常的泌尿系固然可以发生感染，但更重要的是须注意局部有无尿路畸形的解剖基础，如先天性尿路梗阻、反流等。忽视这一点，尿路感染就很难治愈，即使感染暂时得到控制也常再发。

在小儿出生后最初几周内，无论男孩或女孩其尿道周围都有很多嗜氧菌，尤其是大肠杆菌等，又因其本身的免疫力极低，而易发生尿路感染。随年龄的增长，这些细菌则逐渐减少，到5岁以后，尿路感染的发生也逐渐减少。即使细菌入侵尿路，也不都发生尿路感染。大多数是由于某些原因使机体的防御机制受损时，细菌方可在尿路中生长繁殖，而发生尿路感染。导致小儿尿路感染的易感因素如下。

（1）小儿生理解剖特点：小儿输尿管长，且弯曲，管壁弹力纤维发育不全，易于扩张及尿潴留，易患尿路感染；尿道内或尿道外口周围异常，如小儿包茎、包皮过长、包皮粘连等均可使尿道内及尿道外口周围隐藏大量细菌而增加尿路感染的机会。1982年Ginsberg等首先报道尿路感染中男性儿童95%是未行包皮环切者。因为大肠杆菌能黏附于包皮表面未角化的鳞状黏膜，在尿路感染中的男孩未作包皮环切者是已作包皮环切者的10倍。Craig等研究表明包皮环切术可减少学龄儿童症状性尿路感染的发生率；女孩尿道短而宽，外阴污染机会多，亦易发生上行感染。

（2）泌尿系畸形、尿路梗阻：尿路梗阻、扩张，允许细菌通过尿道外口并移行进入泌尿道，另一方面由于梗阻、扩张使其泌尿道腔内压增高，导致黏膜缺血，破坏了抵抗细菌入侵的屏障，诱发尿路感染的危险性升高。常见疾病有肾积水、巨输尿管症、输尿管囊肿、输尿管异位开口、尿道瓣膜、尿道憩室、结石、异物、损伤、瘢痕尿道狭窄、神经源性膀胱等。

（3）原发性膀胱输尿管反流：正常情况下，膀胱输尿管交界部的功能是在排尿时完全阻止膀胱内尿液上行反流至肾脏。而当存在膀胱输尿管反流时，尿流从膀胱反流入输尿管、肾盂及肾盏，这可能使输尿管口扩张，并向外移位，同时造成膀胱动力不完全，使有菌尿液经输尿管达肾脏而引起感染。有文献报道约半数尿路感染患儿存在膀胱、输尿管反流（VUR）。因为VUR为细菌进入肾脏提供了有效的通路，且低毒力的菌株也可造成肾内感染。

（4）排尿功能异常：Gordon等关于膀胱充盈和排空的数学模型表明：细菌倍增时间少于50分钟的菌株不需黏附于尿路上皮即可在尿流中保持较高的浓度。排尿功能异常的患儿（如尿道狭窄或神经源性膀胱等）排尿时间延长，膀胱内压增高或残余尿量增多均有利于细菌稳定增殖，甚至可导致非尿路致病菌引起严重的尿路感染。

（5）便秘和大便失禁：便秘和大便失禁均可使肠道共生菌滞留于尿道外口时间延长，大肠杆菌黏附于尿道口时使尿道上皮受内毒素作用，尿道张力下降，蠕动能力减弱，尿液潴留易发生逆行感染。有研究表明控制便秘可降低复发性尿路感染的发生率。

（6）医疗器械：在行导尿或尿道扩张时可能把细菌带入后尿道和膀胱，同时可能造成不同程度的尿路黏膜损伤，而易发尿路感染。有文献报道留置导尿管一天，感染率约50%，3天以上则可达90%以上。在进行膀胱镜检查、逆行尿路造影或排尿性膀胱、尿道造影时，同样易引起尿路感染，应严格掌握其适应证。

另外全身抵抗力下降，如小儿营养不良，恶性肿瘤进行化疗或应用免疫抑制剂及激素的病儿，也易发生尿路感染。

二、病原菌

任何入侵尿路致病菌均可引起尿路感染。但是最常见的仍然是革兰阴性杆菌，其中以大肠杆菌最为常见，约占急性尿路感染的80%，其次为副大肠杆菌、变形杆菌、克雷白杆菌、产气杆菌和绿脓杆菌。约10%尿路感染是由革兰阳性细菌引起的，如葡萄球菌或粪链球菌。大肠杆菌感染最常见于无症状性菌尿或是首次发生的尿路感染。在住院期的尿路感染、反复性尿路感染或经尿路器械检查后发生的尿路感染，多为粪链球菌、变形杆菌、克雷白杆菌和绿脓杆菌所引起，其中器械检查之后绿脓杆菌的发生率最高，变形杆菌常伴有尿路结石者，金黄色葡萄球菌则多见于血源性引起。长期留置尿管、长期大量应用广谱抗生素时或是抵抗力低下及应用免疫抑制剂的患儿，应注意有无真菌的感染（多为念珠菌和酵母菌）。

病原菌特点：无泌尿系畸形的肾炎患儿体内分离的菌株与肠道共生菌不同，而伴有畸形者（如梗阻、反流等），其菌株与肠道共生菌相同，且更易发生肾损害。

三、感染途径

（1）上行性感染：尿路感染中绝大多数是上行性感染，即是致病菌，多为肠道细菌先于会阴部定居、繁殖、污染尿道外口，经尿道上行至膀胱，甚至达肾盂及肾实质，而引起的感染。一旦细菌进入膀胱后，约有1%的可侵入输尿管达肾盂，这多是由于存在各种原因所致膀胱输尿管反流。

（2）血行感染：较上行感染少见，是致病菌从体内的感染灶侵入血流，然后达肾脏至尿路而引起感染。临床上常见的仅为新生儿或是金黄色葡萄球菌败血症所致血源性尿路感染。或因肿瘤放化疗后存在免疫抑制者血行感染的机会增加。其他肾实质的多发脓肿、肾周脓肿也多继发于身体其他部位感染灶。

（3）淋巴道感染：腹腔内肠道、盆腔与泌尿系统之间有淋巴通路，肠道感染时或患急性阑尾炎时，细菌通过淋巴道进入泌尿道，有发生尿路感染之可能，但临床上极少报道。

（4）直接感染：邻近组织的化脓性感染，如腹膜后炎症、肾周围炎等直接波及泌尿道引起的感染。

四、发病机制

尿路感染主要是由细菌所致，在致病菌中许多属于条件致病菌。尿道是与外界相通的腔道，健康成年女性尿道前端1cm和男性的前尿道3～4cm处都有相当数量的细菌寄居。由于尿道具防御能力，从而使尿道与细菌、细菌与细菌之间保持平衡状态，通常不引起尿路感染。当人体的防御功能被破坏，或细菌的致病力很强时，就容易发生尿路的上行性感染。一般认为，尿路感染的发生取决于细菌的致病力和机体的防御功能两个方面。在疾病的进程中，又与机体的免疫反应有关。

（1）病原菌的致病力：在尿路感染中，最常见的病菌为大肠杆菌。近年来对大肠杆菌及其致病力的研究也较多，认为大肠杆菌的表面抗原特征与其致病力有关，特别是细胞壁O抗原，已知O血清型者，如O_1、O_2、O_4、O_6、O_7、O_{75}与小儿尿路感染有关。也有的学者发现，从无症状菌尿者分离出大肠杆菌与粪便中的大肠杆菌相同，而来自有症状菌尿大肠杆菌株与粪便中分离出来的不同，因此提示大肠杆菌O抗原的血清型与其致病力有关。细菌入侵尿路能否引起感染，与细菌黏附于尿路黏膜的能力有关。致病菌的这种黏着能力是靠菌毛来完成。大多数革兰阴性杆菌均有菌毛。菌毛尖端为糖被膜，其产生黏附素与上皮细胞受体结合。根据受体对黏附素蛋白的特异性，菌毛分为Ⅰ型及P型。Vaisanen等报道在小儿肾盂肾炎发作时分离出32株中，81%为P型菌毛，Kallenius等在97个尿路感染小儿和82个健康小儿粪便中分离出的大肠杆菌。他们发现有P菌毛者分别为：引起急性肾盂肾炎的大肠杆菌中为90%，引起急性膀胱炎者中为19%，引起无症状菌尿者为14%，而健康儿中仅为7%。上述数据表明，有P型菌毛的大肠杆菌是肾盂肾炎的主要致病菌。另外，具有黏附能力的带菌毛的细菌，还能产生溶血素，抗血清等，这些都是细菌毒力的表现。

下尿路感染通常为Ⅰ型菌毛细菌所引起，在有利于细菌的条件下可引起肾盂肾炎，有P型菌毛的大肠杆菌则为肾盂肾炎的主要致病菌。细菌一旦黏着于尿路黏膜后即可定居、繁殖，继而侵袭组织而形成感染。

除上述菌毛作为细菌的毒力因素之外，机体尿路上皮细胞受体密度多少亦为发病的重要环节，在感染多次反复发作的患者菌毛受体的密度皆较高。具有黏附能力的带菌毛的细菌，往往能产生溶血素、抗血清等，这些皆为细菌毒力的表现。

在肾盂肾炎发病过程中，尚有一因素值得提出，即细菌侵入输尿管后，输尿管的蠕动即受到影响，因为带有P型及抗甘露糖菌毛的细菌常有含脂肪聚糖的内毒素，有抑制蠕动的作用。输尿管蠕动减低，于是发生功能性梗阻，这种情况，肾盂内压力即使不如有机械性梗阻时那样高亦可使肾盂乳头变形，细菌即可通过肾内逆流而侵入肾小管上皮。用超显微镜观察肾小管，还可见带菌毛的细菌黏附于肾小管细胞膜上，并可见到菌毛的受体。

（2）机体的防御功能：细菌进入膀胱后，大多数是不能发生尿路感染的。是否发生尿路感染，则与机体的防御能力及细菌的致病力有关。健康人的膀胱尿液是无菌的，尽管前尿道及尿道口有大量的细菌寄居，且可上行至膀胱，但上行至膀胱的细菌能很快被消除。留置导尿4日，90%以上的患者可发生菌尿，但拔掉导尿管后多能自行灭菌。由此说明，膀胱具有抑制细菌繁殖的功能。一般认为，尿路的防御功能主要有如下几个方面。①排尿，在无尿路梗阻时，排尿可清除绝大部分细菌，膀胱能够完全排空，则细菌也难于在尿路中停留，尿路各部分的正常的神经支配、协调和有效的排尿活动具有重要的防止感染作用。肾脏不停地分泌尿液，由输尿管流入膀胱，在膀胱中起到冲洗和稀释细菌的作用。通过膀胱周期性排尿的生理活动，可将接种于尿路的细菌机械性地“冲洗”出去，从而防止或减少感染的机会。动物实验观察结果认为这是一相当有效的机制。②较为重要的防御机制是尿路黏膜具有抵制细菌黏附的能力。动物实验表明：尿路上皮细胞可能分泌黏蛋白，如氨基葡萄糖聚糖、糖蛋白、黏多糖等，皆有抗细菌黏着作用。扫描电镜观察：尿路上皮细胞上有一层白色黏胶样物质，可见细菌附着在这层物质上。在排尿时，这些黏蛋白如能被排出，则入侵细菌亦随之而排出。若用稀释的盐酸涂于膀胱黏膜仅1分钟，细菌黏着率即可增高，因稀释盐酸可破坏黏蛋白而为细菌入侵提供条件。于24小时后，细菌黏附率可恢复到盐酸处理前状态。在稀释盐酸破坏黏蛋白层之后，若在膀胱内灌注外源性的黏多糖如合成的戊聚糖多硫酸盐等，则抗细菌黏着功能即可恢复。③也有动物实验证明：膀胱黏膜具有杀菌能力，膀胱可分泌抑制致病菌的有机酸、IgG、IgA等，并通过吞噬细胞的作用来杀菌。④尿pH低、含高浓度尿素和有机酸、尿液过分低张和高张等因素均不利于细菌的生长。⑤如果细菌仍不能被清除，膀胱黏膜可分泌抗体，以对抗细菌入侵。

（3）免疫反应：在尿路感染的病程中，一旦细菌侵入尿路，机体即有免疫反应。无论是局部的或是全身的，这些反应与身体其他部位的免疫反应相同。尿内经常可以发现免疫球蛋白IgG及IgA。有症状的患者尿中IgG较低，而无症状的菌尿患者尿中IgG则较高。IgG是由膀胱及尿道壁的浆细胞分泌的免疫球蛋白，能使光滑型菌族转变为粗糙型，后者毒力较低。此外，补体的激活可使细菌溶解。上述非特异性免疫反应皆为细菌黏着造成障碍。若感染时期较长，患者机体则可产生特异性免疫蛋白。球蛋白及补体的活动皆可促进巨噬细胞及中性白细胞的调理素作用及吞噬功能。但吞噬过程中，吞噬细胞释放的过氧化物对四周组织有毒性作用，所以，吞噬细胞肃清细菌的过程亦对机体有伤害作用，尤其是对肾组织的损害。在动物实验性肾盂肾炎中，过氧化物催化酶能保护肾组织不致有过氧化物中毒。

有关实验研究表明，人体这种免疫反应对细菌的血行性和上行性感染有防御作用。

五、诊断

小儿反复尿路感染多伴有先天性泌尿系异常，对反复尿路感染，药物治疗效果不佳的病儿，应行必要的检查明确诊断以便及时正确的治疗。

（一）临床表现

小儿尿路感染临床表若按尿路感染部位分为上尿路感染和下尿路感染，但因小儿尿路感染很少局限于某一固定部位，年龄愈小，定位愈难；按症状的有无分为症状性尿路感染和无症状性菌尿；按病程的缓急分为急性和慢性尿路感染。另外依小儿年龄特点，尿路感染的症状常不典型，随年龄的不同临床表现不一。急性尿路感染，其分为急性膀胱炎和急性肾盂肾炎。

（1）急性膀胱炎：是只局限于下尿路的感染。临床上表现为膀胱刺激症状，即尿频、尿急、尿痛、排尿困难，尿液混浊，偶见肉眼终末血尿。伴有下腹部和膀胱区的不适与疼痛，偶有低热，多无明显的全身症状。年长儿症状更明显些。

（2）急性肾盂肾炎各期表现不同：新生儿期可能为血行感染所致，症状轻重不等，多以全身症状为主，如发热、惊厥、嗜睡、吃奶差、呕吐、腹胀、腹泻、烦躁、面色苍白等非特异性表现。很少出现尿频等尿路感染症状，往往被误诊为上呼吸道感染、婴儿腹泻，甚至颅内感染等。60%病儿可有生长发育迟缓、体重增加缓慢。严重的有抽搐、嗜睡、黄疸等。新生儿期急性肾盂肾炎常伴有败血症，约1/3病例血、尿培养其致病菌一致。

婴幼儿期症状也不典型，仍以全身症状为主，常以发烧最为突出。尿频、尿急、尿痛等排尿症状随年龄增长逐渐明显，排尿时其他症状与新生儿期类似。但仔细观察可发现患儿有排尿时哭闹，尿流有臭味或有顽固性尿布疹。随年龄的增长，膀胱刺激症状逐渐明显。哭闹、尿频或有顽固性尿布疹仍以全身症状为主，应想到泌尿系感染的可能。

儿童期其症状与成人相近，在发烧寒战、下腹部疼痛的同时，常伴有腰区疼痛，输尿管区压痛，肾区的压痛与叩痛。多有典型的尿频、尿急、尿痛、排尿困难等膀胱刺激症状。急性肾盂肾炎大多是上行感染所致，所以常伴膀胱炎。根据患儿的临床表现来判断是肾盂肾炎或膀胱炎是不可靠的。尤其是小儿，以全身症状为主，小婴儿膀胱刺激症状不明显，有的发烧即是其第一主诉。因此对原因不明的发烧患儿，尽早做尿常规及进一步尿培养检查十分必要。

（二）实验室检查

（1）送尿常规检查和取中段尿送细菌培养：尿常规检查在尿路感染的诊断中必不可少，肉眼观察，尿色可清或混浊，可有腐败气味。急性尿路感染中40%～60%有镜下血尿，细胞数为2～10/HPF。对尿路感染诊断最有意义的为白细胞尿，亦称为脓尿，尿沉渣镜下白细胞>5/HPE，即可初步诊断。国内有人用血细胞计数盘检查不离心尿，以≥8/mm^3 为脓尿。无论哪种检查方法，脓尿对尿路感染的诊断有着它的特异性和敏感性。虽然临床上目前仍以。Kass 提出的每毫升尿液有 10^3 以上的菌落单位称之为菌尿（10^3～10^4 为可疑菌尿，10^3 以下为污染标本）的标准来对尿路感染进行诊断，但目前有人提出少量细菌也可以引起明显的感染，尤其在小儿，由于尿液稀释，有时菌落数达不到 10^5。

菌尿和脓尿是否有意义，小儿尿液标本的采集过程十分重要。首先彻底清洁外阴部，对婴幼儿可用尿袋留取。其中已接受包皮环切的男孩或大女孩中段尿的检查可信度较高，而未接受包皮环切的男孩或小女孩尿液易被包皮内或尿道外口周围污染的可能性较大，因此取中段尿较为可信。在进行导尿留尿标本时，亦应弃去最初的尿液，留取后部分尿液。经耻骨联合上膀胱穿刺获取的尿液最可靠，此时检查为菌尿（不论菌数多少），均可明确诊断尿路感染。

（2）肾功能检查：反复或慢性尿路感染时，肾小管功能首先受损，出现浓缩功能障碍，晚期肾功能全面受损。可作血尿素氮和肌酐测定、尿浓缩功能试验、酚红排泄率试验检查。近年来提出尿抗体包裹细菌检查、致病菌特异抗体测定、C 反应蛋白测定、尿酶测定、血清铜蓝蛋白测定协助区别上、下尿路感染。

（三）特殊检查

（1）超声波检查：方便、安全、无损伤，在小儿应作为首选的方法。B 超可测定肾脏的大小、肾区肿物的部位，性质，了解有无肾盂、肾盏扩张、重复畸形、巨形输尿管；测定膀胱的残余尿量、膀胱的形态、大小、膀胱壁有无异常增厚、膀胱内有无肿瘤、异物、憩室、囊肿等，同时还可以了解肾、输尿管、膀胱内有无结石。

（2）排尿性膀胱尿道造影：在小儿尿路感染中是重要的检查手段之一。其方法是将造影剂经导尿管或耻骨上膀胱穿刺注入膀胱内，也可在静脉肾盂造影时，待肾盂、输尿管内造影剂已排空，而膀胱仍积集大量造影剂时，嘱病儿排尿，在电视荧光屏上动态观察。可了解：①膀胱的位置、形态、大小、其黏膜是否光滑，膀胱内有无真性或假性憩室、囊肿、肿瘤、结石，异物等；②有无膀胱输尿管反流及其反流程度；③膀胱出口以下有无梗阻，如尿道瓣膜、憩室，尿道狭窄等。

（3）静脉尿路造影：由于小儿尿路感染与泌尿生殖系异常有密切关系，而静脉尿路造影检查除可了解双肾功能外，对先天性尿路畸形、梗阻、结石、肿瘤、肾积水等疾病有重要的诊断价值，故应列为常规的检查方法。其临床指征为：①凡尿路感染经用抗生素4～6周而症状持续存在者；②男孩第一次发生尿路感染者；③女孩反复尿路感染者；④上腹肿块可疑来自肾脏者。

（4）核素肾图检查：核素肾图在国内已广泛使用，其方法简便、安全、无创伤，不仅有助于疾病的诊断，而且适用于疗效评价，监测和随访。据需要选用合适的放射性药物，可以获得：①肾、输尿管、膀胱大体形态结构；②肾脏的血供情况；③计算出分侧肾功能、肾小球滤过率和有效肾血流量；④尿路引流情况，从而作出尿路梗阻的定位诊断；⑤了解有无膀胱、输尿管反流及膀胱残余尿量等情况。

（5）磁共振尿路造影（MRU）：通过三维系统成像可获得清晰的全尿路立体水图像。MRU 是无创伤性水成像技术，能显示无功能性肾脏的集合系统，并兼有无 X 线辐射、无须造影剂等优点。在儿童先天性泌尿系畸形辅助检查中有着十分重要的作用。尤其适用于婴幼儿、碘过敏和肾功能不良者。

六、治疗

小儿尿路感染的治疗原则是控制感染、解除梗阻、保持尿流通畅和预防复发。

（1）对症处理：在诊断急性尿路感染后注意休息，多饮水冲洗尿路，促进细菌及其毒素的排出，不利于细菌的生长繁殖。鼓励患儿多进食，以增强机体抵抗力。对中毒症状重，高热、消化道症状明显者，可静脉补液和给予解热镇痛药；对尿路刺激症状明显的，可给予阿托品、654－2 等抗胆碱能药物，以减轻症状，另外使用碳酸氢钠碱化尿液，除能减轻尿路刺激症状外，还可调节尿液酸碱度，有利于抗生素药物发挥作用。在对症处理的同时对疑有泌尿系梗阻或畸形者，要抓紧时间进行必要的辅助检查，尽快确诊，及时手术矫治，以防因泌尿系感染对肾脏的损害。

（2）抗生素的应用：小儿尿路感染治疗的主要问题是抗生素的选用和使用方法。抗生素的选择要以副作用小，尿液中药物浓度高，细菌耐药发生率低。一般应遵循以下原则：①由于小儿尿路感染的病原菌大多数（80% 以上）为大肠杆菌或其他革兰阴性杆菌，而革兰阳性菌仅占 10% 以下，因此，在未查出何种细菌以前，最好选用革兰阴性杆菌有效的药物；②上尿路感染选择血浓度高的药物，而下尿路感染则用尿浓度高的药物；③针对尿细菌培养和药敏试验结果而定；④不良反应少，对肾毒性小的药物，当存在肾功能不全时，则更应谨慎用药，如氨基糖苷类及多黏菌素类均有不同程度的肾脏损害作用；⑤联合用药，可以产生协同作用，不仅可以提高疗效，减少耐药菌株的出现，减少不良反应，同时可以避免浪费，减轻患儿家属的经济负担。对复杂和（或）严重的泌尿系感染尤为重要；⑥口服易吸收；⑦新生儿及婴儿一般症状较重，致病菌毒性强，应静脉内给予抗生素；⑧一般静脉内给予抗生素 7～10 天，待体温正常，尿路刺激症状消失，可改口服抗生素，疗程需 2～3 周。

关于疗程，大多数人认为 7～10 天为宜，不管感染是否累及肾脏，均可获得满意疗效。但近年有一些学者支持 1～5 天的短程治疗，若为下尿路感染可给予单次大剂量治疗，其效果与 7～10 天疗程相同，且副作用小，费用低，用药方便。如膀胱炎患者，用单剂治疗可使尿中抗生素迅速达到高浓度，且尿中短时间有高浓度的抗生素比长期低浓度更为有效。而对上尿路感染（如肾盂肾炎）则仍认为应常规使用抗生素 10～14 天或更长。

（3）手术治疗：小儿尿路感染，尤其是反复发作的泌尿系感染，约半数以上同时合并泌尿系畸形。若经检查明确存在有尿路梗阻，在感染急性期药物不能控制感染时，应引流尿液（如肾造瘘或膀胱造瘘），待感染控制后再据病变部位及性质选择外科根治手术。

（4）原发性膀胱输尿管反流的处理：2 岁以下的病儿经药物控制感染后，80% 的反流可望消失，对严重的反流（Ⅳ、Ⅴ度）或经药物治疗久治不愈反而加重者，应考虑手术矫正。

七、预后

急性尿路感染治愈后，预后良好，不会遗留肾脏瘢痕形成和肾功能受损。若治疗不及时、不彻底，反复尿路感染者，可造成不可逆转性肾功能损害。在成人尿毒症患者中，不少起源于小儿期的尿路感染。

八、尿路感染并发症

（一）反流性肾病

小儿的病灶性肾瘢痕多与膀胱输尿管反流及菌尿联合作用有关，由于膀胱输尿管反流与菌尿的联合作用，则发生局灶性肾瘢痕，称之为反流性肾病，而区别于其他原因所致瘢痕。肾瘢痕的形成与肾内反流、反流压力、宿主抗感染的免疫力及个体差异有关。若反流越重，发生肾瘢痕及相应肾功能障碍的机会越多。其发病机制目前仍未完全阐明，尿液反流引起的肾损害可能与下列因素有关。

（1）菌尿：膀胱输尿管反流可能是导致瘢痕形成的重要因素，肾内反流使得致病微生物得以进入肾实质引起炎症反应。动物实验证明在无菌条件下，膀胱输尿管反流对肾脏的生长及肾功能无影响，故认为膀胱输尿管反流及肾内反流必须有菌尿才会产生肾瘢痕。

（2）尿流动力改变：膀胱输尿管反流并不一定有肾内反流，只有严重膀胱输尿管反流在膀胱充盈或排尿时，肾盏、肾盂及输尿管腔内液压与膀胱一样，可达 5.3kPa，结果才引起肾内反流。有动物实验证明无菌尿高压反流可产生肾损害，故提出只要有尿流动力学改变，就可产生肾内反流及肾损害。

（3）免疫损害：有人认为反流使尿液逆流至肾盂、肾盏，产生高压而致肾小管破裂、尿液外溢，结果产生 Tamm - Hosfall（THP，糖蛋白）进入肾间质造成免疫反应或化学刺激，引起间质性肾炎。临床上有部分病例只有一侧反流，但对侧肾也发生病变，从而证明免疫反应参与反流性肾病。

（4）血管性病变：有人发现在反流性肾盂肾炎的初级阶段，感染所累及的部位由于广泛间质水肿的机械性压迫，致肾间质血管闭塞，尤其肾小管旁的小血管，提示由于血管闭塞所致的局部缺血在反流性肾病中致肾损害起重要作用。

（二）肾瘢痕形成的高危因素

（1）随着尿路感染发作次数增多，肾瘢痕的危险呈指数增长。

（2）尿路感染被延误诊断与治疗，动物实验证明，在感染早期（7 天内）迅速有效的治疗可预防瘢痕形成，反之则增加了肾瘢痕形成。

（3）年龄因素，尿路感染在幼儿期更常见，年龄愈小愈易发生肾瘢痕。

（4）梗阻性疾病，存在尿路梗阻时感染可引起快速肾脏损害和瘢痕形成。

（5）膀胱输尿管反流和肾内反流。

（6）排空功能紊乱，排空功能紊乱与 UTI 的关系是近年来的研究热点，有人用膀胱测压研究患有 UTI 的病儿，发现 2/3 的病例存在不稳定性膀胱，表现为排空压力高而膀胱容量低。

（7）宿主因素，宿主对 UTI 反应在引起肾瘢痕中的作用是另一研究热点，急性肾盂肾炎小儿尿中炎症细胞因子如白细胞介素 -8、6、1 升高，尤其新生儿和首次 UTI 时更高。此外肾瘢痕与血管紧张素转换酶（ACE）基因多肽性有关，ACEI 使血管紧张素Ⅰ转换为血管紧张素Ⅱ，后者通过引起局部血管收缩并刺激转化生长因子 β（TGFβ）产生和刺激胶原合成引起间质纤维化和肾小球硬化。

（邵岩世）

第十章

血液系统疾病

第一节　再生障碍性贫血

再生障碍性贫血（简称再障）是由多种病因导致的骨髓造血功能衰竭的一种全血细胞减少综合征。临床上主要表现为贫血、出血、发热、全血细胞减少，多无脾及淋巴结肿大。

一、病因

（1）本病有一定遗传倾向，部分患者存在对某些致病因素诱发的特异性异常免疫反应易感性增强及“脆弱”骨髓造血功能倾向。

（2）造血干/祖细胞内在早缺陷，包括量的减少和质的异常，特别是 CD_{34}^{+} 细胞减少程度与病情严重性呈正相关。

（3）异常免疫反应损伤造血干/祖细胞；造血微循环支持功能缺陷，均能导致再障性贫血。

二、诊断

（一）急性型（重型再障Ⅰ型）

1. 临床表现　如下所述。

（1）发病急，病程短，1~7个月，进展快，贫血呈进行性加剧且重。

（2）常伴有难以控制的严重感染。

（3）出血严重，常有内脏及颅内出血，肝、脾、淋巴结无肿大。

2. 辅助检查　如下所述。

（1）血常规有重度贫血，呈正细胞正色素性贫血；网织红细胞<1%，绝对值 $<15\times10^9/L$；中性粒细胞绝对值 $<0.5\times10^9/L$；血小板< $(10\sim20)\times10^9/L$。

（2）骨髓象多部位增生严重减低，三系造血细胞明显减少，非造血细胞增加，骨髓小粒中非造血细胞明显增多。

具备急性贫血的临床表现，外周血三系减少应高度怀疑本病；确诊要依据骨髓检查结果。

（二）慢性型

1. 临床表现　起病缓慢，病程长，1~4年以上；贫血、出血及感染较轻。

2. 辅助检查　如下所述。

（1）血常规：常有全血细胞减少，呈正细胞正色素性贫血，红细胞形态轻度异常，多见椭圆形红细胞，网织红细胞<1%，偶有白细胞 $<4.0\times10^9/L$，淋巴细胞相对升高。

（2）骨髓象：骨髓增生不良，亦可有灶性增生，如增生良好，红系中晚幼红炭核细胞增多，巨核细胞明显减少，非造血细胞增多，常>50%。

（3）重型再障Ⅱ型为慢性型治疗过程中病情恶化所至，临床症状、血常规及骨髓象与急性再障相同。

（4）中性粒细胞碱性磷酸酶染色积分值多增高。

（5）骨髓造血干细胞培养显示粒单细胞集落、突发粒单集落及红系集落均减少。

本病诊断依据骨髓象检查结果。

三、鉴别诊断

1. 小儿白血病　该病也有全血细胞减少，但周围血中可发现大量幼稚细胞，骨髓穿刺涂片可鉴别。

2. 阵发性血红蛋白尿　该病也可出现全血细胞减少，但反复进行尿液检查可出现血红蛋白尿，网织红细胞虽然可明显减低，但波动较大。

四、治疗

1. 一般疗法　如下所述。

（1）病因治疗：查找病因并及时去除。停止接触或口服可能致病药物、化学毒品、避免放射线照射。

（2）加强护理，保证营养供给，防止出血及感染，一旦感染，选择两种以上有效抗生素联合治疗。

2. 对症治疗　颅内出血及失血性休克时，应输新鲜血和血小板；对决定进行骨髓移植的患儿，移植前尽量避免输血，以免增加排斥反应的发生。

3. 急性再障的治疗　如下所述。

（1）免疫疗法：①抗胸腺细胞球蛋白（ATG）或抗淋巴细胞球蛋白（ALG）的应用：马 ATG 或猪 ATG，剂量 15mg/（kg·d），［ALG 20～40mg/（kg·d）］，如用兔 ATG，剂量为 3～5mg/（kg·d），连续静滴 5 日；用前需做过敏试验。注意血清病和血小板减少等不良反应，必要时反复输新鲜血或血小板悬液，防止出血及感染。②大剂量甲泼尼龙：剂量为 30mg/（kg·d），连续静滴 3 日后，减量，一般每周减量一半，直至 1mg/（kg·d）后停药。③环孢素 A：剂量 10～20mg/（kg·d），使血浓度达 500～800ng/ml 后，逐渐减量到1～5mg/（kg·d），维持 3 个月以上。④大剂量丙种球蛋白：静脉滴注剂量按 1g/kg，每 4 周 1 次，6 个月可缓解。

（2）骨髓移植：应用组织相容性一致的供者骨髓做同种异体骨髓移植。

（3）胚胎肝输注：用胚胎肝单个核细胞悬液，可以连续数次，可改善症状。

4. 慢性再障的治疗　如下所述。

（1）雄激素：能使血清中促红细胞生成素（EPO）增多，使骨髓中红系祖细胞及粒单系祖细胞生成增加，促进定向干细胞进入增生周期。

以上药物应用至少 2～3 个月后网织红细胞先上升，然后血红蛋白逐渐上升，继之白细胞回升，血小板回升最慢，半年后才回升。应长期用药，但应注意肝功能损害等不良反应。

（2）糖皮质激素：可减轻雄激素的不良反应，防止长骨骨化和早期融合，可减少出血倾向，一般常用泼尼松 0.5～1mg/（kg·d）分次口服。

（3）改善造血微环境药物：包括神经刺激或血管扩张药，可通过兴奋骨髓神经，扩张骨髓血管，改善骨髓造血微环境，从而刺激和滋养造血祖细胞增生。①硝酸士的宁：5 日疗法：分别以 1mg、1mg、2mg、2mg、3mg 连续肌内注射 5 日，间隔 2 日，重复应用。10 日疗法：分别以 1mg 2 日，2mg 5 日，3mg 3 日，连续肌内注射，间隔 4 日，重复应用，直至缓解。20 日疗法：剂量 2～3mg/d，连续肌内注射 20 日，间隔 5 日，重复应用。②一叶萩碱：剂量 8mg/d 肌内注射，每日 1 次，一般用药 1.5～2 月见效，疗程不少于 4 个月，与司坦唑醇合用较单用疗效好。③山莨菪碱（654－2）：0.5～2mg/（kg·d），每日 2 次，静脉滴注。

（4）其他药物：氯化钴、碳酸锂、植物血凝素（PHA）、左旋咪唑、胸腺素、多抗甲素等均可试应用。

（5）胎肝输注用于慢性再障较急性再障疗效好。

（6）脐血输注脐血中含有较多的造血干细胞及较高水平的造血刺激因子，输注后近期内可改善血常规，稳定病情，减少输血次数。

（7）脾切除：骨髓增生接近正常，有红细胞寿命缩短的证据，内科疗法0.5年以上无效的较重病例，可考虑脾切除。

（8）造血生长因子的应用：文献中已应用了重组粒系集落刺激因子（rhCSF－G），重组单系集落刺激因子（rhCSF－GM）。

（9）骨髓移植：急性型再障或慢性重型再障于诊断后2～3周内可进行骨髓移植。

（邵岩世）

第二节　血小板减少性紫癜

血小板减少性紫癜是由于血小板数量的减少而导致的出血性疾病，主要表现为皮肤出血点、紫癜或瘀斑，常伴鼻腔和口腔黏膜出血，严重者可出现内脏器官出血而威胁患儿生命。其中特发性血小板减少量紫癜（ITP）是小儿最常见的出血性疾病，其发病与免疫机制有关。

一、诊断步骤

（一）病史采集要点

1. 发病年龄　急性ITP多于婴幼儿期发病，7岁以后明显减少；慢性ITP发病年龄相对偏大，多在学龄期以后起病。巨大血管瘤合并的血小板减少多数在小婴儿或新生儿期发病，新生儿期起病的血小板减少性紫癜还应注意母亲有无自身免疫性疾病尤其是慢性ITP等。

2. 起病情况　急性ITP多数为急性起病，病前往往有上呼吸道感染的病史。慢性ITP多数起病隐潜，出血症状相对较轻。

3. 主要临床表现　血小板 $<5\times10^9$/L时，可见皮肤黏膜出血，也可有大量鼻出血或齿龈出血以及由此引起的呕血和黑便，青春期女孩也可表现为月经过多。严重病例可合并内脏器官出血，需仔细询问有无头痛、抽搐以及血尿等症状。

4. 其他症状　ITP除出血外一般没有其他症状，继发性血小板减少性紫癜患儿则可伴有原发病的表现。应询问有无发热、贫血、黄疸、关节痛等，有无湿疹，有无中枢神经系统症状和肾脏受累的表现。

（二）体格检查要点

1. 一般情况　ITP患儿一般精神良好，继发性者可因原发病有发热、乏力等症状。

2. 皮肤黏膜　可出现散在皮肤出血点、紫癜或瘀斑，常有球结膜下出血，合并大量出血者可有皮肤黏膜苍白，继发性血小板减少的患儿部分有黄疸等溶血表现。

3. 其他部位出血　合并颅内出血者有神经系统的体征，合并胸腹腔、关节出血者可有相应的局部表现。

4. 肝脾、淋巴结　少数急性ITP患儿可有轻度脾大，部分继发性者可因原发病而有不同程度的肝脾、淋巴结肿大。

5. 特殊的临床表现　Kasabach－Merritt综合征的小婴儿可于四肢或躯干发现血管瘤肿块，伴有湿疹的男婴则需注意Wiskortt－Aldrich综合征。血栓性血小板减少性紫癜患儿可因肾脏受累而出现水肿。

（三）门诊资料分析

1. 血常规　ITP患儿血小板计数不同程度减少，平均血小板容积（MPV）多数增加。白细胞和红细胞一般正常，合并大量出血者可有红细胞、血红蛋白下降，网织红细胞增多。

2. 出凝血功能检查　出血时间延长，凝血时间正常，血块收缩不良。凝血酶原时间和部分凝血活酶时间正常。血小板极度减少时，凝血时间也可延长。

3. 其他常规检查　尿常规检查一般无异常，极度血小板减少时也可出现血尿。大便潜血可阳性，但需注意消化道出血与口鼻腔出血咽下后所致的黑便鉴别。

（四）进一步检查项目

（1）补充门诊未做的血常规及大小便常规检查，动态监测血小板计数，尤其应注意 MPV 大小：血小板破坏增多时 MPV 增加，血小板产生减少所致者 MPV 多数正常，Wiskott - Aldrich 综合征患儿 MPV 则多数降低。

（2）骨髓涂片检查：ITP 的骨髓象主要表现为巨核细胞正常或增多，幼稚巨核细胞比例增加，产板巨核细胞少见。这种骨髓象仅反映了血小板的消耗增多，也可见于其他破坏增多引起的血小板减少症。骨髓涂片检查的主要目的为排除其他疾病如再生障碍性贫血或白血病等。

（3）血小板抗体检测：血小板表面抗体或血清血小板抗体阳性提示存在血小板的免疫性破坏。考虑到其敏感性及特异性，急性 ITP 患者并不依赖于血小板抗体检查。

（4）血小板放射性核素检查：输入放射性核素^{51}Cr或^{111}In的血小板，可以测定血小板寿命及其滞留和破坏的部位（脾、肝、肺、骨髓）。ITP 患儿血小板寿命常明显缩短。

（5）ANA 与抗 ds - DNA ANA：与抗 ds - DNA 阳性有助于系统性红斑狼疮的诊断，在青春期的患儿，ANA 阳性同时也是 ITP 向慢性发展的一个预测因子。

（6）纤维蛋白降解产物（FDP）：与 D - 二聚体：以 D - 二聚体的特异性最高。这是体内存在血栓形成的证据，反映了凝血性血小板消耗，见于 DIC、血栓性血小板减少性紫癜及巨大血管瘤引起的血小板减少。

（7）抗人球蛋白试验（Coomb's 试验）：血小板减少伴溶血性贫血的患儿应做此项检查，Coomb's 试验阳性提示 Evans 综合征。

（8）免疫功能检测：Wiskott - Aldrich 综合征患儿同时存在免疫缺陷，血 IgA 和 IgE 升高、IgM 降低，CD_{43}阳性淋巴细胞减少。

（9）病毒学检查：ITP 的发病常与病毒感染有关，某些病毒感染也可使病情顽固难治。常规的病毒学检查应包括巨细胞病毒、EB 病毒、HIV、肝炎病毒、风疹病毒等。

二、治疗对策

（一）治疗原则

①避免外伤和使用抗凝药物，预防出血。②血小板严重减少者输注血小板，防止严重大出血。③治疗原发病，尽快有效提升血小板数量。④对慢性 ITP 患儿的治疗，需注意药物的不良反应，权衡治疗方案的利弊。

（二）治疗计划

1. 一般疗法　如下所述。

（1）根据血小板减少的程度，适当限制活动，防止外伤，避免使用抗凝药物，预防出血。

（2）表浅部位出血的处理：对口腔、鼻腔黏膜出血，可采用局部压迫的办法止血，也可使用促凝血的药物如酚磺乙胺、EACA 等（后者禁用于凝血消耗引起的血小板减少）。

（3）血小板输注：血小板低于$20\times10^9/L$并有活动性出血时需要输注血小板，合并感染发热时血小板消耗增加，输血小板的指征要放宽。由于抗体的存在，输入的血小板容易被破坏，因此免疫性血小板减少患儿一般不主张输注血小板，适应证仅限于并发内脏出血或需要手术时才应急输注。

2. ITP 的特殊治疗　如下所述。

（1）糖皮质激素：糖皮质激素可以减少血小板的破坏和降低毛细血管通透性，从而减轻出血症状。泼尼松每天剂量 1.5 ~ 2mg/kg，疗程 2 ~ 4 周或用至血小板计数超过$20\times10^9/L$，然后快速减量至停用。在治疗慢性 ITP 时如果泼尼松有效则应缓慢减量以维持血小板数于安全的水平（无出血症状、$20\times10^9/L$以上）。也可用甲泼尼龙冲击疗法，15 ~ 30mg/（kg · d），连用 3d 后改口服。糖皮质激素治疗的主要目的是使患儿安全度过出血危险期，并不能影响 ITP 的自然病程，且不良反应也很明显，因此不应长期使用；停药后如有复发，可临时再用。用糖皮质激素之前应先作骨髓检查排除其他疾病尤其是急性淋巴细胞白血病，因治疗后可干扰后者的诊断。

（2）大剂量静脉注射丙种球蛋白（IVIG）：大剂量IVIG可以通过封闭受体避免血小板被吞噬细胞破坏，并可抑制免疫反应使血小板抗体减少。剂量为每次1g/kg，每天1次，用1～2d，95%患者有效，1d内血小板数可回升，维持数天至数周，但对急性ITP和慢性ITP的急性出血期来说已足够。不良反应少见，偶有头痛、呕吐等无菌性脑膜炎症状。IVIG也可用于其他原因引起的免疫性血小板减少性紫癜，且不影响排除其他血液病的骨髓检查。

（3）抗Rh－D抗体：抗Rh－D免疫球蛋白可封闭网状内皮细胞的Fc受体从而干扰了血小板的破坏，起效较IVIG治疗稍慢，但持续时间较长。适用于Rh－D（+）的难治病例，多数患者有效。因慢性ITP患儿有部分可自行缓解，在起病1年内使用抗Rh－D免疫球蛋白，有可能避免脾切除。副反应包括一过性的发热、头痛以及轻度溶血和Coombs反应阳性。

（4）抗CD_{20}：抗CD_{20}单克隆抗体（Rituximab，美罗华）清除B淋巴细胞以减少血小板抗体的产生，可用于难治性ITP，约一半患者有效。

（5）免疫抑制剂：对顽固难治病例，可试用长春新碱1.5～2mg/m^2（每次最大量不超2mg），加入生理盐水中缓慢静脉滴注，每周一次共6次，2/3患者有效。一般1周后血小板计数可明显升高，停药后可复发。或硫唑嘌呤口服1～3mg/（kg·d），起效慢（1～4个月），半数患者血小板可升高，有效者用至18个月，停药后可复发。也可用环磷酰胺、环孢素A等，这些药物不良反应较大，疗效不一，因此仅限用于慢性难治的病例。

（6）脾切除：约72%患者脾切除后血小板计数可恢复：主要适用于慢性ITP经内科正规治疗，血小板计数持续低于20×10^9/L并有反复出血症状者，以及急性ITP伴威胁生命的内脏出血而经激素、IVIG及输注血小板仍不能迅速提升血小板数的患者。考虑到严重感染的风险以及儿童患者有自行缓解的可能性，年龄越小的患儿，切脾越应慎重。目前对ITP患儿切脾的指征仍有不同的看法，总体而言，国内的态度相对保守而国外则相对积极些。切脾手术有开放式切脾和经腹腔镜切脾两种，以后者损伤少为首选。切脾前必须排除其他疾病引起的继发性血小板减少如SLE等，并应接种嗜血流感杆菌B、肺炎双球菌和脑膜炎双球菌疫苗，术后要注意预防细菌感染，对怀疑细菌感染的发热患者要积极使用抗生素。

（三）治疗方案的选择

1. 急性ITP　首选大剂量IVIG，也可选用糖皮质激素治疗。血小板50×10^9/L、没有出血症状时，可以观察，不必治疗。

2. 慢性ITP　没有出血症状、血小板$>30\times10^9$/L时不必治疗，主要为监测血小板变化并适当限制活动、防止外伤。血小板低于10×10^9/L或有出血症状时，可临时使用大剂量IVIG，或用糖皮质激素，血小板上升后激素减量停用。对病情频繁反复或血小板持续明显降低者，可考虑切脾。

3. 难治性/顽固性ITP　除IVIG和糖皮质激素外，可试用免疫抑制剂，疗效差者可考虑切脾。

三、病程观察及处理

（一）病情观察要点

①定期检查血常规主要监测血小板计数，用免疫抑制剂的患儿还需注意白细胞计数和分类。一般每周或每月检查1次，并应做记录；②观察并记录出血情况；③记录血小板输注次数和输注量；④慢性ITP患儿使用免疫抑制剂治疗者，定期监测肝、肾功能；⑤已做脾切除的患儿需注意有无感染，以及早治疗。

（二）疗效判断与处理

1. 疗效判断　如下所述。

（1）显效：血小板计数恢复正常，无出血症状，持续3个月以上。显效维持2年以上无反复者，为基本治愈。

（2）有效：血小板回升至 $50\times10^9/L$，或较原水平上升 $>30\times10^9/L$，无或基本无出血症状，持续2个月以上。

（3）进步：血小板计数上升，出血症状改善，持续2周以上。

（4）无效：血小板计数及出血症状无改善或进一步恶化。

2. 处理　ITP 患儿经 IVIG 或激素治疗有效者，继续观察。仅有进步者可考虑免疫抑制剂等治疗。如经上述处理仍无效，则应考虑切脾等手段。

四、预后评估

①急性 ITP 患儿多数预后良好，约80%在6个月内痊愈，其中年龄小、起病急、有明确的前驱感染者转为慢性的可能性更低；慢性 ITP 患儿总体预后也较好，多数病情反复波动或血小板维持于较低的水平，少数患儿可于数年后自然痊愈；②继发性血小板减少性紫癜患儿的预后取决于原发的疾病；③无论何种原因导致的血小板减少，如出现内脏大出血尤其是颅内出血，则有生命危险。

五、出院随访

①出院带药；②定期门诊随诊治疗，坚持按医嘱用药；③定期检查血常规；④适当限制活动，避免外伤。

（邵岩世）

第三节　骨髓增生异常综合征

骨髓增生异常综合征（myelo dysplastic syndrome，MDS）是一组临床表现为难治性贫血、感染和出血，外周血象表现为血细胞减少，骨髓为活跃或明显活跃增生，三系有病态造血，或原始细胞和早期细胞增多的综合征。各年龄组均可发病。1953 年 Block 等首先称之为白血病前期（preleukemia），简称“白前”。但并非所有的“白前”均转化为白血病，“白前”的诊断仅合适于已转化为白血病的回顾性诊断，因此1976年巴黎会议建议将这一组疾病称之为骨髓增生异常综合征，并渐被广泛接受。

Hasle 等报告丹麦1980—1991年小于15岁的儿童 MDS 年发病率为4/100万，婴幼儿 MDS 的年发病率显著高于年长儿童，近1/3患儿伴发先天性或遗传性异常。

一、分类

2003年 Hasle 等参照成人 MDS 的 WHO 诊断分型标准提出了一个儿童 MDS 的 WHO 分型标准（表10－1），并提出了儿童 MDS 的最低诊断标准，认为至少符合以下四项中的任何两项方可诊断为 MDS。

表10－1　儿童骨髓增生异常和骨髓增殖性疾病的诊断分类

Ⅰ骨髓增生异常/骨髓增殖性疾病
幼年型粒单核细胞白血病（JMML）
慢性粒单核细胞白血病（CMML）（仅为继发性）
BCR－ABL 阴性慢性粒细胞白血病（Ph－CML）
ⅡDown 综合征（DS）疾病
短暂性异常髓系造血（TAM）
DS 髓系白血病
Ⅲ骨髓增生异常综合征（MDS）
难治性血细胞减少（RC）（外周血原始细胞<2%，骨髓原始细胞<5%）
难治性贫血伴原始细胞过多（RAEB）（外周血原始细胞2%～19%，骨髓原始细胞5%～19%）
转化中的 RAEB（RAEB－T）（外周血或骨髓原始细胞20%～29%）

（1）持续性不能解释的血细胞减少（中性粒细胞减少、血小板减少或贫血）。

(2) 至少二系有发育异常的形态学特征。

(3) 造血细胞存在获得性克隆性细胞遗传学异常。

(4) 原始细胞增高(≥5%)。

按 FAB 标准诊断的儿童难治性贫血(RA)患儿与成人 RA 患者相比具有以下几点主要区别:①外周血贫血($Hb < 100g/L$)所占比例较低(46%),主要表现为中性粒细胞绝对值(ANC)减少(其中 $ANC < 0.5 \times 10^9/L$ 比例为 27%)和/或血小板数减低($< 150 \times 10^9/L$ 比例为 75%);②骨髓增生减低比例较高(43%);③粒细胞系统和巨核细胞系统发育异常的细胞形态学改变与疾病演进和预后无相关性。

因此,采用难治性血细胞减少(RC)的定义而非 RA。RC 的确诊,特别是无克隆性染色体核型异常患儿,有时显得较困难。首先需能除外感染、代谢性疾病、营养缺乏症、药物。

二、临床表现

(一) MDS 的临床表现

通常起病隐匿,症状轻重取决于贫血、白细胞和血小板减少的程度和速度。有头晕、乏力、衰弱、食欲减退和长达数月至数年的贫血症,部分病例体重减轻。并发症以出血和感染多见,在未转变为急性白血病的病例中,大多死于这两个原因,两者的发生率约分别为 20% 和 39%。出血常表现为皮肤黏膜瘀点和瘀斑,重者反复鼻出血、牙龈渗血、血尿、消化道出血,甚至颅内出血,有出血表现者约占 MDS 患者的 60% ~80%。感染中以下呼吸道感染为多见,占 60% ~70%,其他可表现为肛门、会阴部感染,脓疱症和败血症等。肝、脾大者较多见,但淋巴结增大者不多,5% ~20%。还可有四肢骨关节酸痛。MDS 的病程长短不一,最短者 2 个月,较长者 8 ~10 年,个别可达 20 年,但大多在 2 年以下。

(二) 儿童 MDS FAB 亚型的特异表现

儿童 MDS 与成人不同,以外周血细胞减少的增生低下型 MDS 多见,幼稚细胞增多向白细胞转化的 MDS 相对少见。幼年型慢性粒单核细胞白血病(juvenile myelo monocytic leukemia,JMML)是儿童特有的 MDS 亚类。MDS 有原发和继发于治疗相关 MDS 之分,儿童原发性 MDS 可进一步分为难治性血细胞减少症(RC)、难治性贫血伴幼稚细胞增多(RAEB)、难治性贫血伴幼稚细胞增多向白细胞转化(RAEBT)。新的 WHO MDS 分型是否适合于儿童患者一直受到质疑。

1. JMML　也称 JCMML,在临床血液学、细胞生物学和分子学等方面与成人慢性髓系白血病(CML)明显不同。JMML 主要发生在 4 岁以下的婴幼儿,男性较女性多见。皮肤损害症状明显,特别是面部皮疹是常见而重要的体征之一,多数患儿脾大,部分患儿肝脏和淋巴结增大。外周血中白细胞计数及单核细胞绝对数增多,贫血、血小板减少,血液中胎儿血红蛋白(HbF)持续性的明显增高,常 >10%,骨髓增生明显活跃,原始细胞及单核细胞增多,巨核细胞减少,病态造血的特征常不明显,6% ~24% 的患儿表现有 7 号染色体单体(-7),体外培养 CFU-GM 呈自发性生长,对 GM-CSF 刺激敏感性增高,患儿对化疗反应不敏感,生存期短,但急性白血病转化率相对较低,多数患儿死于骨髓衰竭并发症。

2. 7 号染色体单体　是儿童 MDS 较多见的染色体异常变化。占原发性儿童 MDS 的 40%,伴发先天性或遗传异常的儿童 MDS 常出现 7 号染色体单体(-7)。男孩多见,男女比为 4.7 : 1。外周血白细胞和单核细胞增多,贫血,血小板减少,常见幼稚红细胞和幼稚粒细胞,骨髓呈增生性特征。患儿经常发生感染,肝、脾、淋巴结增大,多很快转化为 AML。7 号染色体单体(-7)在 MDS 发病中的作用机制尚不明。

3. 约 1/3 儿童 MDS 存在先天或遗传异常　如 Down 综合征、Fanconi 综合征、神经纤维瘤Ⅰ型(NF-1)、Bloom 综合征、先天性中性粒细胞减少、血小板储存池病、家族性 -7 综合征、线粒体细胞病、非特异性免疫缺陷以及不能分类的其他先天性异常等,这些患儿发病年龄大多大于 2 岁,AML 的转化率较原发性儿童 MDS 为低。

成人 WHO MDS 诊断分型标准中按骨髓原始粒细胞比例将 RAEB 再分为 RAEB－Ⅰ（骨髓原始细胞 5%～9%）和 RAEB－Ⅱ（骨髓原始细胞 10%～19%）两型，此外，将 MDS 和 AML 骨髓原始细胞的分界降低为 0.20，取消了 RAEB－t 亚型，但现有资料表明这并不适合儿童 MDS。如果患者有原发性 AML 特有的染色体及其融合基因异常，如 t（8；21）/AML1－ETO，t（15；17）/PML－RARa，Inv（16）/CBFβ－MYH11，t（9；11）/MLL－AF9 等，不管原始细胞比例是多少均应诊断 AML。对于那些骨髓原始细胞比例在 20%～30% 的患儿，如无临床和儿童 MDS 特征性 7 号染色单体异常或前述原发性 AML 特征性染色体核型异常，应在几周后重复骨髓检查，如果骨髓原始细胞比例超过 30% 则诊断为 AML，如果骨髓原始细胞比例保持稳定则诊断为 RAEB－t。

三、诊断

1. 外周血常规　常表现为一系或一系以上血细胞减少，部分患儿网织红细胞百分率有增高。贫血一般呈正细胞、正色素性，红细胞大小不一，可见单个核或多核有核红细胞及卵形大红细胞。粒系形态变化较明显，核浆发育不平衡，可出现 Pelgen－Huet 畸形（分叶减少的中性粒细胞），也可伴分叶过多畸形，或中性粒细胞胞质中颗粒减少，或无颗粒以及其他的形态异常表现。单核细胞常可见增多。血小板及其颗粒常减少，可见大型血小板或形态异常，电镜下可呈空泡形成，糖原减少，微小管缺乏，小管系统扩张等变化。有些患儿血小板计数可正常，但有出血倾向，血小板对胶原、ADP 等诱导的聚集作用异常，黏附性降低。

2. 骨髓涂片　MDS 的骨髓象呈现病态造血的现象。1/2～3/4 患儿骨髓有核细胞增生亢进或正常，约 1/4 左右患儿骨髓增生减低，尤其是继发性 MDS 骨髓增生常低下，而骨髓增生活跃时常伴有纤维化，因此常出现骨髓不易抽出（“干抽”现象）。红系病态造血表现为，红系增生过多（>60%）或过少（<5%），多数患儿的幼红细胞有巨幼样改变，出现环状铁粒幼红细胞、多核红细胞、核分裂、核凹陷以至核分叶、胞质染色不均匀、多嗜性红细胞及点彩红细胞，尤其 MDS 转变为白血病前，上述变化为较突出的表现。粒系病态造血表现为，颗粒减少或缺如或过大，成熟粒细胞胞质仍嗜碱，呈核浆发育不平衡表现，细胞核分叶过少（Pelger－Huet 异常）或过多。巨核系病态造血表现为巨核细胞减少，出现小巨核细胞、大单个核巨核细胞、多核巨核细胞、胞质中颗粒加大或形态异常。小巨核细胞及巨大血小板偶尔出现在外周血中。

3. 骨髓活检　除了观察骨髓中细胞学改变之外，还可见到下列主要的组织学变化红系前体细胞成熟过程障碍，常形成分化在同一阶段的幼红细胞岛，伴有早幼红细胞增多，骨髓中原粒细胞和早幼粒细胞离开骨小梁附近呈中心性簇生，这些异位的原粒和早幼粒细胞形成聚集（>5 个粒系前体细胞）或小簇（3～5 个粒系前体细胞），称为异位的不成熟前体细胞（abnormal localization of immature precursor，ALIP），巨核细胞形态异常，表现为体积有显著的大小不一，细胞核呈低分叶的鹿角样和不规则的过多分叶，小型巨核细胞（体积仅为正常的 1/6）普遍多见。骨髓组织内细胞增生活跃者（造血组织>50%）60%～70%，部分患者增生正常（造血组织 30%～50%），少数患者骨髓造血细胞增生减低（<30%）。还可见骨髓组织中硬蛋白纤维增多的现象，但没有胶原纤维增多。上述变化中，尤其是 ALIP 不仅有诊断价值，而且对估计 MDS 的预后有价值，有 ALIP 的患儿约有 40% 可发展成急性粒细胞白血病，平均生存期约 16 个月，无 ALIP 的 MDS 患儿仅 10% 发展成急性粒细胞白血病，平均生存期为 33 个月。

4. 细胞遗传学　较常见的染色体异常有 5q－，－7，+8，+21，7q－，假二倍体，亚二倍体，超二倍体，21－4 体及－5 等。极少数可出现 ph 染色体。5q－综合征患儿均有第 5 号染色体长臂缺失（其断裂点位置常在 2 区或 3 区）。细胞遗传学改变对 MDS 预后方面有以下共同特点：①正常核型者比异常核型者好；②单一异常者比多种异常者好（－7 或 7q－例外）；③核型稳定者比核型演变者好。

5. 造血干细胞培养　一般采用 Pike 和 Robinson 建立的造血干细胞培养技术。MDS 时有明显的粒细胞，单核细胞集落形成单位（CFU－GM）形成障碍。凡在琼脂中生长形成 3～20 个细胞的细胞团称为小簇，形成 21～40 个细胞者称为大簇，形成 41 个以上细胞者称为集落。正常人 CFU－GM 体外培养形成中性粒细胞、单核、巨噬细胞或粒细胞性混合集落，细胞分化和形态均正常。MDS 的 CFU－GM 体外培养结果往往集落数低下，细胞集落和细胞簇中细胞成熟度及两者间比例显著低于正常对照组，为急性白血病相似的集落形成和细胞分化障碍。

6. MDS 患者机体免疫功能　有多种变化，有体液免疫异常和细胞免疫异常的各种表现，但无特异性，提示有免疫功能紊乱，主要以体液免疫和细胞免疫功能降低为主。

四、治疗

支持疗法是 MDS 最基本的治疗措施，贫血严重者输血或少浆红细胞，感染时用相应的抗生素。造血干细胞移植是目前唯一可以根治 MDS 的治疗方法。

1. 造血干细胞移植　因造血干细胞移植唯一能使 MDS 治愈，如患儿一般情况好，应积极考虑作造血干细胞移植治疗，争取治愈。

大约 50% 的患者可以通过造血干细胞移植得到治愈，但不同的 MDS 亚型移植时机是不一样的，伴有幼稚细胞增多的 MDS 因为随时可能向白血病转化，且一旦转化成白血病治疗难度是很大的，所以应该尽早移植。不伴有幼稚细胞增高的 MDS 一般病情进展缓慢，有较长的稳定期，研究发现早移植与晚移植的疗效是没有差别的，所以一般不需要马上移植，只有当病情进展到反复输血依赖时才需要尽早移植。对于伴有－7 染色体异常的 MDS，因为其病情进展比较快，所以也应该尽早移植。

作为儿童 MDS 的特有亚型－JMML，造血干细胞移植前患者往往伴有明显肝脾大，对于巨大的脾脏是否移植前需要切脾有一定的争议，虽然切脾有助于植入、有助于减少血小板的输注，但来自欧洲 EWOG－MDS 100 例儿童 JMML 移植资料提示切脾并不能提高疗效，所以推荐移植前不必要切脾。

RAEBT 患者移植前是否需要化疗就有很大争议，临床实践中往往从两个方面可以帮助我们做出决定，第一我们可以看看这些患者有否非随机的染色体异常，如：t（8；21）或 Inv16，如果伴有这样的染色体异常，即使幼稚细胞比例没有达到 30%，也已经是经典的 AML 了，也可以在严密观察下随访等待看幼稚细胞是否马上升高。第二就是看 RAEB、RAEBT 患者移植前化疗是否有助于提高疗效，来自欧美的研究并未发现这些患者在移植前接受化疗能提高疗效。因此目前一般认为伴有幼稚细胞增高的 MDS 患者不必要接受化疗，应该直接移植。

因为移植治疗是 MDS 患者获得治愈的唯一希望，其移植指针应该比任何类型的白血病还要强，所以一旦诊断明确，应积极寻找供体准备移植，为了防止病情变化，RAEB、RAEBT 患者不能花更多时间在选择供体上，即使是配型条件较差的非血缘相关供体甚至半相合供体都应积极考虑，以争取时间。

2. 化学治疗　如下所述。

（1）小剂量阿糖胞苷：剂量为 10～20mg/m²，每日 1～2 次，皮下注射 10 日至 10 月，完全缓解者约 30%，部分缓解者约 30%，似乎延长存活期。

（2）小剂量三尖杉酯碱：0.5～1mg 静脉滴注，每日或隔日 1 次，10～15 次为一疗程，休息 5～10 日，再接下一疗程。不良反应是骨髓抑制。

（3）联合化疗：常用联合化疗方案有 HOAP、HA、VP－16＋Arc－C、COAP、DA 等。但联合化疗后骨髓抑制持续的时间比急性白血病化疗后骨髓抑制时间长，且不易恢复，病态造血也难以纠正，容易并发致死性的严重感染，故宜慎重。

3. 其他　包括免疫抑制药（环孢霉素、ATG）和 DNA 甲基化酶抑制药［5－氮杂胞苷（azacytidine，5AC）和地西他滨（decitabine，DAC）］，除有 ATG 治疗儿童 MDS 的小系列报道外，其他药物极少有用于儿童 MDS 的研究报道。全反式维 A 酸对 MDS 剂量为每日 20～60mg/m²，疗程 1～9 个月。不良反应为皮肤黏膜干燥，ALT 增高，颅压增高等。

（邵岩世）

第四节　急性白血病

白血病（leukemia）是造血组织中某一血细胞系统过度增生，浸润到各组织和器官，从而引起一系列临床表现的恶性血液病。据调查，我国 <10 岁小儿白血病的发生率为 3/10 万 ~4/10 万，在 <15 岁的恶性肿瘤患病构成的调查中约占 35%；是我国最常见的小儿恶性肿瘤。男性发病率高于女性。急性白血病占 90% ~95%，慢性白血病仅占 3% ~5%。

一、病因

尚未完全明了，可能与下列因素有关。

1. 病毒因素　多年研究已证明属于 RNA 病毒的反转录病毒（retrovirus，又称人类 T 细胞白血病病毒，HTLV）可引起人类 T 淋巴细胞白血病。其他病毒（如 EB 病毒）与白血病的关系也引起关注。

2. 物理和化学因素　电离辐射能引起白血病。小儿对电离辐射较为敏感，在曾经放射治疗胸腺肥大的小儿中，白血病发生率较正常小儿高 10 倍；妊娠妇女照射腹部后，其新生儿的白血病发病率比未经照射者高 17.4 倍。苯及其衍生物、氯霉素、保泰松、乙双吗啉和细胞毒药物等均可诱发急性白血病。

3. 遗传素质　白血病不属遗传性疾病，但在家族中却可有多发性恶性肿瘤的情况；少数患儿可能患有其他遗传性疾病，如 21 - 三体综合征、先天性睾丸发育不全症、先天性再生障碍性贫血伴有多发畸形（Fanconi 贫血）、先天性远端毛细血管扩张性红斑症（Bloom 综合征）以及严重联合免疫缺陷病等，这些疾病患儿的白血病发病率比一般小儿明显增高。此外，同卵孪生儿中一个患急性白血病，另一个患白血病的概率为 20%，比双卵孪生儿的发病率高 12 倍。以上现象均提示白血病的发生与遗传素质有关。

二、诊断

（一）临床表现

各型急性白血病的临床表现基本相同，主要表现如下。

1. 起病　大多较急，少数缓慢。早期症状有：面色苍白、精神不振、乏力、食欲低下，鼻衄或齿龈出血等；少数患儿以发热和类似风湿热的骨关节痛为首发症状。

2. 发热　多数患儿起病时有发热，热型不定，可低热、不规则发热、持续高热或张弛热，一般不伴寒战。发热原因之一是白血病性发热，多为低热且抗生素治疗无效；另一原因是感染，常见者为呼吸道炎症，齿龈炎，皮肤疖肿，肾盂肾炎、败血症等。

3. 贫血　出现较早，并随病情发展而加重，表现为苍白、虚弱无力、活动后气促等。贫血主要是由于骨髓造血干细胞受到抑制所致。

4. 出血　以皮肤和黏膜出血多见，表现为紫癜、瘀斑、鼻出血、齿龈出血，消化道出血和血尿。偶有颅内出血，为引起死亡的重要原因之一。出血的主要原因是由于骨髓被白血病细胞浸润，巨核细胞受抑制使血小板的生成减少。血小板还可有质的改变而致功能不足，从而加剧出血倾向。白血病细胞浸润肝脏，使肝功能受损，纤维蛋白原、凝血酶原和第Ⅴ因子等生成不足，亦与出血的发生有关。感染和白血病细胞浸润使毛细血管受损，血管通透性增加，也可导致出血倾向。此外，当并发弥散性血管内凝血时，出血症状更加明显。在各类型白血病中，以 M_3 型白血病的出血最为显著。

5. 白血病细胞浸润引起的症状和体征　如下所述。

（1）肝、脾、淋巴结肿大：白血病细胞浸润多发生于肝、脾而造成其肿大，这在急性淋巴细胞白血病尤其显著。肿大的肝、脾质软，表面光滑，可有压痛。全身浅表淋巴结轻度肿大，但多局限于颈部、颌下、腋下和腹股沟等处，其肿大程度以急性淋巴细胞白血病较为显著。有时因纵隔淋巴结肿大引起压迫症状而发生呛咳、呼吸困难和静脉回流受阻。

（2）骨和关节浸润：小儿骨髓多为红骨髓，易被白血病细胞侵犯，故患儿骨、关节疼痛较为常见。约 25% 患儿以四肢长骨、肩、膝、腕、踝等关节疼痛为首发症状，其中部分患儿呈游走性关节痛，局部红肿现象多不明显，并常伴有胸骨压痛。骨和关节痛多见于急性淋巴细胞白血病。骨痛的原因主要与骨髓腔内白血病细胞大量增生、压迫和破坏邻近骨质以及骨膜浸润有关。骨骼 X 线检查可见骨质疏松、溶解，骨骺端出现密度减低横带和骨膜下新骨形成等征象。

（3）中枢神经系统浸润：白血病细胞侵犯脑实质和（或）脑膜时即引起中枢神经系统白血病（central nervous system leukemia，CNSL）。由于近年联合化疗的进展，使患儿的寿命得以延长，但因多数化疗药物不能透过血脑屏障，故中枢神经系统便成为白血病细胞的“庇护所”，造成CNSL的发生率增高，这在急性淋巴细胞白血病尤其多见。浸润可发生于病程中任何时候，但多见于化疗后缓解期。它是导致急性白血病复发的主要原因。

常见症状为：颅内压增高，出现头痛、呕吐、嗜睡、视盘水肿等；浸润脑膜时，可出现脑膜刺激征；浸润脑神经核或根时，可引起脑神经麻痹；脊髓浸润可引起横贯性损害而致截瘫。此外，也可有惊厥，昏迷。检查脑脊液可以确诊：脑脊液色清或微浊，压力增高；细胞数 $>10\times10^6/L$，蛋白 $>0.45g/L$；将脑脊液离心沉淀作涂片检查可发现白血病细胞。

（4）睾丸浸润：白血病细胞侵犯睾丸时即引起睾丸白血病（testic leukemia，TL），表现为局部肿大、触痛，阴囊皮肤可呈红黑色。由于化疗药物不易进入睾丸，在病情完全缓解时，该处白血病细胞仍存在，因而常成为导致白血病复发的另一重要原因。

（5）绿色瘤：是急性粒细胞白血病的一种特殊类型，白血病细胞浸润眶骨、颅骨、胸骨、肋骨或肝、肾、肌肉等，在局部呈块状隆起而形成绿色瘤。此瘤切面呈绿色，暴露于空气中绿色迅速消退，这种绿色素的性质尚未明确，可能是光紫质或胆绿蛋白的衍生物。绿色瘤偶由急性单核细胞白血病局部浸润形成。

（6）其他器官浸润：少数患儿有皮肤浸润，表现为丘疹、斑疹、结节或肿块；心脏浸润可引起心脏扩大、传导阻滞、心包积液和心力衰竭等；消化系统浸润可引起食欲不振、腹痛、腹泻、出血等；肾脏浸润可引起肾肿大、蛋白尿、血尿、管型尿等；齿龈和口腔黏膜浸润可引起局部肿胀和口腔溃疡，这在急性单核细胞白血病较为常见。

（二）辅助检查

为确诊白血病和观察疗效的重要方法。

1. 血象　红细胞及血红蛋白均减少，大多为正细胞正血色素性贫血。网织红细胞数大多较低，少数正常；偶在外周血中见到有核红细胞。白细胞数增高者约占50%以上，其余正常或减少，但在整个病程中白细胞数可有增、减变化；白细胞分类示原始细胞和幼稚细胞占多数。血小板减少。

2. 骨髓象　骨髓检查是确立诊断和评定疗效的重要依据。典型的骨髓象为该类型白血病的原始及幼稚细胞极度增生；幼红细胞和巨核细胞减少。但有少数患儿的骨髓表现为增生低下，其预后和治疗均有特殊之处。

3. 组织化学染色　常用以下组织化学染色以协助鉴别细胞类型。

（1）过氧化酶：在早幼阶段以后的粒细胞为阳性；幼稚及成熟单核细胞为弱阳性；淋巴细胞和浆细胞均为阴性。各类型分化较低的原始细胞均为阴性。

（2）酸性磷酸酶：原始粒细胞大多为阴性，早幼粒以后各阶段粒细胞为阳性；原始淋巴细胞弱阳性，T细胞强阳性，B细胞阴性；原始和幼稚单核细胞强阳性。

（3）碱性磷酸酶：成熟粒细胞中此酶的活性在急性粒细胞白血病时明显降低，积分极低或为0；在急性淋巴细胞白血病时积分增加；在急性单核细胞白血病时积分大多正常。

（4）苏丹黑：此染色结果与过氧化酶染色的结果相似：原始及早幼粒细胞阳性；原淋巴细胞阴性；原单核细胞弱阳性。

（5）糖原：原始粒细胞为阴性，早幼粒细胞以后各阶段粒细胞为阳性；原始及幼稚淋巴细胞约半数为强阳性，余为阳性；原始及幼稚单核细胞多为阳性。

（6）非特异性酯酶（萘酚酯NASDA）：这是单核细胞的标记酶，幼稚单核细胞强阳性，原始粒细胞和早幼粒细胞以下各阶段细胞为阳性或弱阳性，原始淋巴细胞阴性或弱阳性。

（三）溶菌酶检查

血清中的溶菌酶主要来源于破碎的单核细胞和中性粒细胞，测定血清与尿液中溶菌酶的含量可以协助鉴别白血病细胞类型。正常人血清含量为4～20mg/L；尿液中不含此酶。在急性单核细胞白血病时，其血清及尿液的溶菌酶浓度明显增高；急性粒细胞白血病时中度增高；急性淋巴细胞白血病时则减少或正常。

（四）鉴别诊断

1. 再生障碍性贫血　本病血常规呈全血细胞减少；肝、脾、淋巴结不肿大；骨髓有核细胞增生低下，无幼稚白细胞。

2. 传染性单核细胞增多症　本病肝、脾、淋巴结常肿大；白细胞数增高并出现异型淋巴细胞，易与急性淋巴细胞白血病混淆。但本病病程经过一般良好，血象多于1个月左右恢复正常；血清嗜异性凝集反应阳性；多数病例血清EB病毒DNA阳性，可血清EB病毒抗原IgM阳性；骨髓无白血病细胞形态学改变。

3. 类白血病反应　为造血系统对感染、中毒和溶血等刺激因素的一种“应激”反应，以外周血出现幼稚白细胞或/和白细胞数增高为特征。当原发疾病被控制后，血常规即恢复正常。此外，根据血小板数多正常；白细胞中有中毒性改变，如中毒颗粒和空泡形成；中性粒细胞碱性磷酸酶积分显著增高等，可与白血病区别。

4. 风湿性关节炎　有发热、关节疼痛症状者易与风湿性关节炎混淆，需注意鉴别。

三、治疗

急性白血病的治疗主要是以化疗为主的综合疗法，其原则是：要早期诊断、早期治疗；应严格区分患儿的白血病类型，按照类型选用不同的化疗药物和相应的药物剂量联合治疗；采用早期连续适度化疗和分阶段长期规范治疗的方针。同时要早期防治中枢神经系统白血病和睾丸白血病，化疗的同时给予积极的支持治疗。ALL（急性淋巴细胞性白血病）者于完全缓解后予维持治疗，总治疗时间为2.5～3.5年；ANLL（急性非淋巴细胞性白血病）者则为高强度短疗程的化疗，不需维持治疗；总治疗时间约为6～8个月。

（一）支持疗法

1. 防治感染　在化疗阶段，保护性环境隔离对降低院内交叉感染具有较好效果。用抗生素预防细菌性感染，可减少感染性并发症。并发细菌性感染时，应首选强力的抗生素以控制病情，根据不同致病菌和药敏试验结果选用有效的抗生素治疗。并发真菌感染者，可选用抗真菌药物如二性霉素B、伊曲康唑、伏立康唑或卡泊芬净等治疗；并发病毒感染者可用阿昔洛韦（acyclovir）或更昔洛韦（ganciclovir）治疗；怀疑并发卡氏囊虫肺炎者，应及早采用复方新诺明治疗。

2. 输血和成分输血　明显贫血者可输给红细胞；因血小板减少而致出血者，可输浓缩血小板。有条件时可酌情静脉输注丙种球蛋白。

3. 集落刺激因子　化疗期间如骨髓抑制明显者，可予以G－CSF、GM－CSF等集落刺激因子。

4. 防治高尿酸血症　在化疗早期，由于大量白血病细胞破坏分解而引起高尿酸血症，导致尿酸结石梗阻、少尿或急性肾衰竭，故应注意“水化和利尿”。为预防高尿酸血症，可口服别嘌呤醇（allopurinol）。

5. 其他　在治疗过程中，要增加营养。有发热、出血时应卧床休息。要注意口腔卫生，防止感染和黏膜糜烂。并发弥散性血管内凝血时，可用肝素等治疗。

（二）化学药物治疗

目的是杀灭白血病细胞，解除白血病细胞浸润引起的症状，使病情缓解，以至治愈。急性白血病的化疗通常按下述次序分阶段进行。

1. 诱导治疗　诱导缓解治疗是患儿能否长期无病生存的关键。在MICM分型结合治疗反应等确定临床分型的前提下，选择合适的化疗强度，是现代诱导治疗小儿白血病的理念。柔红霉素（DNR）和左旋门冬酰胺酶（L－ASP）是提高急性淋巴细胞白血病（ALL）完全缓解率和长期生存率的两个重要药物，故大多数 ALL 诱导缓解方案均为包含这两种药物的联合化疗，如 VDLP 等。而阿糖胞苷（Ara－C）则对治疗急性非淋巴细胞白血病至关重要。M_3 型常选用全反式维 A 酸（ATAR）或三氧化二砷（AS_2O_3）进行“诱导分化”治疗。

2. 巩固治疗　强力的巩固治疗是在缓解状态下最大限度地杀灭微小残留白血病（minimal residual disease，MRD）的有力措施，可有效地防止早期复发，并使在尽可能少的 MRD 状况下进行维持治疗。ALL 一般首选环磷酰胺（C）、Ara－C（A）及 6－巯基嘌呤（M），即 CAM 联合治疗方案；ANLL 常选用有效的原诱导方案 1～2 个疗程。

3. 预防髓外白血病　由于大多数药物不能进入中枢神经系统、睾丸等部位，如果不积极预防髓外白血病，则 CNSL（中枢神经系统白血病）在 3 年化疗期间的发生率可高达 50%～70%；TL（睾丸白血病）的发生率在男孩中亦可有 5%～30%。CNSL 和 TL 均会导致骨髓复发、治疗失败，因此有效的髓外白血病的预防是白血病特别是急性淋巴细胞白血病患儿获得长期生存的关键之一。ALL 通常首选大剂量甲氨蝶呤＋四氢叶酸钙（HDMTX＋CF）方案，配合甲氨蝶呤（MTX）、Ara－C 和地塞米松（Dex）三联药物鞘内注射治疗。

4. 维持治疗和加强治疗　为了巩固疗效、达到长期缓解或治愈的目的，ALL 应在上述疗程后进行维持治疗或/和加强治疗：对 ALL 一般主张用 6－巯基嘌呤（6－MF,）＋MTX 维持治疗；国内方案强调维持期间定期用原诱导缓解方案或其他方案强化，但 IBFM（international Berlin－Frankfurt－Munster）方案则采用一直维持治疗 74～77 周的策略，总疗程 2.5～3 年；ANLL 常选用几个有效方案序贯治疗，研究已经证实：ANLL 的维持治疗不能降低复发率，故总疗程为 6～8 个月。

（三）中枢神经系统白血病的防治

CNSL 是造成白血病复发或者死亡的重要原因之一，在治疗过程中一定要重视 CNSL 的防治。

1. 预防性治疗　常用方法有以下 3 种，依据白血病的类型和病情选择应用。

（1）三联鞘内注射法（IT）：常用甲氨蝶呤、阿糖胞苷、地塞米松 3 种药物联合鞘内注射，不同类型白血病的用法稍有不同。

（2）大剂量甲氨蝶呤－四氢叶酸钙（HDMTT－CF）疗法：只用于急淋，每 10～14 天为 1 疗程。每疗程 MTX 剂量为 2～5g/m^2（剂量根据分型而定），其中 1/10～1/5 量（＜500mg）作为突击量，在 30 分钟内快速静脉滴入，余量于 23.5 小时内匀速滴入；突击量 MTX 滴入后 0.5～2 小时内行三联鞘内注射 1 次；于开始滴注 MTX 后 36 小时进行第一次 CF 解救，剂量为每次 15mg/m^2，首剂静脉注射，以后每 6 小时口服或肌内注射，共 6～8 次。大于 3g/m^2 者应常规监测血浆 MTX 浓度，以调整 CF 用量和次数；无监测者，MTX 不宜大于 3g/m^2，但 HR 型或 IR 的 T 细胞型者远期复发的可能性增加。HDMTX 治疗前、后 3 天口服碳酸氢钠 1.0g，每日 3 次，并在治疗当天给 5% 碳酸氢钠 3～5mL/kg 静脉滴注，使尿pH＞7.0；用 HDMXT 当天及后 3 天需水化治疗，每日液体总量 3 000mL/m^2。在用 HDMTX 同时，每天口服 6－MP 25mg/m^2。

（3）颅脑放射治疗：颅脑放射治疗适用于大于 3 岁的高危 ALL，诊断时白细胞数＞100×10^9/L，或有 t（9；22）或 t（4；11）核型异常，或有 CNSL，或因种种原因不宜 HDMTX－CF 治疗者。通常在完全缓解后 6 个月时进行，放射总剂量为 18Gy，分 15 次于 3 周内完成；或总剂量为 12Gy，分 10 次于 2 周内完成。

2. 中枢神经系统白血病的治疗　初诊时已发生 CNSL 者，照常进行诱导治疗，同时给予三联鞘内注射，第 1 周 3 次，第 2 和第 3 周各 2 次，第 4 周 1 次，共 8 次。一般在鞘内注射化疗 2～3 次后 CSF 常转为阴性。在完成诱导缓解、巩固、髓外白血病防治和早期强化后，作颅脑放射治疗，剂量同上。颅脑放疗后不再用 HDMTX－CF 治疗，但三联鞘内注射必须每 8 周 1 次，直到治疗终止。完全缓解后在维持巩固期发生 CNSL 者，也可按上述方法进行，但在完成第 5 次三联鞘注后，必须作全身强化治疗以免骨髓复发，常用早期强化治疗的 VDLDex 和 VP16＋Ara－C 方案各一疗程，然后继续完成余下的 3 次鞘内注射。紧接全身强化治疗之后应作颅脑放射治疗。此后每 8 周三联鞘内注射 1 次，直到终止治疗。

（四）睾丸白血病（TL）治疗

初诊时已发生 TL 者，先诱导治疗到完全缓解，双侧 TL 者做双侧睾丸放射治疗，总剂量为 24 ~ 30Gy，分 6 ~ 8 天完成；单侧者可行切除术，亦可作双侧睾丸放射治疗（无单侧放疗）；与此同时继续进行巩固、髓外白血病防治和早期强化治疗。在缓解维持治疗期发生 TL 者，按上法予以治疗，紧接着用 VDLDex 和 VP16 + Ara – C 方案各一疗程。

（五）造血干细胞移植（hematopoietic stem cell transplantation，HSCT）

联合化疗是目前根治大多数 ALL 和部分 ANLL 的首选方法。鉴于 HSCT 是一种高风险（移植相关合并症及死亡），高投入（经济承受力）的医疗手段，即使移植成功，仍存在着复发的可能性。因此，要严格掌握移植时机。①高危型（HR）ALL 首次缓解后，中危型（MR）或者标危型（SR）ALL 化疗期间复发，经重新化疗第 2 次缓解；②除外 M_3，M_2b，M_4EO 的 ANLL 第 1 次完全缓解；③M_3 治疗 1 年后融合基因仍持续阳性，且复发者。

（邵岩世）

第五节 血友病

血友病是一组由遗传性凝血因子缺乏引起的出血性疾病，包括血友病甲（Ⅷ因子缺乏）、血友病乙（Ⅸ因子缺乏）和血友病丙（Ⅺ因子缺乏）三种。血友病的共同表现为内源性凝血途径缺陷导致的内脏出血或外伤后出血不止，实验室检查表现为凝血酶原时间正常而部分凝血活酶时间延长。血友病的发病率为（5 ~ 10）/10 万，其中以血友病甲最常见占 85%，血友病乙占 10% ~ 15%。

一、诊断步骤

（一）病史采集要点

1. 性别 血友病甲和血友病乙一般为 X – 连锁隐性遗传，因此患儿为男性，女性多为携带者无症状。血友病丙为常染色体遗传，男女均可发病。

2. 主要症状 血友病的主要症状为出血。最常见的是关节尤其是膝关节出血，表现为局部肿胀、疼痛；其次为颅内出血，表现为头痛、抽搐和神志改变。出血可为自发性，也可为外伤所致，且反复出血往往发生于同一部位。血肿可自行吸收消退，颅内严重出血有时可致命。仔细询问可发现患儿多数有外伤后或肌内注射后出血难止的病史。

3. 其他病史 多数患儿有阳性家族史。血友病甲和血友病乙患儿母系男性亲属中可有类似出血病史的患者。

（二）体格检查要点

1. 一般情况 除非有颅内出血，患儿一般情况良好。

2. 皮肤黏膜 可有皮下软组织血肿造成的局部淤肿，有触痛，多数分布于四肢等易受外力作用处。一般没有皮肤出血点、瘀点等常见于血小板减少的表现。大量出血者可因失血过多有皮肤黏膜苍白等贫血表现。

3. 肝脾、淋巴结 患儿一般无肝脾、淋巴结肿大。

4. 其他表现 反复的关节出血可导致受累关节肿胀畸形以及活动受限，严重颅内出血可有神经系统后遗症表现。

（三）门诊资料分析

1. 血常规 白细胞、红细胞、血小板计数均无异常。出血量大时可伴失血性贫血，血红蛋白降低并有网织红细胞计数增加。

2. 出、凝血检查 出血时间正常；凝血时间延长，轻症患儿凝血时间可正常；血块退缩不良。

3. 其他常规检查　伴肾脏挫伤时尿常规可见红细胞。血友病伴消化道出血者少见，大便常规潜血阳性常常为口腔出血咽下所致。

（四）进一步检查项目

（1）补充门诊未做的血常规和出凝血检查。

（2）凝血功能检查：活化部分凝血活酶时间（APTT）延长，重症者常达正常上限的2～3倍，但轻症者可仅较对照延长数秒。凝血酶原时间（PT）、凝血酶时间（TT）均正常。

（3）凝血功能纠正试验：无条件检测凝血因子活性的单位可用凝血功能纠正试验来判断属于何种类型的血友病：正常血浆经硫酸钡吸附后含因子Ⅷ和Ⅺ，不含Ⅸ；正常血清则含因子Ⅸ和Ⅺ，不含Ⅷ；如患者凝血功能试验异常被硫酸钡吸附后的正常血浆纠正而不被正常血清纠正，为血友病甲；如被正常血清纠正而不被硫酸钡吸附后的正常血浆纠正，为血友病乙；两者均可纠正，则为血友病丙。

（4）凝血因子活性测定：直接测定相应的凝血因子活性是确诊血友病最可靠的方法，正常参考范围为60%～150%（0.6～1.5U/ml）。

（5）von Willebrand 因子（vWF）：vWF 为Ⅷ因子的载体，其血浓度降低（von Willebrand 病，vWD）也影响到Ⅷ因子水平。测定 vWF 有助于鉴别 vWD 与轻型或亚临床型血友病甲。

二、诊断对策

（一）诊断要点

根据患儿出血的特征，结合阳性家族史，即可考虑为血友病。实验室检查 PT 正常而 APTT 延长支持血友病的诊断，分型则需要进行凝血功能纠正试验。直接测定凝血因子活性不但能确诊并分型，还可以判断病情严重程度。

（二）鉴别诊断要点

1. 血管性假血友病（vWD）　本病也是遗传性出血性疾病，也有Ⅷ因子活性减低、凝血时间延长，易误诊为血友病甲。但本病为常染色体显性遗传，男女均可发病，其出血机制主要为血小板功能的异常，表现为皮肤黏膜出血，其出血时间延长、束臂试验阳性和阿司匹林试验阳性，测定 vWF 水平有助于与血友病鉴别。

2. 晚发性维生素 K 缺乏症　主要见于1～2个月的小婴儿，需与此年龄段发生出血的血友病鉴别。除男女均可发病外，患儿有 PT 延长及用维生素 K 可迅速纠正是其最有力的证据。

3. 血小板减少性紫癜　严重的血小板减少性紫癜也可合并内脏出血及出血不止，但其皮肤黏膜出血更显著，血常规血小板计数减少，易与血友病鉴别。

4. 血小板功能异常　包括多种疾病引起的血小板功能异常也可引起严重的出血，且血小板计数正常。同样，血小板功能异常引起的出血以皮肤黏膜出血为主，有出血时间延长、束臂试验阳性等，血小板功能检测可以明确。

5. 关节炎　血友病患儿反复关节出血可导致关节的畸形和肿胀，需与各种原因引起的关节炎鉴别。关节炎患儿既往无出血性疾病病史，往往有发热及其他关节炎的表现，APTT 正常。

（三）临床类型

1. 根据缺乏的凝血因子分类　如下所述。

（1）血友病甲（Ⅷ因子缺乏）：X－连锁隐性遗传，男性发病、女性为携带者；1/3 患儿为自发突变，主要为卵子突变，突变的基因可稳定遗传。

（2）血友病乙（Ⅸ因子缺乏）：X－连锁隐性遗传，男性发病、女性为携带者。有一种少见的基因突变（FⅨLeyden）可引起儿童期血友病乙，青春期后缓解。

（3）血友病丙（Ⅺ因子缺乏）：常染色体遗传，部分为显性遗传，部分为隐性遗传。

2. 根据疾病严重程度分类　如下所述。

（1）重型：凝血因子活性＜1%，常见儿童期反复自发出血。

（2）中型：凝血因子活性1%～5%，多于手术、外伤时有异常出血，自发关节出血和血肿的可能性小。

（3）轻型：凝血因子活性5%～20%，于大手术时可出血过多。

（4）亚临床型：凝血因子活性20%～50%，平时常无出血症状，也见于女性携带者。

一般来说，血友病甲出血症状较严重；血友病乙Ⅸ因子活性多为轻、中度缺乏，出血症状较轻；血友病丙出血症状更轻，且与Ⅺ因子水平相关性不大。

三、治疗对策

（一）治疗原则

（1）尽早明确诊断，减少出血损伤。

（2）适当限制活动，防止外伤出血。

（3）避免肌内注射，避免使用干扰凝血功能的药物。

（4）有出血时，补充凝血因子。

（二）治疗计划

1. 一般治疗　如下所述。

（1）注意日常活动，既要避免受伤又不能过分限制以免影响正常的生长发育，需要向患儿及其监护人进行耐心宣教，使患儿养成安静的生活习惯，成人后选择适当的职业。

（2）在其他疾病的治疗中尽量不采用注射尤其是肌内注射，避免使用阿司匹林等干扰凝血功能的药物，在拔牙、手术前可能需要预防性输注凝血因子。

（3）发生关节出血时，需限制该关节活动并将其置于功能位置，局部可以冷敷。

（4）发生颅内出血时，在输注凝血因子基础上脱水降颅内压，必要时穿刺或切开引流积血以抢救生命。

2. 凝血因子替代治疗　这是重度血友病并出血时最根本的治疗措施。

（1）纯化Ⅷ因子：鼻出血或早期轻度出血每次用10～15U/kg，每12h静脉滴注1次，用1～3次或至出血停止；关节血肿形成或轻度创伤活动性出血每次用20～25U/kg，每12h 1次共3～4d或至止血、伤口愈合；危及生命的出血如颅内出血、体腔出血、骨折等每次50U/kg，每8h一次，用10～14d或至伤势痊愈；以上情况首剂均需加倍量。

（2）冷沉淀：无纯化Ⅷ因子时可用冷沉淀，每单位（袋）20～30mL，含Ⅷ因子80～100U以及丰富的纤维蛋白原。用量同上。

（3）纯化Ⅸ因子：血友病乙可用纯化Ⅸ因子，或含Ⅸ因子的凝血酶原复合物。用法用量与前述大致相仿，但Ⅸ因子的半衰期长，每天仅需用1次。

（4）凝血酶原复合物：含因子Ⅱ、Ⅶ、Ⅸ、Ⅹ，用于血友病乙或血友病甲出现凝血因子抑制物时。应注意使用时有发生DIC和栓塞的危险，一旦出现，需要停药或减量使用。

（5）新鲜冰冻血浆（FFP）：含多种凝血因子包括Ⅷ、Ⅸ、Ⅺ。由于输注容量的限制，FFP不能用于严重的血友病甲和乙，仅用于血友病丙、轻症血友病乙及断未明需要紧急处理时。每次10～15mL/kg，每天1次。

3. 其他止血药物　如下所述。

（1）脱氧－8－精氨酸加压素（DDAVP）：可促使内皮细胞迅速释放vWF，使轻症血友病甲患者循环中Ⅷ因子水平升高2～10倍，减轻其出血症状，但对重症患者无效。剂量为每次0.2～0.3μg/kg，加入NS中缓慢静注，或皮下注射，也可经滴鼻给药。如有必要，12～24h后可重复使用，但要注意心血管反应和低渗性水中毒等不良反应。

（2）6－氨基己酸（EACA）：轻症血友病患者尤其是在牙科小手术时也可用抗纤溶药物如EACA等预防或治疗出血，肾脏出血禁用。剂量为每次0.08～0.12g/kg，静脉滴注，用5～7d。

（3）糖皮质激素：可减轻出血和炎症，只适用于肾脏出血和关节出血，一般连用3d。

（三）治疗方案的选择

（1）没有出血症状的患儿，无须凝血因子替代治疗，只需注意日常活动防止外伤。

（2）表浅部位的出血可用局部压迫的方法止血。

（3）轻型患儿在口腔出血时可单用EACA等抗纤溶药物，其中轻型血友病甲还可选用DDAVP。

（4）重型患儿合并出血时应及时使用凝血因子替代治疗。

四、预后评估

患儿预后与病情程度有关，病情越重，发病年龄越早；而年龄越小，患儿发生意外损伤的机会越大。轻型和亚临床型患儿多无症状，中型者预后也较好，重型预后较差：可有反复出血造成的器官损伤和关节畸形，以及反复输注凝血因子引起的血源性病毒感染，可死于严重的大出血或颅内出血。

本病的预防主要依靠产前检查。家族史阳性的女性亲属应进行携带者检查，包括遗传学推断、Ⅷ/Ⅸ活性测定以及DNA片段多态性检测，确定为携带者则需作产前检查，如胎儿为血友病男性，可终止妊娠。

（邵岩世）

第十一章

内分泌系统疾病

第一节　下丘脑 - 垂体 - IGF_1 生长轴功能障碍及生长落后

垂体前叶分泌的生长激素（GH）对身高的影响起着十分重要的作用。GH 的分泌受下丘脑 GH - RH 调控，并且影响 IGF_1 的水平，下丘脑 - 垂体 - IGF_1 生长轴功能障碍导致生长落后。患儿因生长激素缺乏所导致的身材矮小，称为生长激素缺乏症（growth hormone deficiency，GHD），GHD 是儿科临床常见的内分泌疾病之一，大多为散发性，少部分为家族性遗传。

（一）病理生理与发病机制

1. 影响垂体发育的相关基因和多种垂体激素缺乏症　垂体前叶是人体重要的内分泌器官，在其发生发育过程中受多种转录因子的调控，在垂体胚胎发育时期按时间和空间的组合模式出现，促进垂体原基的增殖并最终分化出分泌 6 种激素的 5 个细胞系：生长激素（GH）细胞，促甲状腺激素（TSH）细胞，催乳素（PRL）细胞，促性腺激素（FSH/LH）细胞，促肾上腺皮质激素（ACTH）细胞。这些转录因子分别出现在垂体形成、发育和分化的不同阶段，可影响多个下游细胞系的形成，它们的异常将导致多个垂体前叶激素的缺乏和垂体形态异常，临床上表现出联合垂体激素缺乏症（combined pituitary hormone deficiency，CPHD）。

PROP1 缺陷是导致 CPHD 最常见的转录因子缺陷，PROP1 是由 226 个氨基酸组成的具有成对同源结构域的转录因子，包括 DNA 特异性结合区和羧基端内的转录活性区。其基因位于 5q35，由 3 个外显子和 2 个内含子组成，其中 2、3 外显子编码成对同源结构域，突变位点多位于此区域内。PROP1 缺陷所致的 CPHD 表现为 GH、TSH、PRL 的缺乏，部分患者有 LH/FSH 和（或）ACTH 的缺乏。大部分患者首先出现生长发育迟缓，继而通过检查发现 GHD 和中枢性甲状腺功能减退、PRL 水平低下等。大部分患者有垂体体积减小，但亦有一部分患者表现为垂体增大。

POU1F1 由 291 个氨基酸残基组成，包含氨基端的转录激活区以及识别并结合特异性 DNA 序列的 POU 蛋白区，由 POU 特异区和 POU 同源区组成。POU1F1 基因位于染色体 3p11，含 6 个外显子和 5 个内含子。由于 POU1F1 出现较晚，它只参与 GH、PRL 和 TSH - β 的转录激活，因此 POU1F1 缺陷仅表现出这 3 种激素的缺乏。至今已有至少 21 种 POU1F1 基因突变被发现。

HESX1 由 185 个氨基酸组成，其结构与 PROP1 相似，同样也有成对 DNA 结合区，但 HESX1 在羧基端没有转录激活区，而是在氨基端有一个高度保守的抑制区。HESX1 基因位于染色体 3q21.2，由 4 个外显子和 3 个内含子组成。HESX1 的表达先于 PROP1，在敲除了 HESX1 基因的鼠模型中表现出无眼畸形或小眼畸形、中线神经缺陷（如透明隔缺失）、垂体发育不全、视杯缺失等缺陷。这些表型与人类的视中隔发育不良综合征相似。

LHX3 基因突变患者均表现出 GH、TSH、LH/FSH、PRL 缺乏，为常染色体隐性遗传疾病。LHX4 基因突变罕见。其他转录因子还有 SOX3、PITX2 等。

随着研究进展，不断地有 CPHD 患者发现转录因子缺陷，但是总体的突变检出率并不高，尤其是散发病例的检出率，另外，即使同一基因突变，在不同患者身上也有不同表型的这个现象也提示了其他因子或环境因素对 CPHD 有作用，更多其他的相关因子还有待进一步的发现和探究。

2. 生长激素的分泌与调节

（1）生长激素基因：生长激素由垂体前叶嗜酸性粒细胞分泌，其基因 GH1 的表达产物含 191 个氨基酸，分子量 22KD，属非糖基化蛋白质激素，GH 的半衰期为 15 ~ 30min。人类 GH 基因定位于第 17 号染色体长臂 q22 ~ 24 区带，由 5 个外显子和 4 个内含子组成。GH 基因突变包括错义突变、无意突变、移码突变等。

（2）GH 的分泌：在胎龄 3 个月内，垂体尚无 GH 分泌，其后血中 GH 水平逐步增高。至 12 周时，GH 血浓度可达到 60μg/L，30 周时达 130μg/L，以后 GH 浓度逐渐下降，出生时为 30μg/L，以后进一步下降。GH 分泌一般呈脉冲式释放，昼夜波动大，在分泌低峰时，常难以测到，一般在夜间深睡眠后的早期分泌最高。在血液循环中，大约 50% 的 GH 与 GHBP 结合，以 GH - GHBP 复合物的形式存在。

（3）GH 的分泌调节：在垂体生长激素细胞中 GH 基因的表达受下丘脑 3 种激素的控制；生长激素释放激素（GHRH）刺激 GH 释放，生长抑素则抑制 GH 释放，以及 Ghrelin 的调节。GHRH 和生长抑素的交替性分泌可以解释 GH 的节律性分泌。GH 的分泌高峰发生在 GHRH 的分泌高峰，同时又是生长抑素分泌的低谷。GH 分泌呈脉冲式，其高峰在睡眠期间。Ghrelin 由下丘脑的弓形核产生，胃部也产生较大量的 Ghrelin。GH 的释放受下丘脑 - 垂体 - 门脉循环和体循环的 Ghrelin 水平的影响，饥饿能刺激 Ghrelin释放入体循环，而进食能抑制 Ghrelin 释放入体循环。

（4）GH 与受体的结合：GH 通过与靶细胞表面的受体分子相结合而发挥作用。GH 受体是一个具有 620 个氨基酸的单链分子；GH 受体有细胞外区，单体的跨膜区以及胞质区。细胞外区的蛋白水解片段，循环于血浆中，充当为一种 GH 结合蛋白。与细胞因子受体族的其他成分一样，GH 受体的胞质区缺乏内在的激酶活性，而 GH 的结合，可以诱导受体的二聚作用和一种与受体相连的 Jak2 的活性。该激酶和其他蛋白质底物的磷酸化作用可引起一系列的反应。

（5）GH 的生理作用：GH 的生理作用非常广泛，既促进生长，也调节代谢。其主要作用是①促进骨生长；②促进蛋白质合成；③促进脂肪降解；④对糖代谢作用复杂，能减少外周组织对葡萄糖的利用，亦降低细胞对胰岛素的敏感性；⑤促进水、矿物质代谢；⑥促进脑功能效应，增强心肌功能，提高免疫功能等作用。

（6）类胰岛素生长因子（IGF_1）：IGF_1 为肝对 GH 反应时产生的一种多肽，这是一种单链多肽，由 70 个氨基酸组成，基因定位于第 12 号染色体长臂，含有 6 个外显子，IGF_1 与胰岛素具有相当的同源性。血中 90% 的 IGF_1 由肝合成，其余由成纤维细胞、胶原等细胞合成。GH 通过增加 IGF_1 的合成，介导其促进有丝分裂的作用。循环中的 IGF_1 与数种不同的结合蛋白相结合，其中主要的一种是分子量为 150KD 的复合物 IGF - BP3，IGF - BP3 在 GH 缺乏症的儿童中是降低的，但在因其他原因引起矮小的儿童中则仍在正常范围。

3. 生长激素缺乏症的病因分类　根据下丘脑 - GH - IGF 生长轴功能缺陷，病因可分为原发性或继发性 GH 缺乏症，单纯性 GH 缺乏症或多种垂体激素缺乏。

（1）原发性：①遗传：正常生长激素功能的维持，需要下丘脑 GHRH 的分泌及 GH、IGF_1 的分泌、受体效应都要完整，目前下丘脑 - 垂体 - IGF_1 轴的多种基因都已发现突变，导致功能障碍，包括与垂体发育有关的基因缺陷、GH、IGF_1 的编码基因和受体基因，例如 PROP - 1，POU1F1，GHRH，GHRH 受体，GH，GH 受体，IGF_1 受体等。②特发性：下丘脑功能异常，神经递质 - 神经激素信号传导途径的缺陷。

各种先天原因引起的垂体不发育、发育不良，空蝶鞍，视中隔发育异常等。

（2）继发性：①肿瘤：下丘脑、垂体或颅内其他肿瘤，例如颅咽管瘤、神经纤维瘤、错构瘤等可影响 GH 的分泌，造成 GH 缺乏。②放射性损伤：下丘脑、垂体肿瘤放疗后，有一大部分存在生长激素缺乏，患急性淋巴细胞白血病的儿童，接受预防性头颅照光者也属于这一类。放疗和化疗引起的典型的生长缓慢见于治疗 1 ~ 2 年后，由于 GH 缺乏，患者身高逐渐偏离正常。除 GH 缺乏外，亦可有 TSH 和 ACTH 缺乏发生。③头部创伤：任何疾病损伤下丘脑，垂体柄及垂体前叶均可导致垂体激素缺乏。由于这种病变是非选择性的，常存在多种垂体激素缺乏，例如在产伤、手术损伤、颅底骨折等情况发生时。创伤还包括儿童受虐待，牵引产，缺氧，出血性梗死等损伤垂体，垂体柄及下丘脑。

（二）临床表现

GH 缺乏症的部分患儿出生时有难产史、窒息史或者胎位不正，以臀位、足位产多见。出生时身长正常，5 个月起出现生长减慢，1～2 岁明显。多于 2～3 岁后才引起注意。随年龄的增长，生长缓慢程度也增加，体型较实际年龄幼稚。自幼食欲减退。典型者矮小，皮下脂肪相对较多，腹脂堆积，圆脸，前额略突出，小下颌，上下部量正常、肢体匀称，高音调声音。学龄期身高年增长率不足 5cm，严重者仅 2～3cm，身高偏离在正常均数 -2SD 以下。患儿智力正常。出牙、换牙及骨龄落后。青春发育大多延缓（与骨龄成熟程度有关）。

伴有垂体其他促激素不足者，多为促性腺激素缺乏，表现为青春发育延缓，男孩小阴茎、小睾丸，女孩乳房不发育，原发闭经；若伴有 ACTH 缺乏，则常有皮肤色素沉着和严重的低血糖表现；伴有促甲状腺激素不足，则表现为甲状腺功能减退。部分病例伴有多饮多尿，呈部分性尿崩症。

CPHD 患者根据病因有不同的激素缺乏和相应的临床表现。垂体 MRI 表现多数为垂体前叶发育不良，蝶鞍常增大或正常，但患者中也有少数表现出增大的垂体（腺垂体增生）、垂体囊性肿物（似颅咽管瘤，或 Rathke 囊肿）或插入垂体前后叶之间的信号不增强的垂体肿物。

继发性 GHD 可发生于任何年龄，并伴有原发疾病的相应症状。当病变是一个进展性的肿瘤时，可有头痛，呕吐，视力障碍，行为异常，癫痫发作，多尿，生长障碍等表现。生长缓慢出现在神经系统症状体征出现前，尤其多见于颅咽管瘤。但以垂体激素缺乏症状为主诉就诊者仅约 10%。颅咽管瘤的儿童常见有视野缺损，视神经萎缩，视盘水肿，中枢神经瘫痪。外科手术后可首先出现垂体功能减退。

（三）辅助检查

1. 血 GH 测定　血清 GH 呈脉冲式分泌，半衰期较短，随机取血检测 GH 无诊断价值，不能区别正常人与 GH 缺乏症。通过 GH 刺激试验，GH 缺乏或低水平可明确诊断。临床多采用药物激发试验来判断垂体分泌 GH 状况，常用药物激发试剂有胰岛素、精氨酸、L-多巴、可乐定。由于各种药物激发 GH 反应途径不同，各种试验的敏感性、特异性亦有差异，故通常采用至少 2 种作用途径不同的药物进行激发试验才能作为判断的结果。当 2 个不同激发试验的 GH 峰值均低于 10μg/L 时可确诊为 GHD。一般认为 2 种试验若 GH 峰值均 <5μg/L，为完全性 GH 缺乏症；GH 峰值在 5.1～9.9μg/L 为部分性 GH 缺乏；GH 峰值≥10μg/L 为正常反应。单次试验约有 20% 的正常儿童呈阴性反应。GH 激发试验前需禁食 8h 以上。

2. 血清 IGF_1、IGFBP3 测定　血循环中 IGF_1 大多与 IGFBP3 结合（95% 以上），IGFBP3 有运送和调节 IGF_1 的功能，两者分泌模式与 GH 不同，呈非脉冲性分泌和较少日夜波动，故血中浓度稳定，并与 GH 水平呈一致关系，是检测下丘脑-GH-IGF 生长轴功能的指标。IGF_1 浓度与年龄有关，亦受其他内分泌激素和营养状态影响。

3. 影像学检查　颅脑磁共振成像（MRI）可显示蝶鞍容积大小，垂体前、后叶大小，可诊断垂体不发育，发育不良，空蝶鞍、视中隔发育不良等，在区分蝶鞍饱满还是空蝶鞍上 MRI 优于 CT。并且可发现颅咽管瘤、神经纤维瘤、错构瘤等肿瘤。

生长激素缺乏者，骨成熟常明显延迟。骨龄落后实际年龄。TSH 和 GH 同时缺乏者骨龄延迟更加明显。

4. 染色体检查　对女性矮小伴青春期发育延迟者应常规做染色体检查，以排除染色体病，如 Turner 综合征等。

5. 其他垂体功能检查　除了确定 GHD 诊断外，根据临床表现可选择性地检测血 TSH、T_3、T_4、PRL、ACTH、皮质醇、LHRH 激发试验等，以判断有无甲状腺、性腺激素等缺乏。垂体功能减退时血浆 PRL 水平升高，强烈提示病变在下丘脑而不是垂体。

（四）诊断及鉴别诊断

（1）身高异常：对身高低于同种族、同年龄、同性别正常儿童平均身高 2 个标准差或第三百分位以下者都应分析原因，仔细了解母亲孕期、围生期、喂养和疾病等情况，结合体格检查和实验室资料，进行综合分析诊断和鉴别诊断。GHD 患儿的年增长速率往往 $<5cm$，骨龄延迟一般可 >2 年以上，GH 激发峰值 $<10\mu g/L$。

（2）家族性矮小症：父母身高都矮，身高常在第三百分位数左右，但其年增长速率 $>5cm$，骨龄与年龄相称，智能与性发育均正常，GH 激发峰值 $>10\mu g/L$。

（3）体质性青春期延迟：属正常发育中的一种变异，较为常见。多见于男孩。出生时及出生后数年生长无异常，以后则逐年的身高增长及成熟缓慢，尤于青春发育前或即将进入青春发育期时，性发育出现可延迟数年。骨龄落后与性发育延迟相关，亦与身高平行。父母中大多有类似青春发育延迟既往史。

（4）宫内发育迟缓：本症可由母孕期营养或供氧不足、胎盘存在病理性因素、宫内感染、胎儿基因组遗传印迹等因素导致胎儿宫内发育障碍。出生时多为足月小样儿，散发起病，无家族史，出生后极易发生低血糖，生长缓慢。

（5）染色体异常：典型 Turner 综合征不难区别，但部分患儿系因 X 染色体结构异常（如等臂畸形、部分缺失等）或各种嵌合体所致病。其临床表 现不甚典型，常仅以生长迟缓为主，应进行染色体核型分析鉴别。21－三体综合征除身材矮小外，同时伴有智能落后、特殊面容等特征，故临床诊断一般不易混淆。

（6）骨骼发育异常：如各种骨、软骨发育不良等，都有特殊的体态和外貌，可选择进行骨骼 X 线片及相关基因分析等，以明确诊断。

（7）其他：包括心、肝、肾等慢性疾病，长期营养不良，遗传代谢病（如黏多糖病、糖原贮积病等），以及精神心理压抑等因素导致者，都应通过对病史、体检资料分析和必要的特殊检查予以鉴别。

（五）治疗

对生长激素缺乏症的治疗主要采用基因重组人生长激素替代治疗。无论特发性或继发性 GH 缺乏性矮小均可用 GH 治疗。开始治疗年龄越小，效果越好，以缩小患者与同龄儿的身高距离，并对达到成年人靶身高有很大帮助。但是对颅内肿瘤术后导致的继发性生长激素缺乏症患者需慎用，对恶性肿瘤或有潜在肿瘤恶变者及严重糖尿病患者禁用。

生长激素替代治疗剂量采用 0.1U/（kg·d），于每晚睡前 30min 皮下注射，可选择在上臂、股部前侧和腹壁、脐周等部位注射。治疗必须持续至患者接近最终身高。GH 治疗第 1 年的效果最好，以后随治疗时间延长 GH 效果减低。停止治疗的标准是身高增长每年 $<2cm$，或女性骨龄 >14 岁，男性骨龄 >16 岁。少数患者在用 GH 治疗过程中可出现甲状腺激素水平下降，故须监测甲状腺功能，必要时予甲状腺激素补充治疗。应用 GH 治疗后的不良反应包括假性脑瘤，股骨头脱位，并加重脊柱侧弯、血糖暂时性升高等，但糖尿病的发生率极少。

对于伴有其他垂体激素缺乏者需进行相应的替代治疗。TSH 缺乏者可完全用甲状腺素替代。对于 ACTH 缺乏的患者，适当的补充氢化可的松，剂量不超过 $10mg/(m^2 \cdot d)$，在患病或手术前需增加剂量。对于促性腺激素缺乏者，当骨龄接近青春期时需用性激素治疗。

蛋白同化类固醇药物可促进生长，但是该类药物可加速骨龄发育，加快骨骺融合，对最终身高无明显改善。

（邵岩世）

第二节　甲状腺功能减退症

甲状腺功能减退症（hypothyroidism）是儿科最常见内分泌疾病之一，由于甲状腺激素产生不足所致。

因先天性或者遗传因素引起甲状腺发育障碍、激素合成障碍、分泌减少，导致患儿生长障碍，智能落后，称为先天性甲状腺功能减退症。根据病因可分两大类：散发性和地方性。散发性甲状腺功能减退症是由于先天性甲状腺发育不良、异位或甲状腺激素合成途径酶的缺陷所致，临床较常见，发生率为1 ：（3 000 ~5 000）；地方性甲状腺功能减退症多见于甲状腺肿流行的地区，系由于地区性水、土和食物中碘缺乏所致。随着新生儿疾病筛查的推广和碘盐的食用的普及，先天性甲状腺功能减退症的临床发病率已经大大降低。

获得性甲状腺功能减退症在学龄儿童中多见，慢性淋巴细胞性甲状腺炎是最常见的病因，女童与男童发病率比为2 ：1。

（一）病理生理与发病机制

1. 甲状腺的胚胎发育　在妊娠第3 周，胎儿甲状腺起始于前肠上皮细胞突起的甲状腺原始组织，妊娠第5 周甲状舌导管萎缩，甲状腺从咽部向下移行，第7 周甲状腺移至颈前正常位置。胎儿双叶状的甲状腺可在妊娠7 周时被识别，到了10 周可形成特征性的甲状腺滤泡细胞和胶质。甲状球蛋白在妊娠4 周时开始合成，12 周可以合成和分泌甲状腺素（thyroxine，T_4）和较少量的三碘甲状腺原氨酸（triiodothyronine，T_3）。下丘脑神经元在妊娠6 ~8 周合成促甲状腺激素释放激素（thyrotropinre leasing hormone，TRH），在妊娠10 ~12 周可以测出促甲状腺激素（thyroidstimulating hormone，TSH）的分泌。妊娠第10 周起，胎儿脑垂体可有TSH，妊娠18 ~20 周脐血中可测到TSH。

有证据证明，3 个转录因子TTF -1、TTF -2 和PAX8 在甲状腺形态发生和分化中发挥重要作用。这些转录因子也能与甲状腺球蛋白和甲状腺过氧化酶的启动子结合，并以此来影响甲状腺激素的生成。另一个转录因子Pit -1 对促甲状腺素细胞，同时对促生长激素细胞和催乳激素细胞的分化和发育发挥重要作用。

2. 甲状腺激素的调控　胎儿甲状腺能摄取碘及碘化酪氨酸，偶联成三碘甲腺原氨酸（T_3）、甲状腺素（T_4），并释放甲状腺激素至血液循环。妊娠8 ~10 周，甲状腺滤泡内出现胶状物，开始合成T_4。妊娠20 周时T_4 水平升高，但在20 周前胎儿血清中TSH、T_3、T_4、游离T_3（FT_3）、游离T_4（FT_4）水平均十分低，甚至测不出。胎盘不能通过TSH，很少通过甲状腺激素，说明胎儿的垂体 -甲状腺轴与母体是彼此独立的。至妊娠中期，胎儿下丘脑 -垂体 -甲状腺轴开始发挥作用，TSH 分泌水平渐增高，一直持续至分娩。TSH 在母亲整个孕期均无明显变化，羊水中TSH 在正常情况下测不出。

甲状腺激素的分泌受TSH 调控，TSH 是由垂体前叶产生和分泌的糖蛋白。TSH 可激活甲状腺的腺苷酸环化酶而促进甲状腺激素的合成与释放。TSH 由2 个非共价结合的亚基（链）α 和β 组成。α 亚基与黄体生成素（LH）、卵泡刺激素（FSH）和绒毛膜促性腺激素相同，每种激素的特性是由β 亚单位决定。TSH 的合成和释放是由TSH 释放激素（TRH）刺激产生的，TRH 在下丘脑合成并释放入垂体。TRH 是由3 个氨基酸组成的短肽，除了有内分泌功能外可能还是一种神经递质。甲状腺激素生成减少时，TSH 和TRH 会增加。外源性的甲状腺激素或甲状腺激素合成增加会抑制TSH 和TRH 的生成。

新生儿TSH 正常值逐日变化，出生后不久（30 ~90min）由于冷环境刺激血中的TSH 突然升高，于3 ~4d 后降至正常，在TSH 影响下，T_3 与T_4 在出生后24 ~48h 亦升高。了解以上这些激素浓度的生理性变化，可正确地估价新生儿期的甲状腺功能。

循环中甲状腺激素水平在外周组织中受到进一步的调控。机体所需的T_3 约80% 是T_4 经周围组织5′ -脱碘酶的作用转化而来。在许多非甲状腺疾病情况下，甲状腺以外的组织产生T_3 的能力降低；空腹、慢性营养不良、急性疾病和某些药物等因素可以抑制脱碘酶的活性。T_3 水平可显著降低，而游离T_4 和TSH 水平仍可正常。

3. 甲状腺激素的合成和分泌　甲状腺的主要功能是合成T_4 和T_3。目前所知碘的生理作用只有参与合成这些激素，碘的推荐摄入量为：婴儿每天 >30μg/kg，儿童70 ~120μg/kg，青少年和成年人150μg/kg。甲状腺组织对碘具有特殊的亲和力，能够摄取、转运并在滤泡腔内浓集，用于合成甲状腺激素。碘的转运是由钠 -碘同向转运体完成的。

甲状腺激素的合成分以下几个步骤：

（1）碘在甲状腺组织的浓集：食物中的碘经肠道吸收后以无机碘化物形式进入血液，通过甲状腺上皮细胞膜上碘泵浓集，进入细胞内。此时的碘化物是无机碘。

（2）碘化物的氧化及酪氨酸的碘化：被摄取的碘化物在与酪氨酸反应前，必须先被氧化，这一反应由甲状腺过氧化物酶催化完成。在过氧化酶的作用下，碘化物氧化成活性碘，并与酪氨酸结合成单碘酪氨酸（MIT）及二碘酪氨酸（DIT）。

（3）碘酪氨酸的偶联：两分子 DIT 缩合成一分子 T_4，MIT、DIT 各一分子缩合成一分子 T_3。T_4 与 T_3 均是甲状腺激素。

（4）甲状腺激素的分泌：酪氨酸的碘化及 T_3、T_4 的合成，均是在球蛋白分子上进行的，此种球蛋白称为甲状腺球蛋白（TG），经溶酶体的蛋白水解酶作用，释放出 T_3、T_4 和 TG，透过滤泡细胞膜和血管壁进入血液，发挥生理效应。

甲状腺激素分泌入血后，绝大部分和血浆蛋白质结合，约75%的 T_4 和 TBG 结合，约15%和甲状腺素结合前清蛋白（TBPA）结合，约10%和清蛋白结合。T_3 有65% ~70%与 TBG 结合，约8%与 TB－PA 结合，其余与清蛋白结合。仅0.03%T_4 和0.3%T_3 呈游离状态。T_3 的活性比 T_4 强3 ~4 倍。成年人甲状腺每天约产生100μg 的 T_4 和20μg 的 T_3。

4. 甲状腺激素的生理作用　游离的甲状腺激素进入细胞，T_4 在细胞内脱碘转化为 T_3。胞内的 T_3 再进入细胞核，与甲状腺激素受体结合。甲状腺激素受体属于类固醇激素受体超家族的成员，该超家族包括糖皮质激素、雌激素、黄体酮、维生素 D 等。T_3 与甲状腺激素受体结合后激活甲状腺激素受体的反应元件，导致靶细胞内编码的 mRNA 的转录、特异性蛋白合成和分泌，产生生理作用，其主要功能如下。

（1）产热作用：甲状腺激素能刺激物质氧化、使氧化磷酸化作用加强，促进新陈代谢。

（2）蛋白质代谢：生理剂量的甲状腺激素使蛋白质和核酸合成增加，氮的排泄减少，若给大剂量甲状腺激素则抑制蛋白质的合成，血浆、肝、肌肉中游离的氨基酸浓度增高。

（3）糖代谢：甲状腺激素能促进小肠吸收葡萄糖和半乳糖，并使脂肪组织和肌肉组织摄取葡萄糖的速度加快，还可加强儿茶酚胺和胰岛素对糖代谢的作用，使细胞儿茶酚胺受体对肾上腺素的敏感性增强。

（4）脂肪代谢：甲状腺激素可以增强脂肪组织对儿茶酚胺、胰高糖素的敏感性，这些激素的作用都是通过腺苷酸环化酶系统，活化细胞内的脂肪酶，促使脂肪水解。

（5）水盐代谢：甲状腺激素具有利尿作用，甲状腺功能减退时细胞间液增多，并聚积大量蛋白与黏蛋白，称为黏液性水肿。

（6）促生长发育：甲状腺激素通过对蛋白质的合成作用促进生长，与生长激素一起在促进生长方面具有协同作用。甲状腺功能减退症患者生长缓慢，骨龄发育落后。

（7）促进大脑发育：胎儿脑细胞数目在妊娠末3 个月增长最快，出生后第1 年仍快速增长。在脑细胞增殖、分化期，甲状腺激素必不可少，尤其是妊娠后半期与出生后第1 年期间更为重要。甲状腺功能减退症发生越早，脑损害越重，且常不可逆。

5. 甲状腺功能减退症的病因　所有影响甲状腺激素合成与分泌的疾病均能导致甲状腺功能减退症，按病因可分为先天性甲状腺功能减退症和获得性甲状腺功能减退症，前者临床症状在生后数周内或者数月出现，轻者可在幼儿期出现，后者在学龄儿童中多见。

先天性甲状腺功能减退症可分为2 大类：散发性先天性甲状腺功能减退症和地方性先天性甲状腺功能减退症。散发性先天性甲状腺功能减退症多见于甲状腺发育不全或者异位。

先天性甲状腺功能减退症最常见的原因为甲状腺发育不良（甲状腺缺如、发育不良和异位甲状腺），约占85%，约10%是由于甲状腺激素合成缺陷所致，5%是由于通过胎盘转运的母源性的促甲状腺激素受体阻滞抗体所致。大致有1/3 患儿即使经灵敏的放射性核素扫描也找不到甲状腺组织（完全不发育）。在其余2/3 的患儿中，可在舌根部至颈部正常位置之间的任何部位找到异位甲状腺的残余组织。

目前尚未明确阐明先天性原发性甲状腺功能减退症的分子病因学，但一些研究已表明，其发病可能与某些在甲状腺胚胎发育和分化中发挥作用的基因变化有关，例如调控甲状腺胚胎发育的甲状腺转录因子Ⅰ（TTF－Ⅰ）、甲状腺转录因子Ⅱ（TTF－Ⅱ）、PAX8 基因及促甲状腺激素受体基因（TSH－R）等，甲状腺特异转录因子的靶基因 NIS、TG、TPO 等，这些基因的改变也可导致甲状腺发育不良。

甲状腺激素合成途径障碍多为常染色体隐性遗传病。甲状腺激素的合成需各种酶参与（钠碘转运体、过氧化物酶、偶联酶、脱碘酶及甲状腺球蛋白合成酶），任何因素引起酶的先天缺陷都可导致甲状腺激素水平低下。

地方性先天性甲状腺功能减退症主要发生在缺碘地区，多见孕妇饮食缺碘，致使胎儿在胚胎期即因碘缺乏而导致先天性甲状腺功能减退症。随着我国广泛使用碘化食盐作为预防措施，发病率已明显下降，碘缺乏在我国已经基本控制，但在个别地区还可见到。

获得性甲状腺功能减退症是慢性淋巴细胞性甲状腺炎最常见的原因，约 1.3% 的儿童有明显的自身免疫性甲状腺疾病，女童与男童发病率比为 2 ∶ 1，最常见原因是淋巴细胞性甲状腺炎。自身免疫性甲状腺疾病可以是多腺体综合征的一部分，包括 Down 综合征、Turner 综合征和 Klinefelter 综合征，糖尿病患儿有较高的危险患相关的自身免疫性甲状腺疾病。

淋巴细胞性甲状腺炎（桥本甲状腺炎，自身免疫性甲状腺炎）属器官特异性自身免疫病，其组织学特征为甲状腺组织有淋巴细胞浸润。在病程早期，可能仅有增生，以后在甲状腺滤泡间可出现淋巴细胞和浆细胞的浸润，并出现滤泡萎缩。几乎总是有具生发中心的淋巴小结形成，甲状腺滤泡萎缩和轻至中度的纤维化。淋巴细胞性甲状腺炎是儿童和青少年甲状腺疾病中最常见的病因，并且能解释许多过去被认为是“青春性”或“单纯性”甲状腺肿的甲状腺增大。

6. 分类　根据血清 TSH 的浓度高低，甲状腺功能减退症可分为以下两类。

（1）TSH 浓度增高：①原发性甲状腺功能减退症。甲状腺缺如、甲状腺发育不良、甲状腺异位、甲状腺激素合成障碍、碘缺乏等。②暂时性甲状腺功能减退症。包括孕母在服用抗甲状腺药物、未成熟儿等。

（2）TSH 浓度正常或降低：①继发于下丘脑，垂体原因引起的甲状腺功能减退症；②低甲状腺结合球蛋白；③暂时性甲状腺功能减退症，可见于未成熟儿、非甲状腺疾病等情况。

（二）临床表现

主要临床特征为生长发育落后和基础代谢率降低，先天性甲状腺功能减退症可伴有智能低下。

1. 新生儿及婴儿甲状腺功能减退症　新生儿甲低症状和体征缺乏特异性，大多数较轻微，或者无明显症状和体征，但仔细询问病史及体检常可发现可疑线索，如母妊娠时常感到胎动少、过期产、面部呈臃肿状、皮肤粗糙、生理性黄疸延迟、嗜睡、少哭、哭声低下、纳呆、吸吮力差、体温低、便秘、前囟较大、后囟未闭、腹胀、脐疝、心率缓慢、心音低钝等。

2. 幼儿和儿童期　多数常在出生后数月或 1 岁后因发育落后就诊，此时甲状腺素缺乏严重，症状典型。临床症状严重程度与甲状腺激素缺乏程度和持续时间密切相关。

（1）特殊面容：头大，颈短，面部臃肿，眼睑水肿，眼距宽，鼻梁宽平，唇厚舌大，舌外伸，毛发稀疏，表情淡漠，反应迟钝。

（2）神经系统功能障碍：智能低下，记忆力、注意力均下降。运动发育障碍，行走延迟，常有听力下降，感觉迟钝，嗜睡，严重者可产生黏液性水肿、昏迷。

（3）生长发育迟缓：身材矮小，表现躯体长，四肢短，骨龄发育落后。

（4）心血管功能低下：脉搏弱，心音低钝，心脏扩大，可伴心包积液，胸腔积液，心电图呈低电压，P－R 延长，传导阻滞等。

（5）消化道功能紊乱：食欲差、腹胀、便秘、大便干燥，胃酸减少，易被误诊为先天性巨结肠。

3. 淋巴细胞性甲状腺炎　女童的发病率比男童多 4～7 倍，可在 3 岁以内发病，但在 6 岁后发病率急剧增加，并在青春期达到高峰。最常见的临床表现是生长迟缓和甲状腺肿大。甲状腺肿的发生较为隐匿，程度可大可小。在多数患者中，甲状腺呈弥漫性增大，坚硬，而且无触痛。约 1/3 患者的甲状腺呈分叶状的，并可能是结节性的。多数患儿在临床上表现为甲状腺功能正常，而且无症状，有些则可能有颈部压迫症状。有些患儿在临床上有甲状腺功能减退症的体征，而另一些患儿虽在临床上表现为甲状腺功能正常，但实验室检查可证实有甲状腺功能减退症。少数患儿有提示甲状腺功能亢进症的表现，如神经质、易激惹、出汗增多或活动过度。有时本症可与甲状腺功能亢进症共存。

（三）辅助检查

1. 甲状腺功能检查　测定 TSH、FT_4、FT_3。能较好反映甲状腺功能。原发性甲低 TSH 升高，FT_3、FT_4 浓度下降；继发于下丘脑－垂体原因的甲状腺功能减退症，FT_4、FT_3 浓度下降，TSH 正常或者下降。

目前全国正在普及和推广的先天性甲状腺功能减退症新生儿筛查均采用于血滤纸血片法，在出生后 3d 取足跟毛细血管血检测 TSH，如果高于切割值，召回再测定 TSH、FT_4，FT_3。

2. 甲状腺核素显像（^{99m}Tc，^{123}I）　可判断甲状腺位置、大小、发育情况及摄碘功能。甲状腺 B 超亦可了解甲状腺位置及大小。甲状腺影像学检查有助于准确判断先天性甲状腺功能减退症患儿的病因基础，但不应为做此检查而不适当地推迟治疗时间。

3. 骨龄测定　骨龄是发育成熟程度的良好指标，可以通过 X 线片观察手腕、膝关节骨化中心的出现及大小来加以判断。患儿骨骼生长和成熟均延迟，常呈点状或不规则，以后逐渐增大融合成单一密度不均匀、边缘不规则的骨化中心。新生儿如股骨远端骨骺尚未出现，提示其宫内时已有甲状腺激素缺乏。

4. 淋巴细胞性甲状腺炎　患者有抗甲状腺球蛋白抗体和抗过氧化物酶（过去称抗微粒体）抗体滴度增高。

（四）诊断

1. 新生儿甲状腺功能减退症筛查　本病在新生儿期症状不明显，故对新生儿进行群体筛查是诊断本病的重要手段。目前广泛开展的新生儿疾病筛查可以在先天性甲状腺功能减退症出现症状、体征之前，但是血生化已经有改变时就作出早期诊断。由于出生时的环境刺激会引起新生儿一过性 TSH 增高，故应避开这一生理性 TSH 高峰，标本采集须在出生第 3 天以后进行。新生儿甲状腺功能减退症筛查采用干血滤纸片方法。必须指出，测定 TSH 进行新生儿疾病筛查，对继发于下丘脑－垂体原因的甲状腺功能减退症无法诊断。由于生理指标的变化和个体的差异，新生儿疾病筛查会出现个别假阴性。因此，对甲状腺功能减退症筛查阴性病例，如临床有甲状腺功能减退症可疑，仍应提高警惕，进一步详细检查甲状腺功能。

2. 年幼儿童甲状腺功能减退症诊断　根据典型的临床症状、有甲状腺功能减退，可以确诊。甲状腺放射性核素显像、超声波检查和骨龄测定皆有助于诊断。

3. 获得性甲状腺功能减退症　需寻找病因，对慢性淋巴细胞性甲状腺炎患者需测定抗甲状腺球蛋白抗体和抗过氧化物酶抗体确定。

（五）鉴别诊断

1. 21－三体综合征　亦称先天愚型。患儿智能、骨骼和运动发育均迟缓，有特殊面容：眼距宽、外眼角上斜、鼻梁低、舌外伸，关节松弛，皮肤和毛发正常，无黏液水肿。染色体核型分析呈 21－三体型。

2. 先天性软骨发育不良　主要表现四肢短，尤其上臂和股部，直立位时手指尖摸不到股骨大粗隆，头大，囟门大，额前突，鼻凹，常呈鸡胸和肋骨外翻，指短分开，腹膨隆，臀后翘，X 线检查示全部长骨变短，增粗，密度增高，干骺端向两侧膨出可资鉴别。

3. 先天性巨结肠　患儿出生后即开始便秘，腹胀，可有脐疝，但其面容、精神反应和哭声等均正常，血 T_3、T_4、TSH 检查均正常。

4. 黏多糖病　本病是由于在黏多糖降解过程中缺乏溶酶体酶，造成过多黏多糖积聚于组织器官而致病。出生时大多正常，不久便可出现临床症状。头大，鼻梁低平，丑陋面容，毛发增多，肝、脾增大，X 线检查可见特征性肋骨飘带状，椎体前部呈楔状，长骨骨骺增宽，掌骨和指骨较短。

（六）治疗

（1）甲状腺功能减退症不论原发性甲状腺功能减退症、继发性甲状腺功能减退症或者获得性甲状腺功能减退症，一旦确诊立即治疗，治疗应选用口服的 L 甲状腺素钠。先天性甲状腺功能减退症开始治疗的时间越早越好，甲状腺发育异常者，需终身治疗。

（2）新生儿疾病筛查诊断的先天性甲状腺功能减退症，治疗剂量应该一次足量给予，使血 FT_4 维持在正常高值水平。大年龄的甲状腺功能减退症患儿，在治疗的最初 4 个月内，可能发生假性脑病，应该事先告诫家长。对于大年龄的下丘脑－垂体性甲状腺功能减退症，甲状腺素治疗需从小剂量开始，如伴有肾上腺皮质功能减退者，需同时给予生理需要量皮质素治疗，防止突发性肾上腺皮质功能衰竭。

（3）新生儿甲状腺功能减退症初始治疗剂量 10～15μg/（kg·d），每天 1 次，口服，目的是使高 TSH 在 2 周内恢复正常，FT_4 达到正常范围，以尽早纠正甲状腺功能减退症状态。在随后的随访中，甲状腺素维持剂量必须个体化，根据血 FT_4、TSH 浓度调整。当血清 FT_4 和 TSH 正常后，随访可减为每 2～3个月 1 次，2 岁以后可减为每 3～6 个月 1 次，定期随访需观察患者生长曲线、智商、骨龄，以及血清 FT_4、TSH 变化等。甲状腺素用量不足时，患儿身高及骨骼发育落后，剂量过大则引起烦躁、多汗、消瘦、腹痛和腹泻等症状，必须引起注意，及时调整。不同年龄 L－甲状腺素钠治疗剂量见表 11－1。

表 11－1　先天性甲状腺功能减退症的甲状腺素（$L-T_4$）替代治疗剂量表

年龄	治疗剂量	
新生儿	37.5～50	10～15
3～12 个月	37.5～75	5～10
1～5 岁	75～100	5～6
6～12 岁	100～150	4～5
12 岁到成年人	100～200	2～3

（4）需排除暂时性甲状腺功能减退症的可能性，若在随访过程中发现血 FT_4 增高，需逐步减少服用 L－甲状腺素钠，直至停药观察。永久性甲状腺功能减退症患儿在 3 岁左右时如果中断治疗 3～4 周，即可导致 TSH 水平显著升高。

在治疗过程中，患儿有追赶性生长现象，其生长速度是判断疗效的良好指标。

（曹　觅）

第三节　甲状腺功能亢进症

甲状腺功能亢进症是指由于甲状腺激素分泌过多所致的临床综合征，常伴有甲状腺肿大、眼球外突及基础代谢率增高等表现。儿童甲状腺功能亢进症主要见于弥漫性毒性甲状腺肿（Graves 病）。在一些甲状腺功能亢进症的病例中已鉴定出不同的基因激活性突变，例如有些 McCune－Albright 综合征患者可发生甲状腺功能亢进症，这种甲状腺功能亢进症是由于 α 亚单位或 G 蛋白变异所致。在儿童中其他引起甲状腺功能亢进症的病因，包括单结节性毒性甲状腺肿、高功能性甲状腺癌、亚急性甲状腺炎等。血清 TSH 水平抑制，提示甲状腺功能亢进症并非因垂体病变所致。由促甲状腺素分泌过多所引起的甲状腺功能亢进症罕见。患病母亲所生的婴儿，新生儿期甲状腺功能亢进症可作为一种暂时现象而出现，典型的 Graves 病罕见。

根据一项 20 年回顾性统计，甲状腺功能亢进症在成年女性中的年发病率约 1 ： 1 000。15 岁以下儿童甲状腺功能亢进症约占总甲状腺功能亢进症发生率 5%，多见于青少年。女性发病率是男性的 7～10 倍。

（一）病理生理与发病机制

弥漫性毒性甲状腺肿是一种自身免疫性疾病，约 15% 患者亲属中患有同样疾病，近 50% 亲属中呈现抗甲状腺抗体阳性。患者及其亲属HLA的某些类型的等位基因分布频率增高。国内外资料都已证实本病与HLA－Ⅱ类抗原的某些等位基因类型、自身免疫有关。在白种人中，Graves病与HLA－B8和HLA－DR3有关，后者使发生甲状腺功能亢进症的危险增加7倍。该病还可并发其他与之相关的疾病，例如Addison病、重症肌无力、Ⅰ型糖尿病、系统性红斑狼疮、类风湿关节炎、白癜风、特发性血小板减少性紫癜和恶性贫血等。

患者的甲状腺功能状态与甲状腺自身抗体关系密切，可在体内测到多种甲状腺自身抗体。据报道，80%～100%的患者可测到TSH受体抗体，此抗体为甲状腺刺激免疫球蛋白，能产生刺激甲状腺功能作用，使甲状腺对碘的摄取增加，cAMP介导的甲状腺激素合成和甲状腺球蛋白合成增加，促进蛋白质合成与细胞生长。甲状腺功能亢进症经治疗后随着TSHR阻断抗体的升高，疾病也逐步缓解。在部分甲状腺功能亢进症病例中可发现一些其他抗甲状腺的抗体，如甲状腺球蛋白抗体（TGAb），甲状腺过氧化物酶抗体（TPOAb）。这些抗体在部分正常人中也可存在，其特异性不如TSH受体抗体。

在病理方面，Graves病的甲状腺腺体呈对称性肿大，滤泡细胞增多，由立方形变为柱状，滤泡内胶质丧失或仅少量染色极浅的胶质，在上皮及胶质间有大量排列成行的空泡，血管明显增多，淋巴组织也增多，有大量淋巴细胞浸润。在电镜下可见滤泡细胞内高尔基体肥大，内质网和核蛋白体增多，微绒毛数量增多而且变长，呈分泌活跃的表现。组织化学方面，滤泡细胞的过氧化酶活性增强，胞质内核糖核酸增多，间质毛细血管内皮细胞碱性磷酸酶活性增强，胞质内出现PAS染色阳性的胶质小滴。致密的淋巴样集合物内以辅助T细胞（CD_4^+）为主，在细胞密度较低的区域内则以细胞毒性T细胞（CD_8^+）为主。甲状腺内浸润的活化B淋巴细胞的百分率高于周围血管。推测是由于T抑制细胞的功能障碍，使得T辅助细胞得以表达，被TSH抗原所激活，然后与B细胞发生反应。这些细胞分化成为浆细胞，产生促甲状腺激素受体刺激抗体。

目前认为Graves病浸润性突眼发生机制是抗甲状腺抗体和抗眼眶肌肉抗体与眼外肌和眼眶内纤维母细胞结合，产生毒性反应。亦有人认为浸润性突眼是眼眶肌肉内沉积甲状腺球蛋白－抗甲状腺球蛋白免疫复合物，引起免疫复合物的炎性反应。

除了Graves病外，有少数病例甲状腺内有结节（包括腺瘤），称结节性毒性甲状腺肿伴功能亢进。能引起儿童甲状腺功能亢进症的其他病因有慢性淋巴性甲状腺炎、亚急性甲状腺炎、甲状腺腺瘤、McCune Albright综合征、甲状腺癌、碘过多诱发甲状腺功能亢进症、TSH分泌过多、垂体性腺瘤、下丘脑性甲状腺功能亢进症、医源性甲状腺功能亢进症等。

（二）临床表现

大多数患儿在青春期发病，小于5岁者发病少见。儿童甲状腺功能亢进症临床过程个体差异很大，症状逐渐加重，症状开始到确诊时间一般在6～12个月。本症初发病时症状不甚明显，进展缓慢，常先呈现情绪不稳定，听课思想不集中，易激惹、多动和注意力不集中等轻微行为改变。典型的症状与体征有以下表现。

（1）交感神经兴奋性增加，基础代谢率增加：如消瘦、多汗、怕热、低热、食欲增加，但体重下降，大便次数增多，睡眠障碍和易于疲乏等。因交感神经系统过于兴奋，出现心率加快、脾气急躁，大龄儿童常感到心悸、严重病例可出现心律失常，心房颤动。两手常有细微而迅速的震颤。

甲状腺“危象”是甲状腺功能亢进症的一种类型，表现为急性发病、高热、严重的心动过速和不安，可迅速发展为谵妄、昏迷以至死亡。

（2）所有患儿都有甲状腺肿大：肿大程度不一，一般为左、右对称，质地柔软，表面光滑，边界清楚，可随吞咽动作上、下移动。在肿大的甲状腺上有时可听到收缩期杂音或者扪及震颤。结节性肿大者可扪及大小不一、质硬、单个或多个结节。有时患者表现有颈部不适，压迫感，吞咽困难。

（3）眼部变化是甲状腺功能亢进症特有表现：由于眼球突出常作凝视状，不常瞬目，上眼睑挛缩，眼向下看时上眼睑不能随眼球立即下落，上眼睑外翻困难。眼征还包括眼裂增宽、眼睑水肿、结膜水肿、角膜充血等

（4）其他：可有青春期性发育缓慢，月经紊乱，闭经及月经量过少等。

（三）辅助检查

主要测定血清游离 T_3（FT_3）、游离 T_4（FT_4）及超敏感 TSH。患者 FT_4、FT_3 浓度都升高。甲状腺功能亢进症疾病初期，临床症状轻微时，常先出现 FT_3 升高，以后再出现 FT_4 增高，并出现典型临床症状。甲状腺功能亢进症复发早期亦常见 FT_3 先升高，后再出现 FT_4 升高的情况。甲状腺功能亢进症治疗中症状尚未完全控制时，亦可只见 FT_3 升高。认识 T_3 型甲状腺功能亢进症，对甲状腺功能亢进症早期诊断和甲状腺功能亢进症的复发监测具有重要意义。甲状腺功能亢进症时 TSH 降低，TSH 水平受抑制而低于正常。

在多数新近被诊断为 Graves 病的患者中，可测出 TSH 受体刺激抗体（TRSAb），这种抗体的消失预告本病的缓解。

甲状腺 B 超可以显示甲状腺大小，显示结节、囊肿等，必要时进行甲状腺核素扫描。

（四）诊断及鉴别诊断

甲状腺功能亢进症典型者根据临床症状、实验室检查发现 FT_3 和 FT_4 增高而 TSH 水平低下可确立诊断，TRSAb 阳性可确诊弥漫性毒性甲状腺肿。

淋巴细胞性甲状腺炎（桥本病）在病程早期可呈现甲状腺功能亢进症症状，但多数是一过性的，经随访可区别，检测 TGAb 和 TPOAb 有助于与弥漫性毒性甲状腺肿鉴别，但无法区别两者同时并存的患儿。当甲状腺可触及结节或血清 T_3 值极度增高时，应进行甲状腺 B 超和（或）放射性核素扫描检查，以正确诊断结节性甲状腺肿和鉴别癌肿；对甲状腺轻度肿大和甲状腺功能亢进症症状轻微的患儿应考虑亚急性甲状腺炎（病毒感染所致）的可能性，必要时可以考虑放射性核素扫描检查和细针穿刺细胞学检查。

新生儿甲状腺功能亢进症较少见，大多属暂时性，常见于患有甲状腺功能亢进症的孕妇，其血中存在甲状腺受体刺激免疫球蛋白，通过胎盘输送给婴儿，极少数是由于 TSH 受体基因激活性突变引起。多数新生儿甲状腺功能亢进症在出生时即有症状，表现为突眼、甲状腺肿大、烦躁、多动、心动过速、呼吸急促，严重时可出现心力衰竭，血 T_3、T_4 升高，TSH 下降。这些症状经 6～12 周后，随体内甲状腺刺激免疫球蛋白水平下降而缓解。

单纯性甲状腺肿多发生在青春期，心率正常，大便次数正常，血 FT_3、FT_4 正常。

（五）治疗

小儿甲状腺功能亢进症的治疗不同于成年人，在口服药、手术切除及核素碘治疗三者中，首选为口服药，一般需口服治疗 2～5 年。桥本病导致者可缩短些。疗法的选择应根据患儿年龄、病程、甲状腺功能亢进症类型、甲状腺大小、药物反应、有无桥本病、家长能否坚持治疗等。仅在药物治疗无效时才考虑手术或用核素碘疗法。

甲巯咪唑（又称他巴唑）能阻抑碘与酪氨酸结合，抑制甲状腺激素的合成，口服后奏效快而作用时间较长（半衰期为 6～8h），可按 0.3～0.5mg/（kg·d），分 2 次口服，用药1～3 个月后病情可基本得到控制。当血 T_3、T_4 亦降到正常时可减量 1/3～1/2。少数小儿用药后可能发生暂时性白细胞减少症或皮疹，停药即消失，严重者可发生粒细胞减少、肝损害、肾小球肾炎、脉管炎等，虽属罕见，在使用中仍须仔细观察。粒细胞缺乏症多发生在服药开始几周或几个月，常伴有发热，故在治疗最初期间，应经常复查血常规，一旦白细胞 $<4\times10^9/L$，应减少或停服抗甲状腺药物，并给予升白细胞药物（如鲨肝醇、利血生、MG－CSF 等）治疗。因此在开始治疗后，需要定期监测血象。皮疹一般经抗过敏药治疗可好转，严重的皮疹可试用糖皮质激素。

丙硫氧嘧啶（PTU）除抑制甲状腺激素的合成外，同时还减少在外周组织的 T_4 转化成 T_3，毒性与甲巯咪唑类相同，初始剂量为 4～6mg/（kg·d），因其半衰期较甲巯咪唑短，故需分 3 次服用。PTU 被吸收后大多在血液循环中与蛋白质结合，较少通过胎盘，适合甲状腺功能亢进症孕妇服用。PTU 的肝毒性比甲巯咪唑明显，故儿童少用。

根据统计，治疗后弥漫性毒性甲状腺肿每 2 年只有 25% 的缓解率，因此药物治疗可能必须维持达 5

年或更久。如果复发，则通常在停止治疗后3个月内出现，并且几乎都在6个月以内。复发的病例需要重新治疗。13岁以上的患者、男童以及甲状腺肿较小和甲状腺激素水平轻度升高者，症状可能较早缓解。

如患儿心动过速明显，可加用肾上腺素能受体阻断药普萘洛尔作为辅助药物，减轻交感神经过度兴奋所致的心率快、多汗、震颤等症状，用量为1~2mg/（kg·d），分3次口服。随着普萘洛尔的应用，这些症状都能减轻，但不能改善甲状腺功能和突眼。

治疗过程中血清TSH水平升高，表明治疗过度，并可能引起甲状腺肿大。若出现甲状腺功能减退症、甲状腺肿大或者突眼更明显者，应加服甲状腺素25~50μg/d，并酌情减少甲巯咪唑用量。

对有药物过敏、粒细胞减少、甲状腺肿瘤、甲状腺明显肿大且服药后缩小不明显、服药后复发不愈者等，则有甲状腺手术切除治疗适应证。先应用抗甲状腺药物2~3个月使甲状腺功能正常。术前服复方碘溶液1~2周防止术中出血。自术前4d至术后7d，口服甲巯咪唑1~2mg/kg，每6h/1次。手术后甲状腺功能减退症发生率为50%，少数出现暂时性或永久性甲状旁腺功能减退。

近来不少学者推荐甲状腺功能亢进症用核素碘治疗，认为简单、有效、经济且无致癌危险。治疗后甲状腺可缩小35%~54%，但远期甲状腺功能减退症发生率可高达92%。

患有Graves病孕妇的胎儿约有2%在出生后会呈现甲状腺功能亢进症症状，这是由于母体内高浓度的促甲状腺素受体刺激性抗体经胎盘进入胎儿所致，患儿通常在出生后3个月左右逐渐缓解。新生儿甲状腺功能亢进症轻者不必用药，症状明显的可用丙硫氧嘧啶，重症加服普萘洛尔及对症治疗，必要时输液、加用抗生素及皮质激素等。

在疾病期间应注意休息，在读学生免修体育课和剧烈运动。避免外来的刺激和压力，饮食应富有蛋白质、糖类及维生素等。

（曹　觅）

第四节　先天性肾上腺皮质增生症

先天性肾上腺皮质增生症（congenital adrenal hyperplasia，CAH）是一组常染色体隐性遗传性疾病，因类固醇激素合成过程中某种酶的先天性缺陷，导致肾上腺皮质合成的皮质醇完全或部分受阻，皮质醇缺乏，对下丘脑-垂体的负反馈作用消除，促使下丘脑-垂体分泌的促肾上腺皮质激素释放激素（corticotrophic relieasing hormone，CRH）促肾上腺皮质激素（adrenocorticotrophic hormone，ACTH）分泌增加，导致肾上腺皮质增生，有些酶的缺乏同时可导致盐皮质激素和性激素合成障碍。根据类固醇激素合成途径中发生缺陷的酶的不同，临床症状、体征和实验室检查结果也各不相同。典型的CAH发病率为1/1万~1/1.5万，CAH发病率存在种族差异。临床主要特点为肾上腺皮质功能不全、水盐代谢失调、性腺发育异常。

（一）病理生理与发病机制

1. 组织学　人体肾上腺由皮质和髓质两个功能不同的内分泌器官组成，皮质分泌肾上腺皮质激素，髓质分泌儿茶酚胺激素。肾上腺皮质又可分为3个区带。

（1）球状带：位于肾上腺皮质最外层，占皮质的5%~10%，主要合成和分泌盐皮质激素。

（2）束状带：位于中间层，约占皮质的75%，是储存胆固醇的重要场所，主要合成糖皮质激素，如皮质醇及少量脱氧皮质酮（DOC）、脱氧皮质醇（S）和皮质酮（B）。

（3）网状带：位于肾上腺皮质最内层，主要合成肾上腺雄激素。诸类肾上腺皮质激素均为胆固醇的衍生物，其合成过程极为复杂，必须经过一系列的酶促反应加工而成。在诸多类固醇激素合成酶中，除3β羟类固醇脱氢酶（3β-HSD）外，均为细胞色素P450（cytochrome P450）蛋白超家族成员。类固醇激素的生物合成途径见图11-1。

在肾上腺皮质发育过程中有两个重要转录因子：类固醇生成因子1（SF-1）和DAX-1。SF-1基因定位于染色体9q33，参与类固醇合成过程中的一些酶的编码基因的转录调节，该因子的缺乏将导致肾上腺和性腺的发育不全。DAX 基因位于 Xq21，该基因的突变可造成先天性肾上腺发育不全和低促性腺素功能减退症。另外，DAX－1 还参与类固醇合成的调节。

2. 病理生理　在正常情况下，下丘脑分泌的 CRH 通过垂体分泌的 ACTH 能促进肾上腺皮质细胞增生、激素合成和分泌。ACTH 与靶细胞膜上特殊的 G 蛋白偶联受体结合，激活腺苷酸环化酶，使细胞内的环磷腺苷（cAMP）水平升高，cAMP 的短期效应（数分钟到数小时）是通过增加类固醇合成急性调节蛋白加速胆固醇进入线粒体，而 cAMP 的长期效应（数小时到数天）是激活合成糖皮质激素的酶系的表达和加速 LDL 胆固醇的摄取。上述转录水平的调节作用在一定程度上是通过激活蛋白激酶 A 的活性，后者可使各种转录调节因子发生磷酸化。当血中皮质醇达到一定浓度时，即通过反馈机制使 CRH 和 ACTH 分泌减少。若在类固醇激素合成途径中任何一个酶发生缺陷时，都会使血中皮质醇浓度降低，负反馈作用消失，以致 ACTH 分泌增加，刺激肾上腺皮质增生；同时酶缺陷导致前体中间代谢产物增多，经旁路代谢可致雄激素产生过多。由于醛固酮合成和分泌在常见类型的 CAH 中亦大多同时受到影响，故常引起血浆肾素活性（PRA）增高。

CAH 主要包括 21 羟化酶缺乏症（21－OHD）、11β 羟化酶缺乏症（11β－OHD）、3β 羟类固醇脱氢酶（3β－HSD）缺乏症、17α 羟化酶缺乏症（17α－OHD）、类脂性肾上腺增生症（类固醇合成急性调节蛋白缺乏，StAR 基因缺陷）等类型。其中 21－OHD 是最常见的 CAH，占 CAH 总数的 90% 以上，11－OHD 次之，占 5% ~8%，再其次为 3β－HSD 缺乏症，17α－OHD 和类脂性肾上腺增生症则十分罕见，约占 1%。

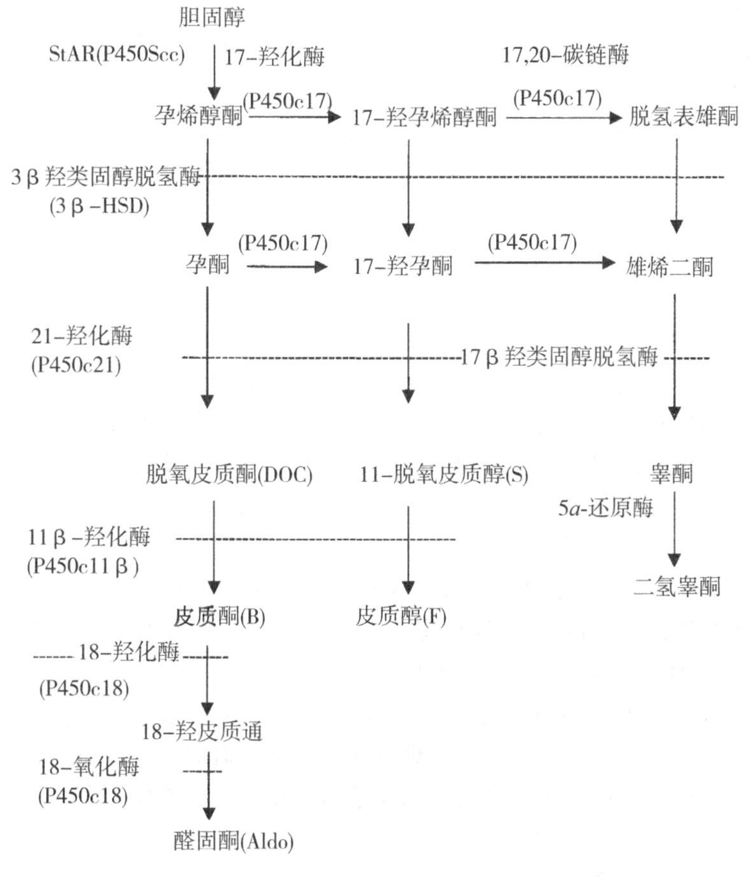

图 11－1　类固醇激素的生物合成途径

3. 致病基因　CAH 是常染色体隐性遗传病，患者为纯合子，父母为杂合子，每生育一胎，1/4 的可能性为 CAH 纯合子患儿。CAH 的分子病理为相关基因的遗传突变，导致编码蛋白缺陷，故为单基因遗传病。

（1）CYP21A2 基因：人类 21 羟化酶基因定位于第 6 号染色体短臂（6p21.3），与 HLA 基因族紧密连锁。由 A1、A2 两个基因座构成，A1 基因（CYP21A1）是假基因，A2 基因（CYP21A2）是编码 21－OH的功能基因，两者高度同源。CYP21A1 和 CYP21A2 各有 10 个外显子及 9 个内含子组成，基因全长为 3 463bp。CYP21A2 基因突变是导致 21－OHD 的根本原因，包括基因缺失、转换和点突变等。

（2）CYP11B1 基因：人类编码 11β 羟化酶的基因为 CYP11B1，定位于第 8 号染色体长臂（8q21）。基因突变热点在外显子 2、6、7 和 8，至今已发现 20 种基因点突变。

（3）CYP17 基因：人类 17 羟化酶基因定位于第 10 号染色体长臂（10q24. 3），包含 8 个外显子和 7 个内含子，基因全长 6. 6kb。基因缺陷包括小片段缺失、重复及点突变，迄今未见大片段缺失报道。

（4）HSD3B 基因：与 CAH 发病相关的 3β 羟类固醇脱氢酶主要由 HSD3B2 基因编码表达，与 HSD3B1 同工酶基因的同源序列高达 93%，均定位于第 1 号染色体短臂（1p11－13），由 4 个外显子和 3 个内含子组成，基因全长约 7. 8kb。目前已报道的基因缺陷不少于 17 种，主要包括移码突变、无义突变和错义突变。

（二）临床表现

CAH 是由于肾上腺皮质激素合成中某一酶的缺陷，导致某些激素合成受阻，而其相应的前体物质增多。CAH 患者皮质醇合成障碍，负反馈作用消除，ACTH 分泌增加，刺激肾上腺皮质增生，一些中间代谢产物浓度升高。

1. 21 羟化酶缺乏症　21－羟化酶缺乏造成相应前体 17－羟黄体酮和黄体酮增多。黄体酮和其他一些代谢产物可与盐皮质激素竞争结合受体，加重未治患者醛固酮缺乏的症状。通过旁路代谢，体内睾酮水平升高。根据酶缺乏程度不同，通常将其分为 3 种临床类型。

（1）单纯男性化型（simple virilizing，SV）：本型约占 21－OHD 总数的 25%，是由于 21－OH 不完全缺乏所致（酶活性为正常的 1%～11%）。患者不能正常合成 11－脱氧皮质醇、皮质醇、11－脱氧皮质酮，致使其相应前体物质 17－羟黄体酮、黄体酮和脱氢异雄酮合成增多，促使男性化表型。同时由于患儿仍有残存的 21－OH 活力，能少量合成皮质醇和醛固酮，故无失盐症状。临床主要表现为雄激素增高的症状和体征。

男童表现有同性性早熟，在初生时多无任何症状，至 6 月龄后逐步出现体格生长加速和性早熟，4～5岁时更趋明显，表现为阴茎增大，但睾丸不增大，出现阴毛、变声、痤疮等，生长加速和肌肉发达、骨龄提前，但成年终身高落后，智能发育正常。

患病女性胎儿期肾上腺合成雄激素增加，在出生时外生殖器即可呈现男性化，如阴蒂肥大，不同程度的阴唇融合。阴道口与尿道口融合（泌尿生殖窦）。增大的阴蒂外观如男性的阴茎，因为一些患者的尿道口位于阴蒂下，故类似男性尿道下裂和隐睾样改变。患者子宫、卵巢发育正常，亦有生长加速和肌肉发达、骨龄提前，但成年终身高落后等。高水平雄激素会影响胎儿脑组织的发育，造成本病女性患者性格行为异常。如女童喜欢诸如汽车、货车等玩具，而不是洋娃娃。

（2）失盐型（salt wasting，SW）：本型是 21－OH 完全缺乏，皮质醇和醛固酮的相应前体发生羟化障碍，导致两者分泌不足所致，约占 21－OHD 患者总数的 75%。临床上除出现单纯男性化型的一系列临床表现外，还可因醛固酮严重缺乏导致失盐的症状出现。往往在出生后 2～4 周出现失盐症状，又由于同时伴有皮质醇合成障碍，出现不同程度的肾上腺皮质功能不足表现，如进行性体重下降、食欲减退、呕吐，腹泻，脱水和严重的代谢性酸中毒，难以纠正的低钠血症、高钾血症，如不及时诊治则导致血容量降低、血压下降、休克，循环功能衰竭。患儿常因诊断延误、治疗不及时而死亡。

（3）非典型型（non－classic，NC）：亦称迟发型或轻型，是 21－OH 轻微缺乏所引致的一种类型，皮质醇和醛固酮分泌影响轻微，临床表现各异，发病年龄不一，多在肾上腺功能初现年龄阶段出现症状。男女患者均有阴毛早现，腋毛也较早出现。男孩可有性早熟，生长加速、骨龄超前。女性患者出生时外生殖器正常，可表现为初潮延迟、原发性闭经、多毛症、不孕症等。但临床上许多男女患者都可没有任何症状。

2. 11－β 羟化酶缺乏症　临床可分为典型与非典型型。因 11β－OH 缺乏而导致 DOC 增加，可使部分患儿出现高血钠、低血钾、碱中毒及高血容量，导致高血压症状；又因皮质醇合成减少引起肾上腺雄激素水平增高，出现类似21－羟化酶缺乏的高雄激素症状和体征。但一般女孩男性化体征较轻，男孩出生后外生殖器多正常，至儿童期方出现性早熟体征。非典型型临床表现差异较大，部分患儿可至青春发育期因多毛、痤疮和月经不规则而就诊，大多血压正常，男孩有时仅表现为生长加速和阴毛早现，临床较难与21－OHD的非典型患者区别。

3. 3β羟类固醇脱氢酶缺乏症　典型病例出生后即出现失盐和肾上腺皮质功能不全的症状，如厌食、呕吐、脱水、低血钠、高血钾及酸中毒等，严重者因循环衰竭而死亡。男性可有不同程度的外生殖器发育不良，女性则出现不同程度男性化。非典型病例占本症10%～15%，出生时往往无异常，至青春发育期前后出现轻度雄激素增高体征，如女孩阴毛早现、多毛、痤疮、月经量少及多囊卵巢等。

4. 17－羟化酶缺乏症　由于皮质醇和性激素合成受阻，而DOC和皮质酮分泌增多，导致临床发生低钾性碱中毒和高血压，女性青春期呈幼稚型性征和原发性闭经；男性则表现男性假两性畸形。

5. 先天性类脂质性肾上腺增生症　先天性肾上腺皮质增生症中最严重的一种类型，导致糖皮质激素、盐皮质激素和性激素合成严重受阻。以前曾认为先天性类脂质性肾上腺增生症是由于胆固醇向黄体酮转换过程中20、22碳链裂解酶（P450scc）缺乏所致，但近来研究发现该病并非由于P450scc基因突变所致，而是由于类固醇生成急性调控蛋白（steroidogenic acute regulatory protein，StAR）基因突变所致。StAR对调控胆固醇由胞质转入线粒体内发挥重要作用，这一过程是胆固醇转换为黄体酮进而合成类固醇激素的限速步骤。StAR蛋白可在ACTH的刺激下在肾上腺和性腺细胞的线粒体膜上快速生成，并促进胆固醇由胞质进入线粒体内。StAR失活导致使类固醇激素生成严重受阻，胆固醇堆积于肾上腺皮质细胞并对其产生毒性作用致病。典型的临床表现有男性外生殖器完全女性化，广泛皮肤色素沉着，血糖皮质激素、盐皮质激素、性激素及其代谢物水平明显降低，发病早期若不进行适当治疗将导致死亡。

（三）实验室检查

1. 血17－OHP、ACTH及睾酮水平测定　21羟化酶缺乏症均增高，其中17－OHP可增高达正常的几十倍，是21－羟化酶缺乏症较可靠的诊断依据。

2. 血浆肾素、血管紧张素、醛固酮水平测定　失盐型者血醛固酮早期可升高以代偿失盐倾向，严重失代偿后，其水平下降；单纯男性化型者大多正常或轻度增高，但所有患儿其血浆肾素、血管紧张素均有不同程度增高。

3. 血皮质醇测定　典型失盐型CAH，皮质醇水平低于正常，单纯男性化型其水平可在正常范围或稍低于正常。

4. 血电解质水平测定　21羟化酶缺乏症患者出现低血钠，高血钾，代谢性酸中毒。

5. 染色体核型检查　对于外生殖器两性难辨者，进一步可做染色体核型检查以明确遗传性别。

6. 基因诊断　基因诊断是遗传病诊断最可靠的方法。可对21羟化酶缺乏症的致病基因CYP21A2或者其他相应致病基因进行DNA序列分析。CYP21A2基因异常分三大类：基因缺失、基因转换及点突变。

（四）诊断及鉴别诊断

各种类型CAH可导致性发育异常，首先要询问病史和通过全面的体格检查，确定生殖器的解剖结构，尿道口的开口部位，分辨阴囊或阴唇，睾丸是否位于腹股沟（如在该部位触及睾丸组织，则可确定患者的性别为男性）以及是否存在其他畸形。B超检查可确定患者是否有子宫和卵巢。核型分析能确定患者的遗传性别，血17－OHP、ACTH及睾酮水平测定可提供类固醇激素代谢异常的诊断依据。儿童期患儿应与性早熟、真两性畸形、男（或女）性化肾上腺皮质肿瘤、性腺肿瘤等相鉴别。

临床各种类型CAH的特征见表11－2。新生儿期失盐型患儿应与幽门狭窄、食管闭锁等症相鉴别；患者血清17－羟黄体酮水平升高，需要鉴别是否早产儿、低体重儿或者是否有感染等，并且需要复查随访。

表 11－2　各种类型 CHA 临床特征

酶缺乏	盐代谢	临床类型
21－羟化酶（失盐型）	失盐	男性假性性早熟，女性假两性畸形
（单纯男性化型）	正常	同上
11β－羟化酶	高血压	同上
17－羟化酶	高血压	男性假两性畸形，女性性幼稚
3β－羟类固醇脱氢酶	失盐	男、女性假两性畸形
类脂性肾上腺皮质增生	失盐	男性假两性畸形，女性性幼稚
18－羟化酶	失盐	男、女性发育正常

（五）治疗

诊断一经明确应立即治疗，治疗药物剂量因人、因病情轻重而异。女性患者及失盐型男女患者应终身治疗。

1. 糖皮质激素　首选氢化可的松（HC）或醋酸可的松治疗，按 10～20mg/（m^2·d）计算，总量一般分 2～3 次，8～12h 服用 1 次。新生儿开始治疗剂量宜大些，以抑制 ACTH 分泌和纠正水、电解质紊乱。在应激情况下，如感染或手术，剂量需加倍（2～3 倍）。

糖皮质激素治疗剂量应该个体化。一般以患者获得正常的线形生长为有效治疗的标准。生长快于正常同龄者为治疗量不足，而生长慢于正常同龄者为治疗量过度。而且治疗过度时，体重增加明显。定期的体格检查可以监测性发育情况，定期手腕部位的 X 线片可以判断骨骼发育情况。应根据生长速率、骨成熟度、17－OHP、睾酮，ACTH 等指标综合分析调整。

大多数治疗有效的女性患者，可在正常年龄出现初潮，当控制欠佳时，初潮延迟。单纯男性化型患者，有些男孩要到 3～7 岁才能明确诊断，他们的骨龄可比实际年龄提前 5 岁或更多，并且提前开始青春发育，启动下丘脑－垂体－性腺轴功能。对于这类真性性早熟，可以用促性腺激素释放激素类似物治疗，例如醋酸亮丙瑞林。

2. 盐皮质激素　21－羟化酶缺乏症患儿无论是否失盐，其血浆肾素活性都很活跃，应用 9α－氟氢可的松（9α－fludrocortisone）可协同糖皮质激素作用，使 ACTH 分泌进一步减少。一般口服 9α－氟氢可的松的剂量为 0.05～0.1mg/d，失盐难纠正者可加大 9α－氟氢可的松至 0.2～0.3mg/d，每日饮食中加入 1～2g 盐。盐皮质激素使用过量时会出现心动过速和高血压。婴儿早期，应该定期复查血清电解质浓度。血浆肾素活性测定是检测疗效的有效手段。

3. 急性肾上腺皮质功能衰竭处理

（1）纠正脱水：轻、中度脱水，在最初 2h 内静脉滴注 5%～10% 葡萄糖生理盐水 20～40mL/kg。

（2）纠正低血钠：补钠量（mmol/L）按（135－测得值）×0.6×体重计算，初 8～12h 给予总量的一半，余半量放入维持量中补给；可用 9α－氟氢可的松 0.05～0.1mg/d 口服。

（3）纠正严重高血钾：按葡萄糖 0.5g/kg 加胰岛素 0.3U/kg 静脉滴注。

（4）补充 HC：100～200mg/（m^2·d）或醋酸可的松 125～250mg/（m^2·d），分 4 次静脉滴注，2d 后减量，3～4 周后减至维持量。

4. 外科治疗　女性患者呈现明显男性化时，在药物控制前提下可行外阴矫治术，一般在 4～12 个月可行外生殖器矫形手术。手术切除肥大部分，保留神经血管束。

（六）预防

1. 新生儿筛查　目前许多国家，包括上海地区已经开展了针对 21 羟化酶缺乏症的新生儿筛查。具体方法是新生儿出生后 3d，在足跟部位采血数滴于滤纸片上，测定干血中 17－羟黄体酮的水平，同时还可测定干血中促甲状腺素和苯丙氨酸水平，进行先天性甲状腺功能减退症和苯丙酮尿症的新生儿筛查。干血滴纸片法作为初筛，如结果异常，需要招回，再次采血测定 17－羟黄体酮，以及测定血电解质。新生儿筛查是早期诊断，目的如下。

（1）预防危及生命的肾上腺皮质危象及盐皮质功能不足而导致的死亡。

（2）预防女性患儿由于外生殖器男性化造成性别判断错误。

（3）预防过多雄激素造成患儿日后身材矮小、心理生理发育等障碍。方法：足跟采血滴于特制滤纸片上，经 ELISA、荧光免疫等方法测定 17 - OHP 浓度来早期筛查和诊断。

2. 产前诊断　患儿家庭再生育要进行遗传咨询。因 CAH 是常染色体隐性遗传病，每生育一胎就有 1/4 概率为 CAH 患者，因此，对家族中有本病先证者的孕妇要在妊娠中期抽取羊水或者早期取绒毛膜抽提 DNA，进行产前基因分析和诊断。

（曹　觅）

第五节　儿童糖尿病

一、概述

糖尿病（diabetes mellitus）是由于体内胰岛素绝对不足、靶器官对胰岛素不敏感（胰岛素抵抗）或胰岛素拮抗激素（生长激素、胰高血糖素和糖皮质激素）增多等，所引起的以高血糖为主要生化特征的全身慢性代谢性疾病。儿童原发性糖尿病主要分为三类：①Ⅰ型糖尿病：又称为胰岛素依赖型糖尿病（IDDM），多数儿童时期的糖尿病为此型，发病的高峰年龄为 5 ~6 岁及 11 ~13 岁。男女皆可发病。其发病是在遗传易感性基础上，在外界环境因素作用下引起自身免疫反应，使胰岛 β 细胞损伤破坏所致。近来把Ⅰ型糖尿病又分自身免疫性（1A 型）和特发性（1B 型）糖尿病。②Ⅱ型糖尿病：又称非胰岛素依赖型糖尿病（NIDDM），多为肥胖症儿童。近来Ⅱ型糖尿病的发病逐渐上升，其发病是胰岛素绝对不足与靶器官对胰岛素不敏感（胰岛素抵抗）所致。③其他特殊类型糖尿病：儿童罕见，如青年成熟期发病型糖尿病（MODY）、遗传性或先天性染色体异常伴有的糖尿病等。

二、诊断思路

（一）病史要点

1. 现病史　询问有无多饮、多尿、多食、易饥饿、消瘦、乏力、遗尿，有无突然发生恶心、呕吐、厌食、腹痛、呼吸深快、嗜睡、昏迷。有无视力障碍、高血压、下肢疼痛。

2. 过去史　平时是否易感染发热，有无肺炎、肺结核、会阴瘙痒、皮肤感染等。有无肾上腺疾病、21 - 三体综合征、Turner 综合征、Klinfelter 综合征、甲状腺功能亢进症、桥本甲状腺炎、囊性纤维化、地中海贫血、系统性红斑狼疮等病史。

3. 个人史　询问生长发育史。

4. 家族史　询问家族中有无糖尿病患者。

（二）查体要点

注意有无消瘦、低体重、营养不良。有无呼吸深快伴酮味，口唇樱红、皮肤及口舌干燥、嗜睡、昏迷、血压下降、体温不升、脉搏细速。有无肺部啰音。

（三）辅助检查

1. 常规检查　血糖升高，尿糖阳性，24 小时尿糖 >5g，血与尿酮体增多，血胆固醇、三酰甘油、游离脂肪酸增高。糖化血红蛋白（HbA_1c）升高≥7%。尿微量白蛋白可升高。血浆 C 肽、胰岛素明显降低。有酮症酸中毒时还可检查血气分析、血电解质、血浆渗透压。无明显症状、尿糖偶见阳性而血糖正常或稍高的患儿，可进行糖耐量试验，夜间 0 时禁食，清晨口服葡萄糖 1. 75g/kg，最大量 <75g，每克加水 2. 5mL，在 5 分钟内服完，于服糖前及服糖后 60、120、180 分钟测定血糖和胰岛素，糖尿病患者服糖后 2 小时血糖≥11. 1mmol/L，血胰岛素峰值低下。

2. 其他检查　血胰岛细胞自身抗体测定，如谷氨酸脱羧酶抗体（GADAb）、胰岛素自身抗体（IAA）、胰岛细胞自身抗体（ICA）、胰岛素受体自身抗体（IRAb）、胰岛β细胞膜自身抗体（ICSA）、酪氨酸磷酸酶（LA－2）抗体可阳性。

（四）诊断标准

1. 诊断依据

（1）空腹血糖≥7.0mmol/L，并有多饮、多尿、多食、消瘦表现。

（2）随机血糖≥11.1mmol/L。

（3）糖耐量试验中2小时血糖≥11.1mmol/L。

（4）排除继发性糖尿病。

（5）血浆C肽、胰岛素明显降低。血胰岛细胞自身抗体阳性。

具有上述第（1）～（3）项之一，可诊断为糖尿病，同时具有第（4）项，可诊断为原发性糖尿病，同时具有第（5）项，可诊断为Ⅰ型糖尿病。

2. 酮症酸中毒诊断标准（2001年中华儿科学会内分泌遗传代谢组制定）

（1）血糖常＞16.8mmol/L（300mg/dl）。

（2）血pH＜7.3，HCO_3^-＜15mmol/L。

（3）阴离子间隙（AG）升高，AG＝（K^+＋Na^+）－（Cl^-＋HCO_3^-），AG正常值8～16。

（4）血酮体＞5mmol/L，尿酮体、尿糖阳性。

（五）诊断步骤

1. 诊断步骤　见图11－2。

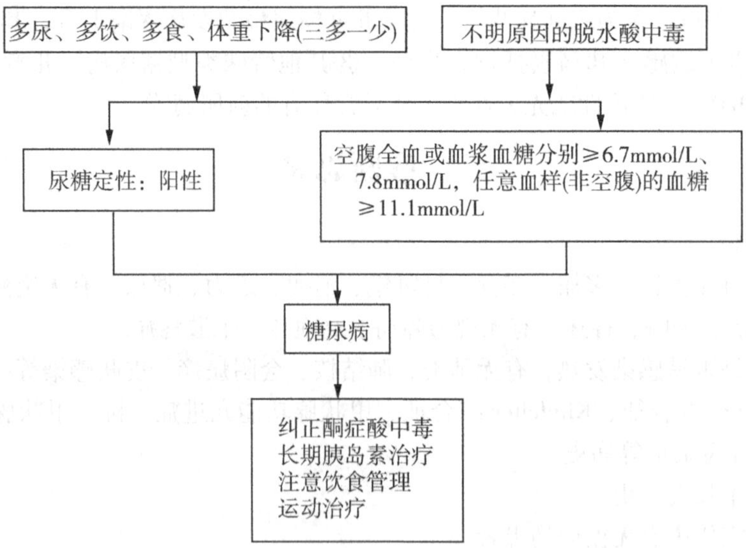

图11－2　儿童糖尿病诊断流程图

2. 诊断分型　见图11－3。

（六）鉴别诊断

1. 婴儿暂时性糖尿病　与胰岛β细胞发育不全有关，多数在生后6周内发病，表现为发热、呕吐、脱水等症状，血糖增高，尿糖和酮体阳性，持续数周，经补液或给予少量胰岛素即可恢复。

2. 其他还原糖尿症　尿中果糖、乳糖等均可使班氏试液呈色而尿糖阳性，但无多饮、多尿、多食，血糖正常。

3. 非糖尿病性糖尿症　主要是肾脏排泄葡萄糖功能异常所致。如范科尼综合征、肾小管酸中毒、胱氨酸尿症或重症重金属中毒等，可发生糖尿，但血糖正常。

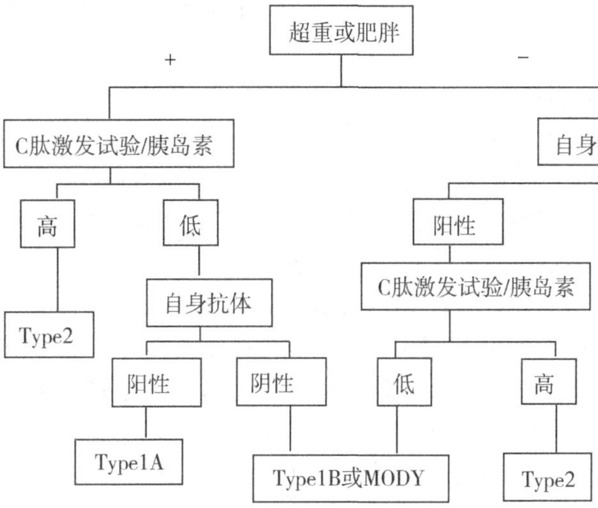

图 11－3 儿童糖尿病诊断分型流程图

4. 继发性糖尿病 如库欣综合征、甲状腺功能亢进症等，有相应临床表现与实验室检查异常。

5. 尿毒症 糖尿病患儿发生酮症酸中毒昏迷时应与尿毒症鉴别，后者有肾脏病史与肾功能损害，血糖正常。

三、治疗措施

（一）经典治疗

1. 一般治疗

（1）计划饮食：是糖尿病的治疗基础，饮食应满足生长发育和活动的需要，在适当限制的原则下灵活掌握。每天热量＝4 184＋年龄×（290～420）kJ，或＝1 000＋年龄×（70～100）kcal。热量分配糖占 50%～55%，蛋白质占 15%～20%，脂肪占 30%。食物选择中蛋白质以动物蛋白质为主，脂肪以植物油为主，每日应摄入足够蔬菜。全日热量分为三餐，分别占 1/5、2/5、2/5，并由每餐中留少量食物为餐间点心。

（2）运动治疗：糖尿病患儿在血糖得到控制后适当保持体力活动，运动时间以进餐 1 小时后，2～3 小时内为宜。不主张空腹时运动。运动时应注意调整好胰岛素的用量。

2. 药物治疗 即胰岛素替代治疗，根据胰岛素作用快、慢及持续时间，可分为短效的普通胰岛素（RI）、中效的珠蛋白胰岛素（NPH）和长效的鱼精蛋白锌胰岛素（PZI）。治疗过程分 3 个阶段。

（1）初治阶段：新诊患者普通胰岛素（RI），每日 0.5～1U/kg，年龄＜3 岁者从每日 0.25U/kg 开始，3～5 岁者从每日 0.5U/kg 开始，＞5 岁者从每日 1U/kg 开始。已用胰岛素治疗者，从每日 0.7U/kg 开始，分 3～4 次，在进餐前 20～30 分钟皮下注射。如空腹血浆 C 肽过低及病程较长者，早餐前用量偏大，中、晚餐前用量可相等。

RI＋NPH 混合胰岛素治疗时，每日皮下注射 2 次，早餐前用量占 2/3，晚餐前用量占 1/3。新诊患者 RI 与 NPH 之比为 1：1，空腹血浆 C 肽不太低者，可为 1：2，其他患者，RI 与 NPH 之比 1：3。如中餐前血糖经常≥11.1 mmol/L，可在中餐前加用 RI，每次 2～4U。RI＋PZI 混合胰岛素治疗，用于病程较长、使用胰岛素剂量较多及需要长效胰岛素提供胰岛素基础量的患儿。可在 RI 每日注射 3～4 次的基础上，在早餐前主或晚餐前的 RI 中加入 PZI 混合注射，RI：PZI＞3：1，PZI 每日用量＜0.3U/kg。

（2）调整阶段：根据血糖、尿糖及患者对胰岛素敏感性调整。病情重、年龄大、病程长的胰岛素用量大，在感染、外伤、手术者用量大，存在胰岛素抗体者用量大。通常根据尿糖来调整胰岛素用量。将每日小便分为 4 段尿、4 次尿分别测定尿糖，分法如下：

1）四段尿：第一段尿在上午7～11时；第二段尿在上午11时至下午5时；第三段尿在下午5～9时；第四段尿在晚9时至次晨7时。

2）四次尿：早、中、晚餐前半小时及睡前半小时排空膀胱，在此后半小时中留取的尿，分别称为早餐前次尿、中餐前次尿、晚餐前次尿、睡前次尿。

普通胰岛素调整：①早餐前用量：参照第一段尿及中餐前次尿的尿糖进行调整。②中餐前用量：参照第二段尿及晚餐前次尿的尿糖进行调整。③晚餐前用量：参照第三段尿及睡前次尿的尿糖进行调整。④睡前用量：参照第四段尿及次晨的早餐前次尿的尿糖进行调整。

RI＋NPH混合胰岛素调整：早餐前与晚餐前RI用量调整同上述；早餐前NPH用量，参照第二段尿及晚餐前次尿的尿糖进行调整。晚餐前NPH用量，参照第四段尿及次晨的早餐前次尿的尿糖进行调整。

（3）维持阶段：可用中效、短效或长效、短效胰岛素混合，目前多主张多次、多成分皮下注射胰岛素（强化胰岛素治疗），剂量早晨3/5，晚餐前2/5或早、中、晚（2/5、1/5、2/5）分3次注射。

3. 酮症酸中毒（DKA）的治疗　包括脱水、酸中毒、电解质紊乱的纠正，高血糖的控制和可能发生感染的控制。

（1）脱水、酸中毒的纠正：立即静脉滴注生理盐水，开始2小时15～20mL/kg，以后按10～15mL/kg，糖尿病脱水程度一般约为中度脱水（80～100mL/kg），一般不用碱剂纠酸，当血pH＜7.1、CO_2CP＜5.4mmol/L（12vol%）时才使用碱剂，血pH＞7.2时停用。5%碳酸氢钠补充量（mmol）＝（15－所测HCO_3^- mmol/L）×体重（kg）×0.6。酸中毒纠正后一般以低张液（1/2～1/3）补入，低钾者见尿补钾，每日3～6mmol/kg。

（2）胰岛素治疗：中至重度酸中毒者可采用小剂量胰岛素静脉滴入。采用每小时胰岛素0.1U/kg，将普通胰岛素25U加入生理盐水250mL中，以每小时1mL/kg静脉滴注，相当于每小时胰岛素0.1U/kg。每1～2小时测血糖一次，根据血糖下降情况调整输液速度，使血糖维持在11.2～14.0mmol/L为宜。当血糖＜11.2mmol/L时，停止静脉滴注胰岛素。如患儿清醒可进食，在停止静脉滴注胰岛素前半小时皮下注射普通胰岛素0.25U/kg。如血糖维持在11.2～14.0mmol/L，患儿仍呕吐不能进食，或合并严重感染，可静脉滴注5%葡萄糖，但同时按每4g葡萄糖加用1U胰岛素的比例，加用胰岛素静脉滴注。

（3）感染的治疗：选用适当抗生素治疗。

（二）治疗步骤

1. 酮症酸中毒（DKA）的治疗　见图11－4。

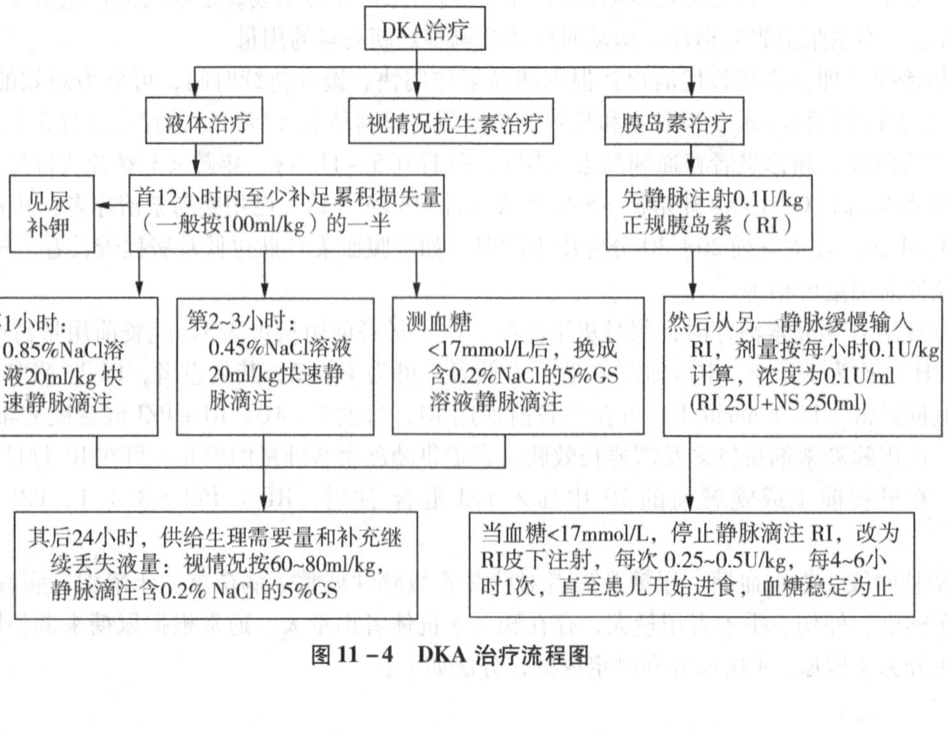

图11－4　DKA治疗流程图

2. 长期治疗措施 见图 11－5。

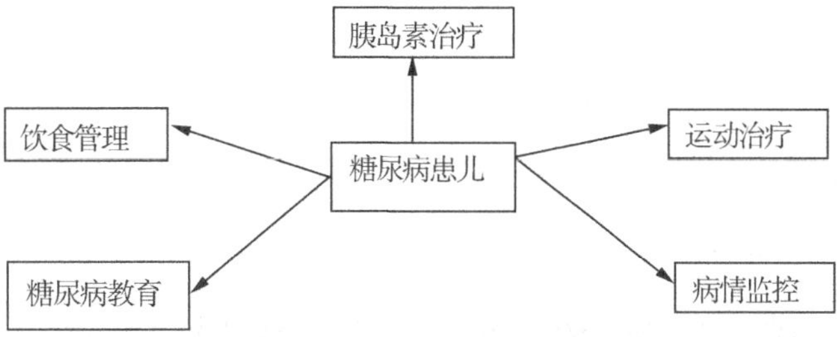

图 11－5 儿童糖尿病长期治疗流程图

四、预后评价

本病为终身治疗病，如控制不好，则并发症可发生在病后 10 年之内，如长期血糖控制不满意，可于 1～2 年内发生白内障，晚期因微血管病变导致视网膜病变和肾功能损害，在 20～30 年内死亡。控制良好者生命可达 60 岁以上。因此应加强管理，尽可能预防或推迟晚期并发症的发生。糖尿病是一种慢性病，要注意患儿的心理治疗，避免患儿因长期注射胰岛素和控制饮食产生厌烦和抵触心理。

五、最新进展与展望

儿童Ⅰ型糖尿病的治疗进展除强调药物治疗、饮食控制、血糖监测、运动及加强教育等综合措施外，在胰岛素治疗中，目前已有新型速效胰岛素和长效甘精胰岛素。速效胰岛素 使用时不需提前 30 分钟，皮下注射后即能进食，尤其适合儿童 T1DM 应用，且很少发生低血糖。长效胰岛素类似物，每天 1 次给药可提供 24 小时的基础血糖控制，吸收平稳，无峰值，模拟非糖尿病个体生理性基础胰岛素的分泌，作用时间长，发生低血糖的危险降低。从胰岛素进展看，目前有胰岛素笔、胰岛素泵及吸收胰岛素。胰岛素泵治疗可有效控制血糖，明显降低 HbA_1c，减少低血糖及酮症酸中毒的发生，是儿童及青少年 T1DM 常规治疗的较好选择。对Ⅱ型糖尿病的治疗目前主张早期应用胰岛素，以保护及延缓胰岛 β 细胞功能衰退。目前认为将来治疗糖尿病最有前途的方法干细胞分化移植，干细胞具有自我复制能力、可分化成各种组织的早期未分化细胞，诱导干细胞分化胰岛 β 细胞分泌胰岛素，是目前国内外研究的热点，但路途遥远，有待进一步研究及探索。

六、预防

通过饮食控制、减轻体重、改变生活方式以及早期干预糖耐量异常，是预防儿童 T2DN 的有效措施。医疗卫生体系将以社区为单位，逐步向医学－心理－社会模式的转化，糖尿病防治等教育将为有效控制该病起重要作用。

（曹 觅）

第十二章

染色体及遗传代谢性疾病

第一节 21－三体综合征

21－三体综合征（又称先天愚型）是小儿中最常见的一种染色体病。由于常染色体畸变，最常见的是标准型，患儿染色体为47条。临床主要表现为智力及生长发育落后、特殊面容等，活产婴儿中发生率约为1/6 000～1/8 000，母亲年龄越大，发生率越高。

一、病因

细胞遗传学特征是第21号染色体呈三体征，主要是由于生殖细胞在减数分裂形成配子时，或受精卵在有丝分裂时21号染色体不分离，使胚胎体细胞内存在一条额外的染色体；这种染色体畸变可能与母亲妊娠年龄过大，环境中射线、化学剂、某些药物等含致畸物质有关。

二、临床表现

（1）智力落后：这是最突出、最严重的表现，表情呆板，语言发育迟缓，3岁内很少会说话。应人能力和应物能力差，7岁很少能上学。智商测定在25～70，随着年龄增长，与同年龄儿童相比还会逐渐下降。

（2）生长发育落后：患儿抬头、翻身、坐、立和行走均晚，四肢短，身材矮小，性发育延迟。

（3）特殊面容：多数患儿在出生时其特殊面容已很明显，生长发育过程中表现更为明显：头围小、枕部扁平、囟门大、关闭延迟、头发细软较少、眼距增宽、眼裂小、两眼外侧上斜、内眦赘皮、鼻根低平、鼻孔上翘、外耳小、耳位低、半张口、舌外伸、高腭弓、出牙晚、牙质差和常错位、粗颈、后发际低。

（4）皮纹特点：1/2患儿有通贯掌；2/3以上患儿atd角增大，尺侧箕为多，小指短粗且内弯；1/3患儿有一条指褶纹，约1/2患儿脚趾球部为胫侧弓形纹，第一与第二趾间距增宽（称草膜足）。

（5）并发其他畸形：如多指、先心病、脐疝、白内障、小阴茎和隐睾等。

（6）免疫功能低下：易患各种感染性疾病，白血病发生率也高。

三、诊断

染色体检查：

（1）标准型占95%，核型为47，XX（XY）+21。

（2）易位型占2.5%～5%，D/G易位；（Dq21q易位），14号最多见，而15号较少见；G/G易位：（21q21q）或（21q22q）易位较少见。

（3）嵌合体型占2%～4%，核型为46，XX（XY）+21/46，XX（XY）。

具备上述临床表现应高度怀疑本病；确诊尚需染色体检查；嵌合型患儿应做核型分析确诊。

四、治疗

1. 一般治疗　目前无特效治疗方法，宜注意预防患儿感染，加强教育与训练。并发其他畸形者，可考虑手术矫治。

2. 预防措施　如下所述。

（1）避免高龄妊娠：本病的发生率随母亲年龄增长明显升高，如30岁以下的母亲中发生率为1/1 000，而35岁以上的母亲发生率为1/300～1/45。

（2）孕早期避免腹部X线照射，防止细菌及病毒感染，禁止使用对胎儿有影响的药物。

（3）有阳性家族史或有两次以上习惯性流产的夫妇应做染色体核型分析。

（4）做好产前诊断，防止患儿出生。在妊娠8～12周做绒毛染色体进行核型分析，或者在妊娠16～20周做羊水细胞培养进行核型分析，发现患儿时应终止妊娠。

（曹　觅）

第二节　苯丙酮尿症

苯丙酮尿症（phenylketonuria，PKU）是一种由于苯丙氨酸代谢障碍引起的先天代谢缺陷性疾病，为常染色体隐性遗传。本病各国发病率不同，我国的发病率约为1/18 000。苯丙氨酸可参与蛋白质合成和黑色素、甲状腺素、多巴胺、去甲肾上腺素和肾上腺素代谢。一旦机体因各种原因缺乏苯丙氨酸羟化酶（PAH），苯丙氨酸不能转换为酪氨酸，可使酪氨酸及其正常产物减少，血中的苯丙氨酸含量就增加，最终导致苯丙酮酸、苯乙酸、苯乳酸产生。虽然苯丙氨酸是人体必需的氨基酸，但血中浓度过高及其异常代谢产物过多均可抑制脑组织L－谷氨酸脱羧酶的活性和色氨酸羟化酶，抑制线粒体丙酮酸转换酶的合成，结果使5－羟色胺生成减少、线粒体产生ATP减少，从而影响脑髓鞘的形成。另外还因二氢生物蝶呤还原酶（DHPR）或丙酮酰四氢生物蝶呤合成酶（PTS）的缺乏导致四氢生物蝶呤（BH4）缺乏，从而影响酪氨酸转变为多巴（dopa）、色氨酸转变为5－羟色胺（5－HT）的合成，结果引起严重的脑发育不良。

一、病因及发病机制

苯丙氨酸（phenylalanine，Phe）是人体必需氨基酸，食入体内的Phe一部分用于蛋白质的合成，一部分通过苯丙氨酸羟化酶作用转变为酪氨酸，仅有少量的Phe经过次要的代谢途径在转氨酶的作用下转变成苯丙酮酸。

PKU是因苯丙氨酸羟化酶（phenylalanine hydroxylase，PAH）基因突变导致PAH活性降低或丧失，Phe在肝脏中代谢紊乱所致。PKU患者苯丙氨酸羟化酶缺乏，酪氨酸及正常代谢产物减少，血Phe含量增加，刺激转氨酶发育，次要代谢途径增强，生成苯丙酮酸、苯乙酸和苯乳酸，并从尿中大量排出，故称苯丙酮尿症。苯乳酸使患儿尿液具有特殊的鼠尿臭味。高浓度的Phe及其异常代谢产物抑制酪氨酸酶，使黑色素合成障碍。Phe增高影响脑发育，导致智能发育落后及出现小头畸形及抽搐等神经系统症状。

PKU属常染色体隐性遗传，其特点是：①患儿父母都是致病基因携带者（杂合子）；②患儿从父母各得到一个致病基因，是纯合子；③患儿母亲每次生育有1/4可能性为PKU患儿；④近亲结婚的子女发病率较一般人群为高。

人类PAH基因位于第12号染色体上（12q22～12q24.1），PAH基因全长约90kb，有13个外显子和12个内含子，外显子长度在57～892bp，成熟mRNA约2.4kb，编码451个氨基酸。内含子长度为1～23kb不等。随着分子生物学技术的发展，北京及上海等地已经开展DNA序列分析等技术对PKU患者进行基因分析，在中国人群中发现了80种以上基因突变，发现外显子7和12的突变占的比例相对较高。其中有一些是中国人特有的突变体，这些基因突变分别导致氨基酸置换、翻译提早终止、mRNA剪切异常以及阅读框架移位等。

二、临床表现

（1）智力发育落后，可并发癫痫。

（2）外观：毛发、皮肤、虹膜色泽变浅。

（3）小头畸形、肌张力增高，少数腱反射亢进。

（4）尿液及汗液发出特殊的鼠尿臭味。

三、诊断

（一）辅助检查

1. 常规检查　如下所述。

（1）新生儿期筛查当血苯丙氨酸 > 0.24mmol/L，即 2 倍于正常参考值时应测新生儿血苯丙氨酸浓度。

（2）血苯丙氨酸（PHE）浓度 > 1.22mmol/L，即可确诊为经典 PKU（正常小儿血苯丙氨酸浓度为 0.12mmol/L）。

（3）尿三氯化铁试验、二硝基苯肼（DNPH）试验阳性。

（4）应用高压液相层析法（HPLC）测定尿液中新蝶呤及生物蝶呤的含量，总排出量增加。可用于鉴别各型 PKU。

2. 其他检查　如下所述。

（1）外周血中的红、白细胞内或皮肤成纤维细胞内苯丙氨酸 – 4 – 羟化酶（PAH）活性检测低下。

（2）用 DNA 分析的方法对 PAH 和二氢生物蝶呤还原酶（DHPR）缺陷进行基因诊断。

（3）头颅 CT 和 MRI 示弥漫脑皮质萎缩。

（4）脑电图异常，示高峰紊乱、灶性棘状波。

（二）鉴别诊断

不同类型 PKU 的分型诊断见表 12 – 1。

表 12 – 1　不同类型 PKU 的鉴别诊断

分型	PHE（mmol/L）	酶缺乏（%）
经典型 PKU	> 1.22	< 1%
非典型 PKU	0.73 ~ 1.22	2% ~ 3%
轻型高苯丙氨酸血症	0.12 ~ 0.73	2% ~ 5%
四氢生物蝶呤缺乏症	0.73 ~ 1.22	DHPR < 1%，PTS < 20%
暂时性高苯丙氨酸血症	0.12 ~ 1.22	无

四、治疗

1. 饮食疗法　PKU 的治疗主要为饮食疗法，要求进食低苯丙氨酸饮食［30 ~ 50mg/(kg · d)］，典型 PKU 每日的苯丙氨酸摄入量不宜大于 20mg/kg，目的在于降低血液中苯丙氨酸及其代谢产物的浓度，治疗年龄越小越好，以预防脑损伤，或使脑损伤降低到最小限度。血苯丙氨酸的浓度应控制在 0.12 ~ 0.6mmol/L 范围内。

2. 基本药物治疗　对非典型 PKU 患儿，除饮食治疗外还应给予四氢生物蝶呤、5 – 羟色氨酸［3 ~ 13mg/（kg · d）］和左旋多巴［5 ~ 15mg/（kg · d）］等药物。

五、预防

早期发现 PKU 患儿是一很有效的措施，但治疗对已经存在的严重智力障碍难以奏效。对有本病家族史的夫妇，避免近亲结婚，并采用DNA分析或检测羊水中蝶呤等方法对其胎儿进行产前检查，以便从新生儿期即加以预防。饮食疗法是本病的基本治疗，诊断一旦确定应立即给予饮食治疗，开始治疗的年龄越小，预后越好，早期即开始治疗的患儿其智力发育可接近正常。青春期后，对于变异型PKU单独采用饮食治疗已无效果，应适当补充左旋多巴和5-羟色氨酸。

PKU患儿的母亲在妊娠时应控制饮食，整个孕期应使血苯丙氨酸的浓度控制在60μmol/L以下，以免造成胎儿神经系统损伤。

（曹　觅）

第三节　肝豆状核变性

肝豆状核变性（hepatolenticular degeneration，HLD）又称威尔逊病（Wilson disease），1912年首先报道了青少年发病的假性硬化症。男女发病比例相近，发病率世界各国报道不一，德国为3/10万，美国为1/10万，我国为1/50万，平均约1/30万。近亲结婚子女的发病率高。本病可分为肝型、神经型和混合型。

一、病因及发病机制

其病理特征是肝硬化伴发豆状核变性。本病是常染色体隐性遗传病，致病基因定位于13q14.3区域，人群中杂合子携带为1∶（200～450）。发病机制为P型ATP酶铜转运蛋白（P型ATP-7B）基因缺陷而引起铜蓝蛋白代谢障碍，铜沉积在肝、脑、肾等组织上，从而引起一系列临床症状。

二、诊断

（一）病史要点

父母常近亲婚配，发病年龄以7～12岁最多见，出生开始无症状，至6岁以后随着肝细胞中铜沉积量增加，出现肝受损症状，如乏力、食欲不振、呕吐、黄疸、浮肿、腹水等。早期症状有：①约有50%以上的病例表现为急性肝炎、肝硬化。②20%病例以神经系统异常为首发表现，如震颤、构语障碍、精神障碍、肌张力改变、痉挛等。③部分病例表现为溶血性贫血。④少数以骨关节症状出现，患儿常有骨质稀疏、佝偻病骨骼改变、退行性骨关节病等表现。⑤可有肾脏损害。

（二）查体要点

（1）黄疸、浮肿、贫血。

（2）肝脾肿大，部分可有腹水。

（3）角膜色素环即K-F环阳性。

（4）精神障碍，肌张力改变、痉挛。

（三）辅助检查

1. 常规检查　如下所述。

（1）铜代谢检测

1）血清铜蓝蛋白：<200mg/L（正常小儿血清铜蓝蛋白为200～400mg/L），但有5%患者的铜蓝蛋白不减低或在正常低限。

2）24小时尿铜排泄量：>100μg。

3）肝铜：>100μg/g。

4）放射性铜测定：静脉注射^{64}Cu后，本病患儿血^{64}Cu下降缓慢，且无第二次上升。

5）铜氧化酶测定：<0.15光密度。

（2）眼裂隙灯检查：角膜色素环即K-F环阳性。

（3）血生化：肝功能异常。

2. 其他检查　如下所述。

（1）CT 和 MRI 检查：CT 初期无异常，以后可见豆状核及尾状核的部位有低密度区，病情严重者可见脑室扩大、弥漫性脑萎缩。MRI 检查较 CT 敏感，大脑灰质和白质都可见多数局限性病灶，尤以灰质明显，在豆状核、尾状核、中脑、小脑均有两侧对称性病灶。

（2）基因诊断：应用 PCR 及 DNA 测序方法检测 P 型 ATP 酶铜转运蛋白（P 型 ATP－7B）基因突变，或应用与 P 型 ATP－7B 基因紧密连锁的多态性 DNA 探针进行限制性片段长度多态性（RFLP）分析和微卫星标记多态性分析，可进行产前诊断与症状前诊断。

（四）诊断标准

1. 诊断标准　具有以下第 1～3 项，伴或不伴第 4、第 5 项，可诊断本病。

（1）早期症状：急性肝炎、肝硬化；神经系统异常，如震颤、构语障碍、精神障碍、肌张力改变、痉挛等；部分病例表现为溶血性贫血；少数可有骨损害与肾脏损害。

（2）体征：K－F 环阳性。

（3）铜代谢检测异常。

（4）CT 和 MRI 检查可异常。

（5）基因诊断：应用 PCR 及 DNA 测序方法检测 P 型 ATP 酶铜转运蛋白（P 型 ATP－7B）基因突变，即可诊断。

2. 分型诊断　根据临床表现，肝豆状核变性可分为三型。

（1）肝型：以肝病症状为主，因大量铜沉积于肝细胞中所致。

（2）神经型：以神经、精神症状为主，因大量铜沉积于脑组织中所致。

（3）混合型：既有肝病表现，又有神经、精神症状。

（五）鉴别诊断

1. 范科尼综合征（Fanconi syndrome）　本病为多发性远曲小管功能障碍性疾病，因远曲小管对多种物质吸收的障碍，造成了生长发育迟缓、佝偻病、肌无力等症状出现，并可出现氨基酸尿、糖尿、磷酸尿等，胱氨酸增多型可在裂隙灯下见到角膜、结合膜上有六角形结晶体，但 K－F 环阴性，血铜蓝蛋白正常。

2. 肝炎后肝硬化　部分乙型肝炎可发展为肝硬化，其特点为有乙型肝炎病史、肝脾肿大、肝功能受损，乙型肝炎病毒的免疫学指标可呈“大三阳”或“小三阳”，HBV－DNA 和 DNA 多聚酶阳性。本病无锥体外系神经系统症状出现，无 K－F 环，铜蓝蛋白正常。

三、治疗

治疗原则为限制铜的摄入，防止或减少铜在组织内蓄积；应用排铜药物促进体内过量的铜的排出，避免铜在体内继续沉积，以恢复和维持正常功能。

1. 一般治疗　如下所述。

（1）食物：避免食用含铜量高的食物，如肝、贝壳类、坚果、蘑菇、巧克力等，使每日铜的摄入量低于 1.5mg。禁用铜制餐具。

（2）减少铜吸收：可用锌制剂来干扰肠道内铜的吸收，服用后粪便排铜量增加，可减少体内铜的蓄积。常用制剂为硫酸锌，儿童用量一般每次 0.1～0.2g，每日 3 次口服。少数患儿服后有恶心、呕吐、腹泻等反应或肢体发麻等症状，但不影响用药。锌剂治疗期间，应避免与影响锌吸收的面包、粗纤维与含多量植酸的食物同服。

2. 基本药物治疗　如下所述。

（1）D－青霉胺（D－penicillamine，PCA）：PCA 为含有巯基的氨基酸，可螯合体内的铜使之成为可溶性物质而由尿排出。剂量为每日 0.02g/kg，分 2～3 次口服。一般 10 岁以下儿童全日量为 0.5～0.75 g，年长儿全日量为 0.8～1.0g，疗效要在排铜以后才能评定。服青霉胺期间应定期随访，并检查血象、尿、血沉等变化。

（2）三乙烯四胺（triethlene tetramine）：本药的作用与D－青霉胺相似，不良反应较轻，但效果不如青霉胺，适用于不耐受青霉胺者。

（3）依地酸二钠钙（disodium calcium ethylene diamine tetraacetate，$CaNa_2EDTA$）：为依地酸（EDTA）与钠、钙的络合物，系多胺多羧类化合物，有能与大多数二价、三价的重金属离子强力络合、形成不易分解的可溶性络合物的特性。本品口服很难吸收，临床通常采用肌内注射或静脉注射，将0.5～1.0g加入5%葡萄糖250mL内静脉滴注，每12小时一次，一般3～5日为一疗程，间歇2～4日后重复下一疗程。静脉滴注剂量每日不超过50mg/kg，滴速不超过每分钟15mg，浓度低于0.5%可减轻不良反应。

（4）二乙基二硫代氨基甲酸钠（sodium diethyldithiocarbamate，dithiocab，DDC）：该药可增加粪便铜的排泄，通常用量为0.5g，每日3～4次口服。由于该药呈酸性，须同时服用碳酸氢钠，以减少胃肠道反应。重症可采用肌内注射，首次剂量为25mg/kg，24小时总量不超过100mg/kg，少数病例有恶心、呕吐等轻度消化道反应。

（5）二巯基丙磺酸钠（DMPS）：每日5mg/kg，静脉滴注。6天为一疗程。

3. 其他治疗　对锥体外系症状可对症治疗，如用苯海索、氟哌啶醇、东莨菪碱、左旋多巴等。对肝、肾、造血、骨关节等病症按不同病情给以适当处理。因暴发性肝坏死而有不可逆肝脏损伤者，可做肝移植。

四、预后

早期治疗症状可缓解，但须终身维持治疗，若治疗延误可导致肝硬化、腹水及智力障碍，此时预后不良。

未经治疗者于数年内逐渐因病因恶化而死亡。治疗后好转标准为：

（1）服用D－青霉胺后，尿铜排出量可增加数倍，神经症状和锥体外系症状可见改善，CT见基底神经节的低密度区逐渐减少。

（2）能逐渐减少氨基酸尿，并使磷酸尿减轻，使症状逐渐好转，以至消失。

（3）角膜K－F环在数周内开始减轻，数年内可完全消失。

（4）肾功能恢复正常。

五、预防

避免近亲婚配。不明原因的肝病患者应进食低铜饮食，减少铜的摄入，防止铜盐蓄积。

（曹　觅）

第四节　糖原累积病

糖原累积病（glycogen storage disease，GSD）是一组由于糖原合成或分解途径中的酶先天性缺陷所造成的糖原代谢障碍疾病。其共同的生化特征是糖原储存异常，绝大多数为糖原在肝脏、肌肉、肾脏等组织中储存量增加，仅少数糖原储存量正常，但糖原分子结构异常。

一、病因

（1）常见原因为甲状腺不发育、发育不全或异位；甲状腺激素合成和分泌过程中酶的缺陷，导致甲状腺激素合成障碍；促甲状腺激素缺乏；甲状腺或靶器官反应低下；母亲服用抗甲状腺药物或母亲患甲状腺疾病等。

（2）由于甲状腺激素不足或缺少，对三大物质及维生素代谢作用的促进作用降低；对消化系统、对神经系统影响降低；对细胞氧化反应速度降低，产热减少；从而出现特殊面容、智能发育低下等神经系统症状、生理功能低下等一系列临床症状。

二、诊断

（一）病史要点

1. 现病史　询问生后有无颤抖、惊厥、嗜睡、气急、淡漠、肌无力、呼吸困难、喂养困难等。有无生长迟缓、抽搐、腹泻、鼻或牙龈出血。

2. 过去史　询问有无低血糖发作（突然面色苍白、多汗、晕厥、心慌、抽搐）。有无酸中毒（恶心、呕吐、烦渴、呼吸深快、口唇苍白或发绀、神萎、嗜睡）。有无反复呼吸道感染。

3. 个人史　询问生后体格、运动、智能发育情况。

4. 家族史　询问家族中有无类似患者，父母有无近亲婚配。

（二）查体要点

注意有无身材矮小、娃娃脸、腹部膨隆、肝肾肿大、肌肉松弛、肌张力低下，四肢伸侧皮下有无黄色瘤。

（三）辅助检查

1. 常规检查　如下所述。

（1）血液与尿检查：空腹血糖降低，乳酸升高，血磷可降低，血清丙酮酸、三酰甘油、磷脂、胆固醇和尿酸增高。多数患儿肝功能正常。血小板黏附率和聚集功能低下。血胰岛素正常或降低。尿糖可阳性。Ⅰb与Ⅰc型糖原累积病有中性粒细胞减少及白细胞趋化功能障碍。

（2）糖耐量试验：因患儿胰岛素分泌不足，糖耐量试验呈现典型糖尿病特征。

（3）肾上腺素试验：皮下注射肾上腺素0.01mg/kg，注射前与注射后15、30、60、90min测血糖，正常时在30～60min血糖升高>2.5mmol/L，患儿血糖无明显上升。

（4）胰高糖素试验：胰高糖素30μg/kg，加入少量生理盐水静脉推注，注射前与注射后15、30、45、60、90min测血糖，正常时在15～45min内血糖升高>1.5mmol/L，患儿血糖无明显上升或升高<0.1mmol/L，且注射胰高糖素后血乳酸明显增高。

（5）半乳糖或果糖耐量试验：血糖水平不升高，而血乳酸明显增高。

（6）肝组织检查：肝组织的糖原定量增加和葡萄糖-6-磷酸酶活性低下为确诊依据。

2. 其他检查　X线检查可见骨质疏松、骨龄落后和肾肿大。在病程较长患儿，CT或B超检查可见肝脏有单个或多个腺瘤。

（四）诊断标准

（1）重症在新生儿期即可出现严重低血糖、酸中毒、呼吸困难和肝大等症状；无脾大。轻症病例则常在婴幼儿期有生长迟缓、肝持续增大、腹部膨隆、低血糖发作和腹泻。常有鼻出血。

（2）患儿身材明显矮小，骨龄落后，骨质疏松，但身体各部比例和智能等多为正常。肌肉松弛，四肢伸侧皮下常有黄色瘤可见。

（3）空腹血糖降低<3.3mmol/L，乳酸生高，重症低血糖常伴有低磷血症；血清丙酮酸、三酰甘油、磷脂、胆固醇和尿酸等均增高。多数患儿肝功能正常。血小板黏附率和聚集功能低下。

（4）X线检查可见骨质疏松和肾肿大。

（5）糖耐量试验呈现典型糖尿病特征；肾上腺素或胰高糖素试验，或半乳糖或果糖耐量试验中患儿血糖无明显上升，且注射后血乳酸明显增高。

（6）肝组织的糖原定量增加>70mg/g湿重，葡萄糖-6-磷酸酶活性低下。

具有上述第1～5项可临床诊断为糖原累积病Ⅰ型，同时具有第6项可确诊本病。进行肾上腺素或胰高糖素试验或半乳糖或果糖耐量试验，虽有避免肝脏穿刺活检的优点，但由于本病患儿对此类试验反应的个体变异较大，不能单纯依赖上述试验确诊，应以肝组织的糖原定量增加和葡萄糖-6-磷酸酶活性低下为确诊依据。但Ⅰb型糖原累积病肝脏冰冻组织的葡萄糖-6-磷酸酶活性可接近正常，新鲜组织的酶活性低下。各型糖原累积病的基因诊断，即检测缺陷酶的基因突变，已有人试用于临床诊断与产前诊断，但尚不成熟，正在研究中。

（五）鉴别诊断

1. 胰岛β细胞增生症与胰岛β细胞腺瘤　有低血糖发作，但血胰岛素升高，胰腺B超或CT可确诊。

2. 遗传性果糖不耐症　新生儿期进食奶后方有呕吐、腹泻、出汗、惊厥等低血糖表现，以后有肝大、腹泻、黄疸等，不能进食“甜食”。果糖耐量试验可见血果糖升高，葡萄糖无升高，与糖原累积病Ⅰ型相似，但半乳糖耐量试验正常，可见葡萄糖升高。

3. 果糖-1，6-二磷酸酶缺乏症　有发作性低血糖、酸中毒、惊厥，血糖降低，血乳酸与尿酸升高，但发作常由感染发热或胃肠炎时进食过少所引起，可进食“甜食”。果糖耐量试验可见血果糖升高，葡萄糖无升高，与糖原累积病Ⅰ型相似，但半乳糖耐量试验正常，可见葡萄糖升高。

白尿、血肌酸激酶升高，其中Ⅱa型有心脏肥大、心力衰竭；Ⅲ型有心脏肥大、脾大，无低血糖与高脂血症，肾上腺素或胰高糖素试验、半乳糖或果糖耐量试验正常；Ⅳ型常无低血糖，有肝硬化、腹水、脾大；Ⅵ型与Ⅰ型表现相似但病情轻，常在青春期症状消失，不需治疗；Ⅷ型有中枢神经系统表现如眼球震颤、共济失调；Ⅸ型无低血糖，肾上腺素或胰高糖素试验正常；Ⅹ型有肌肉疼痛，胰高糖素试验正常；Ⅺ型合并抗维生素D佝偻病，肾上腺素或胰高糖素试验正常；Ⅻ型肝大为主。各型糖原累积病的确诊依赖于肝或肌肉组织的酶活性测定。

三、治疗

1. 一般治疗　日夜间多次少量进食，每3~4小时进食一次。食物成分为60%~70%的糖及淀粉，少食果糖及半乳糖，蛋白质12%~15%，脂肪15%~25%。夜间使用鼻饲管持续点滴高糖类（有进口商品配方），给予每日总热量的1/3，于8~12h连续缓慢滴入。夜间也可口服生玉米淀粉，1.75~2g/kg，每4~6h一次，凉开水冲服，以维持血糖水平在4~5mmol/L。饮食疗法的关键是维持血糖在一稳定的水平，不发生低血糖。这样才不刺激胰高糖素分泌，减少亢进的糖异生与糖酵解，从而防止酸中毒。饮食疗法已使不少患儿在长期治疗后获得正常生长发育，使肝脏缩小，消除临床症状。

2. 药物治疗　本病无药物可用。静脉营养（TPN）疗法可以纠正本病的异常生化改变和改善临床症状。

3. 其他治疗　基因治疗与肝移植尚不成熟，处于研究中。肝移植治疗可提供肝脏葡萄糖-6-磷酸酶，使患儿获得正常的生长发育。

四、预后

迄今尚无有效治疗方法，预后差。未经正确治疗的本病患儿因低血糖和酸中毒发作频繁，常导致体格和智能发育障碍。伴有高尿酸血症患者常在青春期并发痛风。患者在成年期的心血管疾病、胰腺炎和肝脏腺瘤（或腺癌）的发生率高于正常人群。少数患者可并发进行性肾小球硬化症。

五、预防

有家族史的父母如打算生育，可通过胎儿肝活检测定葡萄糖-6-磷酸酶活力进行产前诊断，通常在孕18~22周进行。Ⅱ型糖原累积病的产前诊断可测定羊水细胞或绒毛的酸性麦芽糖酶活性。如仍为糖原累病患儿，可行人工流产。

（曹　觅）

第五节　黏多糖病

一、病因

黏多糖病（mucopolysaccharidosis）是一组由于溶酶体酶缺陷造成的酸性黏多糖不能降解，使组织中大量黏多糖沉积和尿中黏多糖排泄增加而导致的遗传性溶酶体病。黏多糖实名为氨基葡聚糖，是骨基质和结缔组织细胞内的主要成分，它是由糖醛酸和N－乙酰己糖胺或其硫酸酯组成的双糖单位的重复序列大分子，是多阴离子多聚体的糖胺多糖，其中的主要成分有硫酸皮肤素、硫酸类肝素、硫酸角质素、硫酸软骨素和透明质酸等。

二、诊断

（一）病史要点

1. 现病史　询问体格生长、运动、智能发育情况。询问平时听力、视力情况，有无反复呼吸道感染、气喘、呼吸困难、抽搐、多动、攻击性行为、皮疹、步态不稳等。

2. 过去史　询问有无支气管炎、肺炎、中耳炎、心脏病、心力衰竭、脑积水、斜疝、青光眼等病史。

3. 个人史　询问出生后体格生长、运动、智能发育情况，可有前囟大而闭合延迟。

4. 家族史　询问家族中有无智力低下患者或与患儿类似的患者，询问父母有无近亲婚配。

（二）查体要点

注意有无特殊面容、身材矮小与智力低下。可有前额突出、头颅前后径长、舟状头，眼距宽、鼻梁低凹扁平而宽、口唇厚大外翻、舌大、牙齿稀而小、牙龈肥厚，角膜浑浊，青光眼，耳聋，毛发多而发际低，腹部膨隆、肝脾大、脐疝、斜疝，心界扩大、心脏杂音，皮疹，颈短，胸廓与脊柱畸形、鸡胸、脊柱后凸、侧凸，侏儒、上身短、四肢较长、关节松弛、僵直或挛缩、膝关节大而不稳、膝与髋关节外翻、爪状手、肘腕关节大、扁平足、寰椎半脱位等。

（三）辅助检查

1. 常规检查　如下所述。

（1）尿液检查：尿液黏多糖检测中，甲苯胺蓝呈色法阳性或溴化十六烷三甲铵试验阳性是作为本病的筛查试验；醋酸纤维薄膜电泳可区分尿中排出的黏多糖类型，如硫酸皮肤素、硫酸类肝素、硫酸角质素、硫酸软骨素等，以便协助分型；氯化十六烷基铵代吡啶试验可见24h尿黏多糖总量增高（正常为3～25mg/24h）。

（2）骨髓与血液检查：骨髓或周围血淋巴细胞用瑞氏、吉姆萨染色时，在胞质中可见到紫色深染颗粒（reilly小体），对诊断有辅助价值。

（3）酶学分析：采用外周血白细胞、血清或培养成纤维细胞进行酶学分析，各型黏多糖病的确诊均依据酶活性测定为准。DNA分析可确定黏多糖代谢的各种酶的编码基因突变类型。

2. 其他检查　骨骼X线检查可见骨质疏松、皮质变薄、颅骨增大、蝶鞍浅长，脊柱后、侧凸，椎体呈楔形，胸、腰椎椎体前下缘呈鱼唇样或鸟嘴状前突，肋骨的脊柱端细小而胸骨端变宽，呈飘带状，髋关节外翻，髋臼浅，可有股骨头无菌性坏死，尺、桡骨粗短，尺、桡骨关节面呈V形，掌骨短粗、基底变尖、远端增宽，指骨远端窄圆，长骨骨膜不规则增宽。

（四）诊断标准

1. 体格发育障碍　大多在1周岁以后呈现生长落后、矮小身材。关节进行性畸变，脊柱后凸或侧凸，常见膝外翻、爪状手等改变。头大、面容丑陋，前额和双颧突出，毛发多而发际低，眼裂小、眼距宽，鼻梁低凹扁平而宽，口唇厚大外翻、舌大、牙齿稀而小、牙龈肥厚。

2. 智能障碍　智能发育在1周岁后逐渐迟缓，但IS、IH/S、Ⅳ型患儿可智能正常。

3. 眼部病变　1周岁左右出现角膜混浊，Ⅲ型酶缺陷无角膜病变。IS型并可发生青光眼。

4. 其他　可有肝脾大、耳聋、心瓣膜损伤、动脉硬化、肺功能不全、颈神经压迫症状和交通性脑积水等。

5. 骨骼X线检查　可见颅骨增大、蝶鞍浅长，脊柱后、侧凸；椎体呈楔形，胸、腰椎椎体前下缘呈鱼唇样前突，肋骨的脊柱端细小而胸骨端变宽，呈飘带状，尺、桡骨粗短，关节面呈V形，掌骨短粗、基底变尖，指骨远端窄圆。

6. 尿液黏多糖检测 ①甲苯胺蓝呈色法阳性或溴化十六烷三甲铵试验阳性。②醋酸纤维薄膜电泳可见尿中排出的各种酸性黏多糖升高。③氯化十六烷基铵代吡啶试验可见24h尿黏多糖增高。

7. 细胞学检查 骨髓或周围血淋巴细胞用瑞氏或姬姆萨染色时，在胞质中可见到Reilly小体。

8. 酶学分析 外周血白细胞、血清或培养的皮肤成纤维细胞进行酶学分析，确定各型的酶活性低下。

9. 基因诊断 DNA分析检出黏多糖代谢的各种酶的编码基因突变类型。各型黏多糖病大部分可进行羊水细胞cDNA基因分析作产前诊断。

具有上述第1～7项可临床诊断为本病，具有第8或第9项可确诊本病并分型诊断。黏多糖病的临床诊断根据其临床表现、X线骨片的特点和尿中排出不同的黏多糖增多确定。甲苯胺蓝呈色法可作为本病的筛查试验，也可用醋酸纤维薄膜电泳来区分尿中排出的黏多糖类型，并协助分型。1周岁以后出现体格发育障碍、智能障碍、特殊面容与体形、眼部病变，多考虑遗传性代谢性疾病，一些遗传性或代谢性疾病与黏多糖病有相似的特殊面容与体格发育及智能障碍，可应用尿黏多糖定性试验，观察淋巴细胞的Reilly小体，如阳性则可临床诊断为黏多糖病，确定诊断主要依赖于各型黏多糖病的酶活性测定。

（五）鉴别诊断

1. 先天性甲状腺功能减低症 该病面容有时易与IH型黏多糖病混淆，如嘴唇外翻、张口、舌肥厚等，但显著差别在于后者头大、胸廓、脊柱畸形、四肢较长、肝脾大、骨龄正常及甲状腺素治疗无效。

2. 软骨发育不良 表现为侏儒、头大、面宽、前额突出、鼻梁扁平，与黏多糖病相似，但前者出生时体征已很明显，躯干长、四肢短，智力正常，无角膜浑浊，X线检查无黏多糖病的特征。

3. GM_1神经节苷脂病 临床与黏多糖病有相似的表现型，但发病早，婴儿期病情严重，肌张力减低，可有视网膜樱桃红斑点，尿中无大量黏多糖，尿电泳示小分子寡糖的区带。

4. 其他 尚需与甘露糖病、岩藻糖病、黏脂病、门冬酰萄糖胺尿症、多发性硫酸酯酶缺乏病、Kneist综合征区别。

三、治疗

1. 一般治疗 注意休息、防治呼吸道感染、中耳炎。

2. 药物治疗 青霉胺每日20mg/kg，口服可能使尿中黏多糖排泄量下降。输注正常人的鲜血浆可临时改善病情。

3. 其他治疗 酶替代和基因治疗法正在研究中。骨髓移植可改善症状，特别适用于智能损伤轻微的患儿，对Ⅱ、Ⅲ型无明显效果。

四、预后

本病预后较差。如能早期诊断并及时进行酶替代或骨髓移植治疗，以替代各型黏多糖病的酶缺乏，可能使骨骼破坏减轻。IH型患者骨髓移植治疗后智力改善，角膜清亮，肝脾缩小，尿黏多糖排泄量下降，但已形成的骨骼畸形无改进。

五、预防

迄今尚无有效治疗方法，预后差。医疗重点在于预防，有家族史者可培养羊水细胞进行酶活性测定或cDNA基因分析，便于产前诊断，指导计划生育。对已生育过黏多糖病患儿的妇女，如打算再次怀孕，应嘱其进行产前诊断，如仍为黏多糖病患儿，可人工流产。

（曹 觅）

第十三章

感染性疾病

第一节 猩红热

猩红热是由具有红疹毒素的A组B型溶血性链球菌所致的急性呼吸道传染病。本病多发于冬春季节，2~10岁为发病高峰。临床以发热、咽峡炎、全身鲜红色皮疹和恢复期成片状脱皮为特征。

一、病因

（1）链球菌按其所含多糖类抗原的不同，分为A~V 20个群，引起猩红热的病原是A群溶血性链球菌。在血液培养基上生长良好，并产生完全（B型）溶血。A群链球菌可依其表面抗原M的不同，分为90多种血清型。

（2）细菌的致病与细菌的荚膜、M蛋白和产生的红疹毒素及一些酶有关，细菌的脂壁酸和M蛋白使得细菌黏附于组织，荚膜中的透明质酸和M蛋白使细菌具有抗吞噬作用；不同型的A群链球菌，能产生红疹毒素者即可引起猩红热，红疹毒素能引起发热和猩红热皮疹，红疹毒素有5种血清型，不同型之间无交叉免疫；细菌产生的链激酶及溶血素等均与发病有关。

（3）细菌的抗吞噬能力强，链球菌溶血素水平高，半胱氨酸蛋白酶水平低，与重型临床表现有关。A群溶血性链球菌在痰及脓液中可生存数周，加热56℃/30min或一般消毒剂均可将其杀灭。

二、临床表现

患者与猩红热或咽峡炎患者有接触史，潜伏期为2~12d，多数为2~5d。起病多急骤，以发热、咽峡炎和皮疹为主要临床表现。

（1）98%患者有咽峡炎，咽部初感干燥，继而疼痛，吞咽时加重。80%左右的患者有扁桃体肿大，可有灰白色或黄白色点片状脓性渗出物，易于抹去。

（2）一般在皮疹出现前，先可见有黏膜内疹，表现在软腭黏膜充血，轻度肿胀的基础上，有小米粒状红疹或出血点。皮疹为猩红热最重要的症状之一。

（3）发疹同时，可出现舌被白苔，乳头红肿，突出于白苔之外，以舌尖及边缘处为显著，称为“草莓舌”；第三日白苔开始脱落，舌面光滑呈肉红色，可有浅表破裂，乳头仍然隆起，称为“杨梅舌”。部分患者颈及颌下淋巴结肿大，有压痛，但多为非化脓性。

三、辅助检查

（一）血常规

白细胞总数在10×10^9~20×10^9个/L或更高，中性粒细胞可达75%~90%。

（二）细菌培养

咽拭子培养出A组B型溶血性链球菌。

（三）血清学检查

80%以上未治疗，患者在前3周血清抗链球菌溶血素“O”阳性，链球菌酶玻片试验能测定血清中多种抗体，且较少有假阳性。

四、鉴别诊断

与金黄色葡萄球菌感染的鉴别：金黄色葡萄球菌所致咽炎和败血症可引起猩红热样皮疹，但皮疹持续时间短暂，无脱皮，且常有局部或迁延性病灶，细菌培养结果不同。

五、治疗

（一）一般治疗

急性期应卧床休息，保持皮肤清洁，勿抓破皮肤，防止继发感染。年长儿每日用温热淡盐开水洗漱数次。

（二）抗生素治疗

首选青霉素。轻症每日80万~160万U，分2次肌内注射；重症每日200万~400万U，分2~3次静脉滴注。青霉素过敏者改用红霉素。疗程7~10d。

（三）支持疗法

重型患儿可输血浆或全血，能起到中和毒素、增加抵抗力的作用。

六、预后

对猩红热、急性扁桃体炎患者在流行期间，应采取预防措施，隔离患者，禁止与其他儿童接触，咽拭子培养连续两次B型溶血性链球菌阴性可解除隔离。在托儿所，幼儿园等集体单位流行时可用药物预防。注射长效青霉素120万U 1次可使流行中止，并可防止风湿热和肾小球肾炎的发生。口服青霉素或磺胺，效果较差。咽部带B型溶血性链球菌者应接受青霉素治疗7~10d。如是集体儿童，保育人员等应暂时调离工作直至咽拭子培养阴转为止。

（叶明阳）

第二节　幼儿急疹

幼儿急疹（又称婴儿玫瑰疹）是由人类疱疹病毒6型、7型经飞沫传播的发疹、发热型传染病。表现为持续高热3~5日，热退疹出。

一、病因

（1）病原是人类疱疹病毒6、7型。

（2）患者是传染源，传播途径是呼吸道飞沫传播，易感人群为2岁以下婴儿。

（3）其机制目前还不十分清楚，可能是病毒经呼吸道入血，引起全身性病毒血症所致。

二、诊断

1. 病史　多见于6~18个月小儿，3岁以后少见。春、秋雨季发病较多。

2. 临床表现

（1）无症状的成人患者是本病传染源，潜伏期7~14日。

（2）突然起病，高热39℃以上，持续3~5日，继而骤降，热退9~12小时内出疹。

（3）疹为红色斑疹或丘疹，主要分布于躯干、颈及上肢，疹间皮肤正常，数小时内开始消退，2~3日内消失，无色素沉着及脱屑。

（4）发热时可伴高热、惊厥，偶有前囟膨隆，咽峡部可有充血。

3. 辅助检查

（1）间接荧光法：检测特异性抗体急性期阴性，恢复期阳性，且效价升高4倍以上。

（2）血常规：病初第一日外周血白细胞增高，且中性粒细胞占优势，第二日后明显下降，淋巴细胞相对增高。

具备上述临床热退疹出特点，加上年龄特点即可临床诊断。不典型者可做特异性抗体检测，以确诊。

4. 鉴别诊断　麻疹有口腔黏膜斑疹退后有色素沉着；风疹有耳后淋巴结肿大；二者均无热退疹出的特点。

三、治疗

主要是对症治疗，如休息、高热给予退热剂，惊厥给予镇静药等；若有严重并发症，给予更昔洛韦和膦甲酸钠，亦可试用免疫球蛋白。

（叶明阳）

第三节　水　痘

水痘是由人类疱疹病毒经接触、飞沫、空气传播的一种传染性极强的全身性病毒血症。临床主要表现为皮肤、黏膜出现瘙痒性水疱疹，全身症状轻微。

一、病因

（1）病原是水痘－带状疱疹病毒，只有一个血清型。

（2）传染源及是水痘患者，经呼吸道飞沫或直接接触为传播途径，人群普遍易感。

（3）病毒侵入人体后在局部皮肤、黏膜细胞及淋巴结内复制，然后进入血液和淋巴液，在单核－巨噬细胞系统内再次增生后释放入血，形成病毒血症，引起各器官病变。

（4）病变主要在皮肤及黏膜，病初，皮肤表皮毛细血内皮细胞肿胀，血管扩张充血管，出现斑丘疹；随后上皮细胞退行性变细胞液化后形成单方性水疱；之后结痂。

二、诊断

1. 病史　冬末、初春季节发病较多，10岁以下儿童多见，多数患者有接触史或在学校、托儿所群体性发病。

2. 临床表现

（1）典型水痘分批出现红色斑丘疹，迅速发展为清亮、卵圆形、泪滴状小疱，周围有红晕，无脐眼，经24小时变浑浊，持续3～4日迅速结痂，易破溃及感染。疾病高峰期丘疹、疱疹、结痂即“老少三辈”同时存在，皮疹分布呈向心性，以后渐及头面及四肢，瘙痒感明显。口腔、结膜、生殖器等处可出现黏膜疹，易破溃形成溃疡。全身症状轻微，可有发热等。

（2）重症水痘多发生在恶性病及免疫功能受损的基础上，水疱疹有脐眼，可为出血性，疱疹可融合成片，呈离心性分布，四肢多，发病第一周末可发生暴发性紫癜。

（3）先天性水痘孕妇患水痘，特别是在孕妇妊娠早期感染，可致胎儿多发性畸形，如小头畸形、小眼球、白内障、肠梗阻或Horner综合征等，生后多在1岁内死亡。

（4）并发症脓疱疮、血小板减少、心肌炎、肝炎、肾炎、脑炎等。

3. 辅助检查

（1）新鲜水疱底部刮取物瑞氏染色，找到多核巨细胞及核内包涵体即可快速诊断。

（2）血清学检验水痘病毒抗体，出疹1～4日与2～3周后滴度增加4倍以上即可确诊。

（3）免疫荧光法检测水痘病毒抗原阳性可确诊。

（4）外周血白细胞正常或轻度增加：凡出现疱疹者，均应高度怀疑本病；根据流行病史、典型的皮疹分布，皮疹特点及斑丘疹、疱疹、结痂等“老少三辈”共存的特点即可临床诊断；不典型者可做抗体、抗原或多核巨细胞及核内包涵体检查予以确诊。

4. 鉴别诊断

（1）手足口病：本病皮疹多以疱疹为主，疱疹出现部位以口、手掌、足底为主，疱疹呈离心性分布。

（2）丘疹性荨麻疹：该病多为红色丘疹，顶端有小水痘，壁坚实，痒感显著，周围无红晕，不结痂。皮疹多见于四肢，可分批出现。

三、治疗

1. 一般治疗　无并发症者，可以对症治疗，如消毒水洗浴，以减少、预防继发感染；予以炉甘石洗剂止痒。

2. 药物治疗　高热者，予以对乙酰胺基酚等退热治疗，但禁用糖皮质激素及水杨酸制剂退热。并发肺炎等或免疫功能受损者，予以抗病毒治疗　阿昔洛韦5～10mg/kg，于1小时滴完，每8小时1次，疗程7～10日；口服每次20mg/kg，每次不大于800mg，每日4次，共用5日，治疗越早越好，一般应在皮疹出现后48小时内给药；亦可选用耿西洛韦继发细菌感染时，可投入抗生素，局部涂以甲紫。

四、预防

（1）隔离患儿，控制传染源；托幼机构已接触水痘者，应检疫3周。

（2）被动免疫肌内注射水痘－带状疱疹免疫球蛋白（VZIG）5mL可起到预防作用。主要用于下列人群：①用过大剂量糖皮质激素、免疫功能受损及恶性病患者，在接触水痘72小时之内。②在妊娠早期接触水痘患者的孕妇。③分娩前5日患水痘的孕妇。④出生2日内患水痘的新生儿。

（3）主动免疫注射水痘减毒活疫苗，水痘接触者或使用糖皮质激素或恶性病患儿在接触水痘后，立即注射可预防发病。

（叶明阳）

第四节　流行性感冒

流行性感冒（简称流感）是由流感病毒侵入人的上呼吸道黏膜所引起的一种传染病，短期内患者增多。临床上主要表现为骤起高热、干咳、流涕、咽痛、头痛、肌痛、消化道症状、颈淋巴结炎。

一、病因

（1）流感病毒属正年病毒科，包括甲、乙、丙3型。

（2）传染源为急性期患者及隐性感染者；空气飞沫传播为主；人群普遍易感。

（3）流感病毒进入上呼吸道，在纤毛柱状上皮细胞中进行复制然后再侵入其他细胞引起感染蔓延，导致上皮细胞变性、坏死、脱落。病变一般局限于上呼吸道，少数播散至下呼吸道引起支气管、细支气管和肺泡等部位上皮细胞水肿、坏死、脱落，炎性细胞浸润及黏膜下层出血。

二、诊断

1. 病史　人群中流感患者有骤然增多趋势，患儿大都有与流感患者接触史，常在家庭或集体中群体发病。

2. 临床表现

（1）儿童甲型流感常表现为急骤发病、高热、干咳、流涕、流泪、畏光、食欲缺乏、腹痛、恶心、呕吐、颈淋巴结炎，半数以上患儿有咽痛、眼灼痛。较大儿童则有面红、寒战、头痛、肌痛等全身不适。乙型流感及丙型流感症状与甲型流感类似，但症状轻、病程短。

（2）5岁以下小儿多数有高热、流涕、咳嗽、腹泻及呕吐，常伴脱水及皮肤斑丘疹，尤以出现高热惊厥、伴发喉炎、支气管炎、肺炎者较多。

（3）新生儿表现很似败血症，有嗜睡、食欲缺乏、皮肤瘀斑、周围循环不良及呼吸暂停等症状。

（4）常见并发症为喉炎、支气管炎、肺炎、急性肌炎等。

3. 辅助检查　呼吸道分泌物病毒分离及恢复期流感病毒血清抗体检查，滴度升高4倍以上可确诊。具备流行病史及临床表现即可作出临床诊断；病毒学检查阳性即可确诊。

4. 鉴别诊断

（1）其他传染病早期：如麻疹、伤寒、脊髓灰质炎、风疹等，但随着病情的演变及临床特异体征、辅助检查结果足以明确诊断。

（2）普通型感冒：感冒只有发热、流涕、咳嗽，没有群集性及地域性等流行特点。

三、治疗

1. 一般治疗　卧床休息，多饮水，保持室内适宜湿度。

2. 对症治疗　高热一般选用对乙酰胺基酚每次10～15mg/kg，每6小时1次。一般不用阿司匹林及糖皮质激素退热。

3. 药物治疗

（1）抗病毒药：金刚烷胺应在发病24小时内应用，1～9岁小儿4～8mg/（kg·d），每日分3次口服，最大剂量不超过150mg/d，连用5日；9岁以上每次100mg，每日2次，连用3～5日。有肾脏疾病者，遵医嘱，1岁以下不宜使用。利巴韦林10～15mg/（kg·d），分3次口服，连用10日，或用无菌注射用水稀释为20mg/ml，用氧气面罩喷雾吸入，每日2次，每次10～20mL。利巴韦林雾化吸入比口服或肌内注射效果好。

（2）抗生素：只有在合并细菌感染时方可投入。

（3）免疫调节剂：如胸腺素、人源干扰素、白细胞介素等，对体弱、年幼、老年及免疫功能低下者，可增加机体免疫功能，促进康复。

四、预防

（1）健康教育：隔离患儿1周至主要症状消失，并暂停患儿参加集会及娱乐活动。

（2）疫苗接种：①流感减毒活疫苗适合于一般人群使用。②灭活疫苗适于高危人群：婴幼儿、老人、孕妇。心血管疾病、慢性呼吸系统疾病、慢性代谢性疾病、慢性肾炎及肾病、慢性神经系统疾病患者等。医生、护士以及与高危人群接触者。

（3）药物预防：金刚烷胺及甲基金刚烷胺口服，注意事项及剂量同治疗剂量。

（叶明阳）

第五节　流行性腮腺炎

流行性腮腺炎是由腮腺炎病毒引起的急性传染性全身性病毒血症。临床主要表现为发热、腮腺肿大、疼痛。

一、病因

（1）病原是腮腺炎病毒，属副黏病毒科，只有一个血清型。

（2）患者及隐性感染者为传染源，传播途径是直接接触和经呼吸道飞沫传播易感人群是未曾患过该病的任何人，以5～9岁。

（3）病毒在呼吸道黏膜上皮细胞中增生，然后进入血循环至腮腺及中枢系统引起腮腺炎及脑膜炎；病毒在此进一步繁殖则第二次侵入血循环，侵犯其他未受累的器官。

（4）腮腺导管的壁细胞肿胀，导管周围及腺体壁淋巴细胞浸润，间质水肿等，造成导管阻塞、扩张和淀粉酶潴留；睾丸、胰腺也可出现淋巴细胞浸润和水肿；脑和脑膜有声经细胞变性、坏死、炎性浸润和脱髓鞘改变。

二、诊断

1. 病史　一年四季均可发病，以晚冬及早春多见。患儿多为学龄前儿童及学龄儿童，多数有流行性腮腺炎接触史，同班、同校等群居儿童多在短时间内先后发病。

2. 临床表现

（1）腮腺肿大是首发体征，一般持续 7～10 日，可双侧同时肿大，可先从一侧再到另一侧，可同时颌下腺肿大，亦可单一颌下腺肿大而腮腺不肿大；腮腺肿大以耳垂为中心，向周围扩大，边界不清，有触痛，有弹性感，表面皮肤不红。张口、咀嚼、特别是吃酸性食物时，腮痛加重。

（2）在腮腺肿大前后或同时常伴中度发热，同时伴头痛、肌痛。

（3）腮腺管口红肿，咽及软腭可有肿胀，可有喉水肿发生；压迫淋巴管时，上胸部可有水肿。

（4）可并发脑炎、脑膜炎、睾丸炎、卵巢炎、胰腺炎、心肌炎及肾炎等。

3. 辅助检查

（1）腮腺肿大，同时血清及尿淀粉酶可增高。

（2）用补体结合试验或 ELISA 法可检测两种抗体，S 抗体可在早期检出；V 抗体可在病后 1 个月检出。如临床难以诊断，S/V 比值增高，或恢复期 V 抗体滴度升高 4 倍，而 S 抗体滴度改变不大则可确诊。

（3）唾液、尿液、脑脊液：血中可以分离出腮腺炎病毒。

据发热、腮腺肿大及年龄特点即应高度怀疑本病；有流行病史、临床表现，即可以临床诊断；难以诊断者可行 V/S 抗体检查或病毒分离确诊。

4. 鉴别诊断

（1）化脓性腮腺炎：多为单侧腮腺肿大，挤压腮腺时腮腺管口有脓液流出，外周血白细胞及中性粒细胞明显增高。

（2）其他病毒性腮腺炎：如流感病毒、肠道病毒中的柯萨奇 A 病毒等均可引起腮腺炎，可根据病毒分离和血清学检查进行鉴别。

三、治疗

对症治疗　目前尚无针对腮腺炎病毒有效的药，主要是对症治疗。休息，适当补充营养及水分，不给酸性食品。发热、头痛予以解热镇痛药；并发睾丸炎时，用睾丸托支持或局部冷敷；并发脑膜炎时，按病毒性脑炎处理。

四、预防

（1）被动免疫：可给腮腺炎高价免疫球蛋白、丙种球蛋白，二者免疫效果不肯定。

（2）主动免疫：儿童在生后 14 个月常规接种减毒腮腺炎活疫苗或麻疹、风疹、腮腺炎三联疫苗。

（3）发病患儿隔离至腮腺肿胀完全消退，有接触史的易感患儿应检疫 3 周。

（叶明阳）

第六节　流行性乙型脑炎

流行性乙型脑炎（简称乙脑），是由蚊虫叮咬人后使乙脑病毒进入人体血液循环，进而透过血脑屏障进入中枢神经系统，在神经细胞内生长繁殖，从而导致脑微循环障碍、脑组织缺氧、水肿及坏死的一种急性传染病。临床上主要表现为高热、头痛、意识障碍，严重者可出现中枢性呼吸衰竭等多器官衰竭。

一、病因

（1）病原是乙脑病毒，属黄病毒科。

（2）传染源是感染乙脑病毒的人和动物；带乙脑病毒的蚊虫叮咬人为传播途径；人对乙脑病毒普遍易感。

（3）乙脑病毒进入人体，现在单核－巨噬细胞系统繁殖，随后进入血流，引起病毒血症，病毒再透过血脑屏障进入中枢神经系统，引起脑炎。

（4）病变可累及脑和脊髓，引起神经细胞变性坏死，严重时形成软化灶；脑实质中有淋巴细胞等浸润和角质细胞弥漫性增生；脑膜血管扩张、充血、渗出，形成脑水肿；血管内皮肿胀、坏死、血栓形成，脑局部瘀血或出血。

二、诊断

1. 病史　多发生于7～9月份，气温达25℃以上、雨量较多、蚊虫密度高峰的季节，庭院中多饲养家畜家禽，特别是猪，患儿多有被蚊虫叮咬史。

2. 临床表现

（1）潜伏期一般为11～21日，初期约3～5日，表现为发热、头痛、呕吐等消化道及呼吸道症状，惟嗜睡是典型症状并出现较早。

（2）极期约5～7日，出现高热，昏睡甚者昏迷、惊厥、典型的脑膜刺激征，唯腱反射、腹壁反射、提睾反射减弱或消失是与化脓性脑膜炎鉴别的特殊体征。出现脑水肿、脑疝时可有呼吸节律异常、瞳孔改变、肌张力增强，并可出现循环衰竭及其他器官衰竭的相应症征（症状及体征）。

（3）恢复期极期症状消失，主要表现为淡漠、痴呆、失语、多汗、低热、瘫痪、震颤，及精神活动、自主神经功能、锥体外系、运动神经、颅神经功能异常等。

（4）临床依病情轻重、急缓、病程长短、后遗症有无等分为4型，轻型、普通型、重型、极重型。

3. 辅助检查

（1）外周血白细胞 $>10\times10^9/L$，以中性粒细胞为主。

（2）脑脊液外观多数透明，细胞数（50×10^6～500×10^6）/L，早期中性粒细胞为主，蛋白、糖正常或轻度增高，氯化物正常。

（3）血清乙脑病毒特异性IgM抗体阳性具有早期特异性诊断价值；用免疫荧光法测定乙脑病毒抗原阳性有助诊断。

根据流行病学资料，上述临床表现应高度怀疑本病。脑脊液检查符合乙脑脑脊液特点，可作出临床诊断；确诊还应有血清乙脑病毒特异性IgM抗体阳性检查结果，特别是对轻型患者，确诊必须要有此种血清学检查结果。

4. 鉴别诊断

（1）化脓性脑膜炎：该病有高热、头痛、抽搐、意识障碍等症状，但嗜睡不如乙脑明显，脑脊液外观混浊，白细胞明显增高，$1\,000\times10^6$ 以上，而且以中性粒细胞为主；蛋白升高、葡萄糖、氯化物均降低，培养有细菌生长。

（2）结核性脑膜炎：该病起病缓慢，大多有结核中毒症状，脑脊液外观混浊，白细胞增高，50×10^6～500×10^6，而且以淋巴细胞为主；蛋白升高、葡萄糖、氯化物均降低，培养有结核菌生长。

（3）中毒性痢疾：该病发病季节与乙脑相同，临床常出现高热、惊厥、昏迷等症状，但多无脑膜刺激征，脑脊液大多正常，大便常规检查常有脓细胞及红细胞。

三、治疗

本病一定控制高热、惊厥、呼吸衰竭三大关。

1. 一般治疗　保持安静，避免刺激，室温维持在26～28℃，体温控制在38.5℃以下；昏迷患儿保持侧卧位，以防呕吐、窒息；反复拍背吸痰，保持呼吸道畅通，常规吸氧；勤翻身，防褥疮；不能进食又不能静脉输液供给高营养者，常规给予鼻饲牛奶等其他流质饮食，以维持热量平衡。

2. 对症治疗

（1）抗感染：乙脑患者病情危重，免疫功能受抑，应常规予以抗生素预防及控制坠积性肺炎等细菌感染，选择种类因感染类型而定。预防用药，可选用氨苄西林或头孢唑啉等药物。目前尚无对乙脑病毒特效药物，但仍应酌情选用利巴韦林、干扰素、转移因子、清开灵、板蓝根、双黄连等对病毒有抑制作用的药物。

（2）抗高热：高热是诱发惊厥、脑水肿、呼吸衰竭的一个关键因素，除应用一般退热药外，用空调、冰帽、冰袋、冷盐水灌肠等物理降温十分重要。同时配合亚冬眠疗法：予以复方氯丙嗪1～2mg肌内注射，6～8小时1次，以维持体温在38.5℃以下。

（3）抗惊厥：惊厥是导致患儿死亡或病情加重的第二关键因素，因此一定彻底控制，无惊厥者用亚冬眠药可以预防，无须再给药；在亚冬眠中，若再发生惊厥，可选用苯巴比妥钠每次5～10mg/kg，肌内注射或静脉滴注，或苯巴比妥钠与复方氯丙嗪每6～8小时交替给药；10%的水合氯醛每次0.5～1mL/kg，最多不大于10mL灌肠；地西泮每次0.1～0.5mg/kg静脉滴注或缓慢静脉推注，必要时20～30分钟后可重复1次。

（4）治疗脑水肿：首选20%甘露醇每次1～2g/kg，于半小时内快速滴注，严重者特别是有脑疝发生时，1～2小时后可重复1次，一般每4～6小时1次，病情稳定后逐渐减量，后延长时间，直至停药，可合用呋塞米每次1～2mg/kg肌内注射或静脉滴注。亦可选用25%山梨醇每次1～2g/kg。但若并发低钠性脑水肿，则慎用或不用上述药物，而应以补充钠盐为主。

（5）控制中枢性呼吸衰竭：除保持呼吸道畅通、吸氧、纠正酸中毒、解除脑水肿外，可投入呼吸兴奋剂洛贝林、尼可刹米、纳洛酮、氢溴酸东莨菪碱等。氢溴酸东莨菪碱注射液直接静脉注射：剂量每次0.02～0.04mg/kg，20～30分钟1次，可连用6～10次，然后逐渐减量及延长间隔时间，直至停药。重者可行气管切开，行人工机械通气。

（6）改善微循环：川芎嗪注射液每日8～10mg/kg，复方丹参注射液每日0.1～0.3mL/kg，均分2次静脉滴注，有改善微循环、治疗及防止脑梗死的作用。

（7）加强及保护脑细胞代谢：三磷腺苷20mg，辅酶A 50单位，细胞色素C 15～30mg，加入10%葡萄糖中静脉滴注。

（8）支持疗法：重型患儿及极重型昏迷患儿，一定勤查血气及电解质以及尿素氮、血糖等，以维持水、电解质、热量平衡，有条件的要输血浆或鲜血1～2次，以增强免疫力及抗病能力，多次静脉滴注或肌内注射入体丙种球蛋白有利于疾病的早期康复，对减轻病情及并发症有明显疗效。

四、预防

（1）患儿及可疑患儿均应隔离到体温正常为止，对接触患儿者无须检疫。

（2）流行季节前行疫苗接种，乙脑灭活疫苗初次接种1～15岁每次0.5mL，16岁以上每次1mL；间隔7～10日全程注射2次。2岁、3岁、7岁、13岁时各加强1次注射。

（3）消灭越冬蚊，流行季节做好防蚊、驱蚊工作。

（叶明阳）

第七节　脊髓灰质炎

脊髓灰质炎又称小儿麻痹症，是由脊髓灰质炎病毒引起的小儿脊髓前角运动神经元损伤或坏死为主要病变的一种急性传染病。临床主要表现为双峰热，单肢弛缓性瘫痪；个别侵犯延髓及脑，从而引起脑神经运动核及呼吸中枢病变，出现昏迷，上运动神经元痉挛性瘫痪。

一、病因

（1）病原为脊髓灰质炎病毒，属 RNA 病毒科肠道病毒属，有 3 个血清型，各型无交叉免疫。

（2）传染源是瘫痪型、无瘫痪型或隐性感染患者；传播途径是经口感染；人群普遍易感。

（3）病毒从口进入人体后，在咽及肠壁淋巴组织增生并进入相应引流区淋巴组织中繁殖，然后入血流；导致第一次病毒血症或隐性感染。

（4）病毒达到全身淋巴组织及网状内皮细胞内，继续增生并入血，形成第二次病毒血症，形成顿挫型，透过血脑屏障，侵犯神经组织形成无瘫痪型或瘫痪型。

（5）主要病理变化为脊髓前部运动神经元损害为主，以腰段及颈段最常受累，少数可波及延髓、脑桥及中脑。主要病变为前角运动神经元变性、坏死，可见嗜神经现象，中性粒细胞及淋巴细胞浸润及小角质细胞增生，血管周围淋巴细胞及浆细胞浸润。

二、诊断

1. 病史　温带地区高发季节为 5～10月，热带地区终年发病；人普遍易感，但 4 个月以下小儿很少发病。无论是瘫痪型还是无瘫痪型及隐性感染患者都是传染源，不良饮食等卫生习惯及密切接触上述传染源，均易发病。

2. 临床表现

（1）潜伏期约 3～35日，平均 5～14日，临床上可表现为隐性感染；顿挫型；无瘫痪型及瘫痪型。

（2）前驱期发热，食欲缺乏，多汗，全身感觉过敏，同时出现恶心、呕吐、腹泻、咳嗽头痛等呼吸道及消化道症状，持续 1～4日，病情若不发展即为顿挫型。

（3）瘫痪前期前驱期症状消失 1～6日，再次发热即为双峰热。除上述症状加重外，可出现皮肤发红，颈后肌群、躯干及肢体强直、灼痛，便秘及膀胱括约肌障碍，查体可见三脚架征。吻膝试验阳性，头下垂征。病情到此不再发展，3～5日热退即为无瘫痪型；若继续发展则在瘫痪前出现腱反射及腹壁等反射抑制现象。

（4）瘫痪期瘫痪前期体温开始下降时，出现逐渐加重的瘫痪，临床分 4 型。

1）脊髓型：此型最多见，主要为脊髓前角病变引起。表现为不对称性弛缓性瘫痪，可为单肢，亦可四肢，亦可任意一组肌群而出现相应肌群的运动障碍。

2）延髓型：又称球型，主要为脑神经运动核及延髓呼吸、血管中枢病变引起，可出现中枢性呼吸障碍，血压、心律异常，脑神经运动障碍。

3）脑型：此型少见，易误诊，主要表现高热、惊厥、昏迷及上运动神经元痉挛性瘫痪。

混合型：以上几型表现同时存在或两型、三型表现同时存在。

（5）恢复期：先从四肢远端开始恢复，持续数周及数月，一般 8 个月内恢复。

（6）后遗症期：严重者不能完全恢复，出现肌萎缩，肢体畸形，受累肢体疼痛，软弱、瘫痪加重。

3. 辅助检查

（1）脑脊液自瘫痪前期始出现异常，白细胞数一般 $50\times10^6 \sim 300\times10^6/L$，早期中性粒细胞为主，蛋白增加不明显，晚期淋巴细胞为主，蛋白逐渐增加，常出现蛋白细胞分离现象，糖及氯化物无明显改变。

（2）血清学检查补体结合试验及中和试验于起病及恢复期血清抗体升高 4 倍以上。PCR 及 ELISA

法敏感性、特异性更强，速度也快。

（3）血、大便、脑脊液、鼻咽分泌物培养可分离出病毒。

瘫痪期据临床表现，流行病史、脑脊液改变应高度怀疑本病；在除外格林巴利综合征及其他引起瘫痪的原因的条件下，可作出临床诊断；有血清学检查及病原学检查结果可确诊。其他各期则需病毒学及血清学检查的阳性结果确诊。

4. 鉴别诊断

（1）急性感染性多发性神经根炎：该病为四肢对称性、弛缓性四肢运动障碍，脑脊液呈细胞－蛋白分离现象，没有双峰热。

（2）乙型脑炎：该病持续高热、惊厥、神经精神症状比较突出，意识障碍较重；肢体瘫痪出现较晚，多为强直性，肌张力增高。

（3）病毒性脑膜脑炎：该病可合并瘫痪，但多为中枢性瘫痪，可出现在病程的早中期，治疗后恢复快，一般不留后遗症。

三、治疗

治疗的原则是减轻恐惧，预防畸形及并发症，合理康复治疗，目前尚无对该病有效的药物。

1. 前驱期及瘫痪前期治疗

（1）卧床休息至热退1周后避免体力活动2周，同时以踏脚板保持小腿及脚正确角度。

（2）对症治疗：镇静及解热镇痛剂，以缓解肌肉疼痛及痉挛；每2～4小时湿热敷1次患肢，并轻微被动运动。

2. 瘫痪期

（1）卧床休息使肢体成一直线，膝稍曲、踝关节成90°，髋及脊柱挺直，疼痛消失后立即主动运动及被动锻炼以防骨骼畸形。

（2）给予营养丰富的饮食及补充水分，防止水、电解质、酸碱平衡紊乱。

（3）药物：地巴唑1岁患儿1mg，2～3岁患儿2mg，4～7岁患儿3mg，8～12岁患儿4mg，12岁患儿以上5mg，每日或隔日1次口服。加兰他敏0.05～0.1mg/（kg·d），1次肌内注射。给予多种维生素及能量合剂等维持及保护神经细胞的正常代谢。脑型患儿按病毒性脑炎处理。延髓型患儿要头低脚高位，以防误吸、窒息，静脉维持营养，病初不用胃管喂养。呼吸肌麻痹及声带麻痹者，行气管切开，机械通气。早期应用人体丙种球蛋白及大剂量维生素C可减轻病情，促进恢复。早期使用复方丹参注射液或川芎嗪注射液亦可促进恢复。

3. 恢复期后遗症治疗　主动及被动锻炼、针灸、理疗、按摩。

四、预防

（1）患儿自发病之日起隔离40日，接触者留观察20日，未服过麻痹糖丸者注射人体丙种球蛋白0.3～0.5mL/kg。

（2）减毒活疫苗（OPV）禁用于免疫缺陷及使用免疫抑制剂治疗者；一般人从2个月开始，连服3次，间隔4～6周，4岁时再加强免疫1次。

（3）灭活疫苗（IPV）用于免疫缺陷及使用免疫抑制剂治疗者，也可用于一般家庭成员。

（叶明阳）

第八节　细菌性痢疾

细菌性痢疾（bacillary dysentery）简称菌痢，系由细菌引起的常见肠道传染病，由四种志贺菌属引起，它们是志贺菌（A群）、福氏菌（B群）、鲍氏菌（C群）、宋内（D群）痢疾杆菌。

一、流行病学

痢疾的发病有明显的季节性，多为夏季或热带地区的雨季，以婴幼儿的发病率最高，多见于2～3岁，小于6个月的婴儿很少发病，这可能是母乳喂养时婴儿从母乳中获得带有抗毒性质粒编码的抗脂多糖抗体。偶有无症状带菌状态的年长儿及成人。

在发达国家，宋内痢疾杆菌引起的感染较常见，福氏菌占第二位；在发展中国家如我国，福氏菌感染占第一位，宋内菌占第二位，志贺菌1型是引起大规模流行的菌型，在亚洲的某些地区，它也是主要的流行菌型。

污染了细菌的食物和水源是最重要的传播载体，而人对人的传播可能是感染发生的主要机制。污染的蔬菜、瓜果或粪便管理不当，水源污染是引起痢疾流行或暴发的常见原因，生活的接触也是感染的主要方式。

人类对痢疾有普遍的易感性，感染后的免疫反应不一，亦不长久，所以可多次反复感染。有报道分泌性IgA和血清抗体在感染的数天或数周内产生，目前已知有抗脂多糖抗体，抗毒力质粒编码的多肽抗体，但它们抗感染的主要保护性决定簇尚不清楚。有资料表明这种抗感染作用是血清型特异性的，但也有不同程度的交叉，细胞免疫也可能有一些保护作用，作用不大。

二、发病机制

所有痢疾杆菌的基本毒力因素是它们能够侵入结肠上皮细胞，这是由一个120～140MDa的大质粒编码的一组多肽造成的侵袭性和杀伤性作用，丢失此质粒的菌株则不再致病。此外，染色体编码的因子也具有毒力作用，如编码脂多糖合成的染色体，由1型志贺菌合成的志贺毒素，由福氏菌2α型合成的志贺肠毒素1。1型志贺菌可产生大量志贺毒素。而在痢疾感染的水泻阶段，很可能主要是志贺肠毒素1所致，少量的痢疾杆菌即可致病。

三、临床症状

潜伏期短，多为2～4天，可短至数小时，长至7天。临床可见下列类型：

1. 急性菌痢　起病急，典型症状为严重的腹痛、高热、呕吐、食欲缺乏、全身中毒症状重，体征有腹胀、压痛、肠鸣音亢进。指诊时直肠触痛，大便开始为稀水样，继而见黏冻样、脓冻样或脓血便，便次多，量小，便数不等，年长儿有里急后重，婴幼儿可无脓便及脓血便，易误诊为其他细菌引起的肠炎或病毒性肠炎，病程5～7天。非典型痢疾不发热或只有微热，也无中毒症状，只有粪便培养阳性才能确诊，以被忽视，常为痢疾的传播者。

2. 中毒性菌痢　本病多见于2～7岁小儿，起病急骤，高热甚至超高热，在24小时内出现惊厥、昏迷为主的脑型或以循环衰竭为主的休克型或两者俱存的混合型，有或无脓血便，甚至不出现腹泻。

（1）脑型：以惊厥、头痛、反复呕吐、昏迷、血压增高为主，引起这种颅内高压的原因尚不清楚：严重者可发生脑水肿、脑疝而发生呼吸衰竭、反复惊厥：

（2）休克型：以循环衰竭为主，常发生在年幼儿、体弱儿，也是毒血症和弥漫血管内凝血过程，表现为面色灰、肢端发凉、皮肤有花纹、血压下降、脉细、心率快。病程中尚可出现多脏器衰竭、休克肺、休克心、休克肾、休克脑、休克肝等。

3. 慢性菌痢　病程超过2个月以上者诊断为慢性菌痢。当治疗不彻底、不规则时，耐药菌株存在或机体免疫力减低时出现，临床无发热等毒血症表现，粪便性质也不典型，可为消化不良稀便，甚至软便或有黏液，间有少量脓冻、脓血便，次数多少不定。

四、并发症

脱水是最常见的，它可引起肾衰竭和死亡。当发生休克、毒血症时死亡率可高达20%～50%。此外，在志贺菌感染时，溶血性尿毒症综合征是较常见的并发症。另外，脱肛、中毒性巨结肠、肠穿孔、伪膜性结肠炎、严重营养不良所致结膜炎、虹膜炎、角膜溃疡等为不常见的并发症。

五、诊断

有典型的脓血便，结合临床表现和流行季节，诊断并不困难。实验室检查粪便镜检有大量白细胞、脓细胞或红、白细胞。血常规白细胞增加明显，并有核左移，都支持诊断。大便和直肠拭子细菌培养是最好的诊断方法。最近已开展 PCR 快速诊断法。

六、鉴别诊断

具有脓血便，在儿科应与鼠伤寒杆菌肠炎、金黄色葡萄球菌肠炎、真菌性肠炎和出血坏死性小肠炎鉴别。无典型脓血便者，特别是婴幼儿菌痢需与致病性大肠埃希菌肠炎、病毒性肠炎、空肠弯曲菌肠炎鉴别。中毒性菌痢应与暴发型流脑、乙型脑炎、大叶性肺炎及其他病原菌引起的感染性休克鉴别。慢性菌痢应与慢性非特异性溃疡性结肠炎、慢性血吸虫病相鉴别。

七、治疗

1. 对症治疗　首先要做的是纠正水、电解质平衡紊乱和支持疗法，抑制肠道蠕动的一些药物可加重病情，所以不宜使用。

2. 控制感染　抗生素治疗目前对抗生素耐药的痢疾杆菌株的地理分布是不同的。对敏感株，氨苄西林口服 100mg/（kg·d），每天分四次口服即可。阿莫西林效果不如氨苄西林，但胃肠道吸收好。由于复方磺胺甲噁唑在我国耐药率较高，它不用做首选用药头孢克肟（cefixime）8mg/（kg·d），口服分两次，共服 5 天，或口服其他三代头孢菌头孢曲松（cetriaxone）50mg/（kg·d），每天一次，肌内注射或静脉注射 2～5 天，可作为首选。萘啶酸（nalidixic）55mg/（kg·d）分四次给予，共用 5 天，是另一种替代方法，疗程一般 5 天。口服一、二代头孢菌素不能作为二线替代药。吡哌酸因对小儿骨骼发育有影响，18 岁以下慎用。

3. 中毒性菌痢治疗　根据临床不同表现对症治疗。

4. 慢性菌痢　采用支持疗法和抗病原治疗相结合，应 2 种以上抗生素联合用药和药物保留灌肠。

八、预防

（1）痢疾高发地区应鼓励延长母乳喂养。

（2）指导幼儿园、学校的儿童及工作人员及时进行清洁和消毒工作。

（3）作好疫情报告，出现疫情后，立即找出并控制传染源，禁止患者或带菌者从事餐饮业和保育工作。

（叶明阳）

第九节　白　喉

白喉（dipheheria）是由白喉棒状杆菌引起的急性感染。它是第一个被确定为传染性疾病的，近年来由于应用计划免疫预防，发病率已明显下降，但在有些预防接种进行不完全的地区仍有小流行。

一、流行病学

人类是白喉棒状杆菌的唯一宿主。白喉棒状杆菌主要经飞沫传播，直接接触有症状者的呼吸道分泌物或感染皮肤的渗出物也可感染。无症状的呼吸道带菌者是最重要的传染源。在白喉的流行地区，3%～5% 的健康人可携带此菌，皮肤感染和带菌者是隐性传染源。有报道证明，污染的奶类和食物也可造成传播。最初白喉主要引起 15 岁以下儿童感染，但近年来由于疫苗的免疫接种，白喉流行也可累及那些缺乏自然感染和无加强免疫的成年人。虽然目前世界的大部分地区产毒素的白喉杆菌引起的感染已变得很少，在大城市几乎看不到了；但有关的监测资料表明，白喉棒状杆菌在以前曾经流行的地区仍可继续循环。据研究，保护性抗毒素抗体的最小浓度为0.01U/ml，在诱导免疫后应达到0.11U/ml，以使其具有长期保护能力。据血清学监测表明，在美国、瑞典、意大利和丹麦等实行儿童计划免疫较好的发达国家中仍有相当一部分成人尚未达到保护性抗体水平，因此，在美国目前推荐对成人每10年进行一次含白喉疫苗的强化免疫。

皮肤白喉是一种少见形式，在1975年美国报告白喉棒状杆菌分离株中占50%以上是皮肤白喉，这是20世纪90年代白喉流行病学变化中的一个突出特点。皮肤感染同黏膜感染相比，延长了细菌的隐匿时间，增加了环境的污染和对密切接触者咽部、皮肤的传染。白喉的暴发同居住拥挤、贫穷、嗜酒、卫生状况差等有关，也和外源性新菌株的传入有关。来自美国华盛顿从1971至1982年间1 100例白喉感染中，86%是皮肤的，40%是产毒株。这说明它已不再是热带或热带地区的疾病，皮肤白喉是产毒白喉感染的重要传染源。

大多数病例发生于秋冬季节，此季节小儿已患呼吸道感染，咽部黏膜的炎性改变有利于白喉杆菌的侵袭。

二、发病机制

产毒素和不产毒素的白喉棒状杆菌均可引起皮肤和黏膜及临近组织的感染和菌血症。细菌侵入上呼吸道黏膜上皮细胞后，常留在黏膜的表皮层，引起局部的炎症反应，主要的毒力因子是细菌能够产生62kDa大小的多肽外毒素。这一外毒素可抑制蛋白的合成，引起局限组织的坏死，在感染的几天内，局部炎症渗出液中的中性粒细胞、纤维蛋白、坏死细胞和白喉杆菌凝集在一起，形成具有诊断性特征性的灰白色伪膜。局部产生的大量外毒素吸收后可导致全身性毒血症、血小板减少、肾小管坏死、心肌病变和神经脱髓鞘病变，而腭、咽、喉肌肉麻痹是毒素的早期局部作用。由于在皮肤黏膜感染2～10周以后出现心肌和神经的病变，其病理生理机制在部分病例可能是宿主免疫反应所致。

三、临床症状

本病潜伏期短，一般1～7天，多为2～4天，其症状依感染的部位、宿主免疫状态和毒素的全身分布不同而异。

（一）呼吸道白喉

发热一般很少超过39℃。特点：①鼻腔内感染在婴儿较多见，主要表现鼻塞、浆液血性分泌物，鼻孔外周皮肤发红、糜烂、表皮剥脱，可形成浅表溃疡，鼻前庭或中隔处可见伪膜，患儿因鼻堵而张口呼吸，致哺乳困难。②扁桃腺和咽部白喉者，咽痛，仅有半数患者发热、乏力、全身不适、恶心、呕吐等非特异全身中毒症状，伪膜可在扁桃体、腭垂、上腭弓或咽后壁上，面积可逐渐扩大成片，咽、喉及周围组织水肿，颈淋巴结肿大，重者可出现吞咽和呼吸困难、中毒性休克症状。③咽白喉者多继发于咽白喉，干咳、犬吠样咳嗽、声嘶哑、失声，重者有呼吸道梗阻表现，吸气样呼吸困难、缺氧、窒息。

（二）皮肤白喉

典型者是无痛、非进展性感染，表现为表浅层深脓疮，不愈合的溃疡，上有一层灰棕色伪膜，它有时不易同链球菌、葡萄球菌感染的脓疱疮区别，两种疾病常同时存在。多数白喉病例在原发的皮肤炎症创伤、烧伤和脓疱病基础上继发感染。四肢较躯干、头部易受累，疼痛、压痛、脓肿和渗出是典型的症状。少数患有皮肤白喉患者有呼吸道白喉杆菌携带和感染症状。

据统计，约3%的皮肤白喉和21%的鼻咽白喉感染者有中毒性心肌炎、神经病变或呼吸道梗阻性并发症。

四、并发症

（一）中毒性心肌炎

最常见并发症，发生于病后2天至6周，多在病程第2周时发生，轻症有心音低钝、奔马律、心律不齐、心电图改变，重者心脏扩大、肝大、心力衰竭。

（二）周围神经麻痹

发生的时间与心肌炎相同，常见软腭肌麻痹、腭垂反射消失、进食呛咳、眼肌麻痹、眼睑外翻、瞳孔放大、面神经麻痹、呼吸肌麻痹及四肢肌肉麻痹，多在2～3个月恢复，无后遗症。

五、诊断

根据临床表现，结合流行病学情况，得出初步诊断，给予抗毒素治疗，确诊须以细菌培养及毒理试验为准。咽拭子涂片，可见棒状杆菌，咽、鼻和感染黏膜、皮肤拭子培养可作出诊断。直接涂片进行革兰染色或特异性荧光抗体检测。

六、鉴别诊断

咽白喉需与急性化脓性扁桃体炎，非细菌性渗出性咽炎鉴别；咽白喉需与急性喉炎早期加以鉴别。

七、治疗

（一）抗毒素

抗体治疗可中和病灶局部及血液中的游离毒素，使用宜早，使用剂量依据病变部位、伪膜的范围、中毒症状轻重和病程早晚。采用静脉给药作用快，肌内注射较慢。抗毒素治疗对皮肤白喉局部表现无效。

（二）抗生素

应用选择具有杀菌作用的抗生素，一般用青霉素和红霉素口服、肌内注射或静脉注射，疗程7～10天。

（三）并发症的治疗

1. 心肌炎　绝对卧床，限制活动。注射维生素C、ATP、高渗葡萄糖，严重者给予激素治疗，慎用洋地黄。

2. 神经炎　咽肌麻痹需鼻饲，呼吸肌麻痹应进行人工辅助呼吸。

八、预防

自动免疫是控制白喉的根本措施。患儿应严格隔离，直至鼻咽分泌物细菌培养2次为阴性。对与患儿接触的易感小儿应作鼻咽分泌物培养，应用红霉素预防用药，疗程7天，接种过疫苗者则注射白喉类毒素，以加强免疫。预防白喉的疫苗成分是白喉类毒素，目前应用的百白破三联疫苗是有效的。

（叶明阳）

第十节　百日咳

百日咳是一种因百日咳杆菌侵入呼吸道上皮细胞，并在纤毛丛中产生内毒素，导致纤毛运动障碍和细胞破坏的一种呼吸道传染病。临床上主要表现为逐渐加重的阵发性、痉挛性、咳后有鸡鸣尾声样的咳嗽，病程较长，多见于婴幼儿。

一、病因

（1）病原体：病原体是百日咳杆菌，属鲍特菌属。

（2）传染源：为患儿，传播途径为经呼吸道飞沫传播，人群普遍易感。

（3）百日咳杆菌侵入呼吸道后细菌在呼吸道黏膜上皮细胞纤毛上繁殖并产生毒素和毒性物质，引起纤毛麻痹和细胞变性坏死，使呼吸道分泌物排除障碍，刺激呼吸道神经末梢，通过咳嗽中枢引起痉挛性咳嗽，同时引起全身反应。

（4）由于长期咳嗽，使咳嗽中枢形成持续性兴奋灶，所以，其他刺激如咽部检查、进食等也可引起痉挛性咳嗽。

（5）本病可并发支气管及肺间质炎症、肺不张，可并发脑组织水肿、充血，或弥漫性出血点、神经细胞变性。

二、诊断

1. 病史　大多有百日咳接触史，未注射过百日咳疫苗。

2. 临床表现

（1）初起似伤风感冒，咳嗽，流涕，热退后咳嗽加重，日轻夜重，检查肺部无阳性病理体征。

（2）痉咳期出现典型症状，表现为阵发性、痉挛性咳嗽，咳嗽连续十几声至数十声，伴高音调鸡鸣样吸气性吼声，然后又是一次痉咳，直至咳出大量黏痰或把胃内容物吐出为止，同时伴面赤，流泪，唇发绀，眼圆睁，舌外伸，颈静脉怒张，躯体弯曲。

（3）新生儿或小婴儿无痉咳，常表现咳嗽 3～4 声后出现憋气，呼吸动作停止在呼气期，称之为喷嚏危象。

（4）恢复期咳嗽减轻，从初期到恢复期整个过程可持续 1～3 个月。

（5）常合并肺炎、脑病、舌系带溃疡。

3. 辅助检查

（1）血常规：外周血白细胞常升高，以淋巴细胞占优势。

（2）病原学检查：咽拭子培养或咳碟法培养可培养出百日咳杆菌。鼻咽分泌物免疫荧光检查可发现特异性荧光抗体，酶联免疫吸附试验可测定抗百日咳杆菌的 IgM 抗体、IgG 抗体、IgA 抗体。

具备流行病史及典型临床表现即应高度怀疑本病。应除外急性喉炎及支气管炎、气管内异物、百日咳样综合征（多由腺病毒感染），即应临床诊断，确诊还需病原学检查结果。

4. 鉴别诊断

（1）百日咳综合征：由副百日咳杆菌、腺病毒或呼吸道合胞病毒、沙眼衣原体等感染引起者只能依靠病原体分离及血清血检查进行鉴别。

（2）肺门淋巴结核、胸腺肥大：可压迫支气管引起痉咳，只能依靠胸部 X 片进行鉴别。

（3）喉及支气管异物：要依靠仔细询问病史，胸部 X 片进行鉴别。

三、治疗

1. 一般治疗　包括隔离，监护，病室通风，阳光充分，环境安静，饮食易消化，避免异味刺激和剧烈活动。

2. 对症治疗　首选维生素 K_1 1mg/kg，每次最多不大于 20mg，每日 1 次，肌内注射或静脉滴注，有增强抗生素及中枢性镇咳作用；其次可口服氯化铵、甘草合剂等化痰止咳；痉咳影响睡眠及并发惊厥时，可予苯巴比妥钠镇静和止惊。

3. 药物治疗　首选大环内酯类抗生素，其次是喹诺酮类和磺胺类药。红霉素每日 25～50mg/kg，分 3 次口服或每日 20～30mg/kg，分 2 次静脉滴注，7～14 日为 1 疗程，注意防止消化道症状及肝脏损害的副作用。罗红霉素每日 5～10mg/kg，分 2 次口服，7～10 日为 1 疗程；近年大都用阿奇霉素每日 10mg/kg，每日 1 次顿服，5 日为 1 疗程，停 2 天，不愈可再予 1 疗程。氯霉素每日 25～50mg/kg，分 4 次口服或每日 30～50mg/kg，分 2 次静脉滴注，要注意骨髓抑制作用。

4. 治疗并发症　并发脑病时，可用山莨菪碱每次 0.3～0.5mg/kg，重症每次 1～2mg/kg，每 15 分钟 1 次，连用 6 次静脉滴注，然后逐渐减量或延长给药间隔时间；或东莨菪碱每次 0.01～0.02mg/kg，静脉滴注，方法同上；脑水肿时予 20% 甘露醇每次 1g/kg，每 6～8 小时 1 次，快速静脉滴注；同时予以保护脑细胞药物，吸氧，畅通呼吸道，镇静，止咳等处理。并发肺炎时常合并其他细菌或病毒感染，应据病情选择相应药物治疗。

（叶明阳）

参考文献

［1］赵正言，顾学范．新生儿遗传代谢病筛查［M］．北京：人民卫生出版社，2015.
［2］尹伟．儿科疾病诊断与治疗［M］．天津：天津科学技术出版社，2010.
［3］易著文．疑难儿科学［M］．武汉：湖北科学技术出版社，2012.
［4］赵祥文．儿科急诊医学［M］．第4版．北京：人民卫生出版社，2015.
［5］陈忠英．儿科疾病防治［M］．北京：第四军医大学出版社，2015.
［6］苏林雁．儿童神经医学［M］．长沙：湖南科技出版社，2014.
［7］毛萌，李廷玉．儿童保健学［M］．北京：人民卫生出版社，2014.
［8］朱玲玲，吴震．儿科学［M］．北京：北京科学技术出版社，2015.
［9］孙宁，郑珊．小儿外科学［M］．北京：人民卫生出版社，2015.
［10］杨玉凤，金星明，静进．发育行为儿科学手册［M］．南京：江苏科学技术出版社，2009.
［11］邹典定，赵东赤，张渝侯．现代儿科诊疗学［M］．北京：人民卫生出版社，2010.
［12］李龄，雷霆．小儿神经外科学［M］．第2版．北京：人民卫生出版社，2011.
［13］单若冰．儿童保健与儿科常见疾病诊治［M］．北京：人民军医出版社，2011.
［14］胡亚美，江载芳．实用儿科学［M］．北京：人民卫生出版社，2012.
［15］马沛然．儿科治疗学［M］．北京：人民卫生出版社，2011.
［16］吴景才，张乐元．儿科疾病诊断治疗常规［M］．北京：中国科技技术出版社，2011.
［17］沈晓明，王卫平．儿科学［M］．第7版．北京：人民卫生出版社，2010.
［18］阴怀清．儿科规范化诊疗［M］．武汉：华中科技大学出版社，2009.
［19］于天源．儿科临床诊疗纲要［M］．北京：人民军医出版社，2009.